W0294120

Thieme

physiolehrbuch Praxis

# Physiotherapie in der Gynäkologie

Herausgegeben von Antje Hüter-Becker und Mechthild Dölken

Autorin:
Ulla Henscher

192 Abbildungen
49 Tabellen

Georg Thieme Verlag
Stuttgart · New York

*Bibliografische Information Der Deutschen Bibliothek*
Die Deutsche Bibliothek verzeichnet diese Publikation in der Deutschen Nationalbibliografie; detaillierte bibliografische Daten sind im Internet über http://dnb.dbd.de abrufbar

**Wichtiger Hinweis:** Wie jede Wissenschaft ist die Medizin ständigen Entwicklungen unterworfen. Forschung und klinische Erfahrung erweitern unsere Erkenntnisse, insbesondere was Behandlung und medikamentöse Therapie anbelangt. Soweit in diesem Werk eine Dosierung oder eine Applikation erwähnt wird, darf der Leser zwar darauf vertrauen, dass Autoren, Herausgeber und Verlag große Sorgfalt darauf verwandt haben, dass diese Angabe **dem Wissensstand bei Fertigstellung des Werkes** entspricht.
Für Angaben über Dosierungsanweisungen und Applikationsformen kann vom Verlag jedoch keine Gewähr übernommen werden. **Jeder Benutzer ist angehalten,** durch sorgfältige Prüfung der Beipackzettel der verwendeten Präparate und gegebenenfalls nach Konsultation eines Spezialisten festzustellen, ob die dort gegebene Empfehlung für Dosierungen oder die Beachtung von Kontraindikationen gegenüber der Angabe in diesem Buch abweicht. Eine solche Prüfung ist besonders wichtig bei selten verwendeten Präparaten oder solchen, die neu auf den Markt gebracht worden sind. **Jede Dosierung oder Applikation erfolgt auf eigene Gefahr des Benutzers.** Autoren und Verlag appellieren an jeden Benutzer, ihm etwa auffallende Ungenauigkeiten dem Verlag mitzuteilen.

© 2004 Georg Thieme Verlag KG
Rüdigerstraße 14
D-70469 Stuttgart
Unsere Homepage: http://www.thieme.de

Printed in Germany

Zeichnungen: Martin Hoffmann, Thalfingen
Umschlaggestaltung: Thieme Verlagsgruppe
Umschlagfoto: Studio Nordbahnhof, Stuttgart
Satz: Hagedorn Kommunikation, Viernheim
Druck: Grafisches Centrum Cuno, Calbe

ISBN 978-3-13-129462-3 1 2 3 4 5 6

Geschützte Warennamen (Warenzeichen) werden **nicht** besonders kenntlich gemacht. Aus dem Fehlen eines solchen Hinweises kann also nicht geschlossen werden, dass es sich um einen freien Warennamen handelt.
Das Werk, einschließlich aller seiner Teile, ist urheberrechtlich geschützt. Jede Verwertung außerhalb der engen Grenzen des Urheberrechtsgesetzes ist ohne Zustimmung des Verlages unzulässig und strafbar. Das gilt insbesondere für Vervielfältigungen, Übersetzungen, Mikroverfilmungen und die Einspeicherung und Verarbeitung in elektronischen Systemen.

## Vorwort der Herausgeberinnen der physiolehrbücher Praxis

In der Physiotherapie ist einiges in Bewegung geraten – mehr, als es bei diesem Bewegungsberuf ohnehin der Fall ist: Die Tür zu einer akademischen Ausbildung der Physiotherapeutinnen und Physiotherapeuten hat sich einen Spalt breit geöffnet; die ersten Absolventen eines Fachhochstudiums sind als Bachelor of Science oder als Bachelor of Arts ins Berufsfeld ausgeschwärmt. Der Professionalisierungsprozess schreitet voran. Und was bedeutet das alles für die Ausbildung von Physiotherapeuten?

In erster Linie bedeutet es, sich auf die Stärken des Berufs zu besinnen, auf das Charakteristische der deutschen Physiotherapie: die ausgezeichnete praktische Fachkompetenz, die uns auch im weltweiten Vergleich immer wieder bestätigt wird. Nach wie vor gilt, dass das beobachtende Auge – die haltende, aber auch sich wieder lösende Hand – das achtsame Herz zeitlos gültige Merkmale eines Physiotherapeuten, einer Physiotherapeutin sind. Mit dem „Bachelor sc. Physiotherapie", der international als „reflektierender Praktiker" definiert wird, können wir einerseits diese praktische Kompetenz bewahren und andererseits den Anschluss finden an die weltweite Akademisierung der Physiotherapie, die notwendig ist, um das wissenschaftliche Fundament zu festigen.

Die Lehrbuchreihe Physiotherapie begleitet und dokumentiert seit Jahrzehnten die stetige Weiterentwicklung des Berufs. In dieser jüngsten Neukonzeption haben wir der Praxis des Untersuchens und Behandelns in allen Fachgebieten der klinischen Medizin ein noch deutlicheres Gewicht gegeben als vorher; die Gründe sind oben genannt. Die Inhalte repräsentieren klinische Inhalte, die von praktischer Bedeutung sind in der Ausbildung – vor allem aber auch später im Beruf. Auf drei Vertiefungsebenen werden die Kenntnisse angeboten: Stets gewinnen Sie zunächst einen Überblick über ein bestimmtes Thema, gehen dann in die Tiefe und einem Thema auf den Grund, um schließlich in Fallbeispielen konkrete Untersuchungs- und Behandlungssituationen kennen- und verstehen zu lernen. Zusammenfassungen und Hinweise sollen helfen, das Wissen zu strukturieren und in der Wiederholung sich anzueignen.

Leserinnen und Leser, die mit kritischen Fragen oder Anmerkungen dazu beitragen möchten, die Lehrbuchreihe zu optimieren, sind den Autorinnen/Autoren und den Herausgeberinnen herzlich willkommen. Dem Thieme Verlag, und hier in erster Linie Rosi Haarer-Becker, sei gedankt für eine wiederum höchst engagierte und ergebnisreiche Zusammenarbeit bei Neukonzeption und Herstellung der physiolehrbücher.

Mechthild Dölken, Antje Hüter-Becker

# Anschriften

**Herausgeberinnen:**
Antje Hüter-Becker
Hollmuthstraße 20
69151 Neckargemünd

Mechthild Dölken
Schule für Physiotherapeuten
Käfertaler Straße 162
68167 Mannheim

**Autorin:**
Ulla Henscher
Fundstraße 11
30161 Hannover

# Inhaltsverzeichnis

*Geburtsvorbereitung und Rückbildungsgymnastik = Prävention*

# 1 Charakteristika der Arbeitsfelder Gynäkologie und Geburtsvorbereitung

***Funktionelle Beckenbodenarbeit ist ein bedeutendes Arbeitsfeld der PT***

***Studien zeigen: Physiotherapie bei Beckenbodendysfunktionen trägt zu einem Rückgang operativer Maßnahmen bei***

# 1 Charakteristika der Arbeitsfelder Gynäkologie und Geburtsvorbereitung

In der praktischen Ausbildung am Patienten in der Frauenklinik und in Geburtsvorbereitungsstunden werden Sie mit Frauen jeden Alters zusammenarbeiten. Jede Frau ist, früher oder später, von typischen hormonbedingten Veränderungen in der Pubertät, Schwangerschaft, Geburt und in den Wechseljahren betroffen. Die Physiotherapie kann bei vielen dieser Veränderungen präventiv, kurativ und rehabilitativ wirksam eingesetzt werden. Begleiterscheinungen hormoneller Dysbalance innerhalb des monatlichen Zyklus oder in den Wechseljahren sind durch verschiedene physikalische Maßnahmen positiv beeinflussbar. Sportliche Bewegung nach bestimmten Trainingsprinzipien gilt als Osteoporoseprävention in allen Altersgruppen.

Störungsbilder, wie Brustkrebs oder Inkontinenz, sind leider in jeder Altersgruppe möglich, die Prävalenz steigt jedoch mit dem Lebensalter. Die Behandlung nach Brustoperationen soll Operationsfolgen reduzieren und die Patientin motivieren, ihr Leben aktiv und eigenverantwortlich zu gestalten. Sportliche Bewegung in der Rehabilitation kann ihr helfen, ihre Abwehrkräfte zu mobilisieren und negative Begleiterscheinungen der Krebsbehandlung zu vermindern.

Leider reicht die festgelegte Soll-Stundenzahl nach der Ausbildungs- und Prüfungsverordnung nicht aus, die Vielfalt dieses Fachbereichs zu vermitteln. Physiotherapieschüler finden in diesem Buch dennoch alle ausbildungsrelevanten Inhalte. Darüber hinaus werden interessierte Kolleginnen in diesem Buch sicherlich viele zusätzliche Informationen finden, die ihr (Be-) Handeln befruchten können.

Das Buch soll außerdem helfen, den geschulten Blick „aus der Gyn" in anderen Fachbereichen anzuwenden. Es gibt nämlich keine fachgebietsbezogenen Störungen, sondern nur willkürliche curriculare Abgrenzungen.

## 1.1 Tabus, die zum Glück keine mehr sind!

Die einzelnen Schwerpunkte des Fachbereichs Gynäkologie und Geburtshilfe haben in den letzten Jahren neue Impulse erhalten. Insbesondere die physiotherapeutische Behandlung von Störungsbildern im schambehafteten Tabubereich „unten rum" zwischen Bauchnabel und Knie erfuhr, aufgrund internationaler Studienergebnisse, eine zunehmende Bedeutung für unsere Berufsgruppe und trug zu einem Rückgang operativer Maßnahmen bei. Bei urethrovesikalen und anorekatalen Störungsbildern, Senkungsbeschwerden und Schmerzen ganzheitliche Zusammenhänge zu erkennen und nach den vermutlichen Ursachen zu forschen, erfordert spezielle und allgemeine Untersuchungstechniken. Die daraus resultierende Arbeitshypothese muss durch Retests überprüfbar sein.

*Die funktionelle Beckenbodenarbeit mit ihren verschiedenen Facetten ist oftmals der Schlüssel für einen Behandlungserfolg und ... sie ist zu einem bedeutenden Arbeitsfeld für Physiotherapeuten gewachsen.*

Hilfsmittelberatung und verhaltenstherapeutischen Elemente sind ein weiterer wichtiger Bestandteil und können eine Therapie abrunden.

## 1.2 Physiotherapeuten und Hebammen

Aus unseren traditionellen Schwerpunkten in der Gynäkologie, der Physiotherapie in der Schwangerschaft und nach der Geburt, werden wir leider zunehmend von Hebammen verdrängt. Die kundige Anwendung unserer befundorientierten, vielfältigen physiotherapeutischen Techniken könnte dieser Entwicklung sicherlich entgegenwirken. Die physiotherapeutische Anleitung von Geburtsvorbereitungskursen, und seit kurzem auch von Rückbildungskursen, ist Bestandteil des Leistungskataloges der gesetzlichen Krankenkassen.

*Und nun noch ein Wort in eigener Sache:*
*Mein Dank gilt vor allem der Arbeitsgemeinschaft Gynäkologie, Geburtshilfe, Urologie und Proktolgie im ZVK (Deutscher Verband für Physiotherapie, Zentralverband für Physiotherapeuten/Krankengymnasten, www.zvk.org), die seit fast zwanzig Jahren dieses einst „exotische" Themengebiet fachlich und berufspolitisch vorantreibt.*
*Die Fortbildungen dieser Arbeitsgemeinschaft erweitern die fachliche Kompetenz interessierter Kolleginnen.*

*Bindegewebsmassage hilft bei Zyklusstörungen*

*Aerobic hat einen positiven Effekt auf das Skelett von postmenopausalen Frauen*

# 2 Physiotherapie bei hormonellen Veränderungen



*Muskelkräftigung als Osteoporoseprävention: Knochensubstanz wird aufgebaut*

# 2 Physiotherapie bei hormonellen Veränderungen

## 2.1 Charakteristika des Arbeitsfeldes

Physiotherapeuten behandeln Frauen in allen Lebensphasen. Der weibliche Organismus verändert sich durch den Einfluss von Geschlechtshormonen im Laufe des Lebens. Pubertät, Schwangerschaft (siehe Kapitel 3), Wochenbett (siehe Kapitel 4) und Klimakterium sind Lebensphasen, in denen der hormonelle Einfluss besonders deutlich wird. Typische Beschwerden und Störungen, auch rund um die Menstruation, sind durch Physiotherapie positiv beeinflussbar.

## 2.2 Lebensphasen der Frau

### Pubertät

In diesem Lebensabschnitt entwickelt sich das Mädchen zur erwachsenen, geschlechtsreifen Frau. Unter dem Einfluss von Östrogenen aus den Ovarien und Testosteron (männliche Geschlechtshormone) aus der Nebennierenrinde bilden sich die primären und sekundären Geschlechtsmerkmale weiter aus. Die Hormone bewirken den für die Pubertät typischen Längenwachstumsschub und die erste Menstruationsblutung (Tab. 2.1). Bedingung dafür ist ein Körpergewicht zwischen 35 und 45 kg. Die hormonell gesteuerte Ovulation (Eisprung) und die Menstruation sind Voraussetzung für die Fertilität (Fruchtbarkeit).

Man unterscheidet 3 Phasen des Reifungsprozesses:

- *Thelarche:* Beginn der Brustentwicklung (9–10 Jahre);
- *Pubarche:* Ausbildung der Schambehaarung (10 –11 Jahre);
- *Menarche:* Auftreten der 1. Monatsblutung (12–16 Jahre).

Die physiologische Geschlechtsreife ist etwa mit dem 16.–18. Lebensjahr abgeschlossen.

### Phase des Menstruationszyklus

Die Zeit der physiologischen Geschlechtsreife liegt zwischen dem 16. und ca. 45. Lebensjahr der Frau. In dieser Phase wiederholt sich der normale Menstruationszyklus.

### Klimakterium

Das Klimakterium (Wechseljahre) bezeichnet den physiologischen Alterungsprozess der Frau zwischen dem 40. und 60. Lebensjahr. Durchschnittlich wird die Menopause mit 51 Jahren erreicht (Wren, Eden 1994). Sie umfasst den Zeitraum zwischen dem Ende der Reproduktionsphase und dem Beginn des Seniums (Greisenalter). Durch den langsamen Funktionsverlust der Hypophyse und der Ovarien nimmt die Menge der gebildeten Sexualhormone (Östrogen, Androgen, Progesteron) ab, was mit typischen Veränderungen einhergeht. Schon ab dem 35. Lebensjahr registrieren Frauen leichte Veränderungen im Menstruationszyklus. Die Fertilität nimmt auf Grund unregelmäßiger anovulatorischer Zyklen (ohne Eisprung) ab.

Mit der Menopause verbinden viele Frauen typische Hitzewallungen tagsüber und nachts, deren genaue Ursache unbekannt ist. Diese Beschwerden werden als unangenehmes heißes Gefühl am Körper beschrieben, bei gleichzeitig starkem Schweißausbruch. Stress, Alkohol, heiße Getränke und bestimmte Nahrungsmittel wirken verstärkend.

Nach medizinischer Definition endet das Klimakterium zwischen dem 60. und 65. Lebensjahr. Ab dann beginnt der Lebensabschnitt des Seniums (Greisenalters).

#### *Stadien des Klimakteriums*

- Prämenopause: vor der letzen Menstruation;
- Menopause: ab der letzten spontanen Blutung mit nachfolgend mindestens 1 Jahr blutungsfreier Zeit;
- Postmenopause: ab der letzten Blutung bis zum Senium (Greisenalter).

### *Klimakterische Veränderungen auf Grund des Östrogendefizits*

- Zyklusstörungen: Hypermenorrhoe, Spotting (Schmierblutungen), Polymenorrhoe;
- vegetative Veränderungen: Hitzewallungen, Herzklopfen, Nervosität, Schlafstörungen, Verdauungsprobleme;
- psychische Veränderungen: Antriebsarmut, Depression, erhöhte Reizbarkeit und Empfindlichkeit, Libidoverlust;
- muskoskeletale Veränderungen: Abnahme der Knochendichte, der Muskelmasse und der Sensibilität;
- erhöhte Anfälligkeit für Herz-Kreislauf-Erkrankungen;
- Gewebeveränderungen: braune Altersflecken, verstärkte Faltenbildung, Trockenheit der Schleimhäute, dünnere Körperbehaarung; Atrophie der Brüste, Eierstöcke, Gebärmutter und Vulva.

## 2.2.1 Menstruationszyklus

Der Zeitraum vom Einsetzen der Blutung bis zum letzten Tag vor der nächsten Regel wird als Menstruationszyklus (durchschnittliche Dauer 28 Tage) bezeichnet. Die vielfältigen Vorgänge, die sich in dieser Zeit im gesamten Organismus abspielen, werden durch verschiedene Hormone ausgelöst, die im Körper zyklisch hergestellt werden und sich gegenseitig steuern (**Tab. 2.1**). Dabei entstehen ein befruchtungsfähiges Ei und optimale Bedingungen für seine Einnistung im Uterus. Der beste Termin für eine Konzeption (Befruchtung) ist die Ovulation (Eisprung) um die Zyklusmitte (**Tab. 2.2**).

Als Eumennorrhoe (normale Regelblutung) wird eine Blutung von 4 bis 6-tägiger Dauer und einem Intervall von 25–31 Tagen bezeichnet. Der Blutverlust liegt zwischen 50 und 100 ml. Zyklusanomalien können durch einen gestörten Hormonhaushalt, psychisch oder organisch bedingt sein. Sie müssen diagnostisch abgeklärt werden.

### Zyklusveränderungen

#### *Störungen der Blutungsdauer*

- Menorrhagie: verlängerte Blutungsdauer, länger als 6 Tage;
- Brachymenorrhoe: verkürzte Blutungsdauer, weniger als 3 Tage;
- Metrorrhagie: azyklische Dauerblutung > 14 Tage (z. B. nach der Postmenopause).

#### *Störungen der Blutungsstärke*

- Hypermenorrhoe: verstärkte Blutung: > 150 ml;
- Hypomenorrhoe: verminderte Blutung < 25 ml;
- Spotting: Schmierblutung (prä-/postmenstruell oder mittzyklisch);
- Zusatzblutung: alle Blutungen, die zusätzlich zur normalen Blutung auftreten.

#### *Störungen der Blutungshäufigkeit*

- Polymenorrhoe: regel- oder unregelmäßig verkürzte Zyklen, kürzer als 25 Tage;
- Oligomenorrhoe: stark verlängerte Zyklen, länger als 35 Tage;
- sekundäre Amenorrhoe: fehlende Periodenblutung länger als 3 Monate; während der Schwangerschaft und Stillzeit physiologisch;
- primäre Amenorrhoe: ausbleibende Regelblutung über das 18. Lebensjahr hinaus.

#### *Dysmenorrhoe und Hypermenorrhoe*

Frauen aller Altersgruppen klagen zeitweilig oder dauerhaft über Störungen des Menstruationszyklus. Am häufigsten kommen schmerzhafte Menstruationszyklen (Dysmenorrhoe oder Algomenorrhoe) in Kombination mit Hypermenorrhoe (vermehrte Blutung) vor. Ein ungeregelter Zyklus, evtl. mit anovulatorischen Phasen durchsetzt, kann schon während der Pubertät oder im premenopausalen Stadium in diesem Sinne auffällig sein. Das fehlende Gelbkörperhormon lässt die Gebärmutterschleimhaut stärker anwachsen und dies führt dann zu heftigen Blutungen und Schmerzen.

Im akuten Zustand bei Dysmenorrhoe ist besonders die Bauch- und Beckenbodenmuskulatur hyperton. Vor oder während der Menstruation leidet die Patientin oft zusätzlich unter ausstrahlenden Rückenschmerzen. Der Therapieverlauf kann durch eine visuelle analoge Schmerzskala (VAS) verfolgt werden.

Bei Patientinnen mit Menstruationsstörungen oder klimakterischen Beschwerden sind die entsprechenden Bindegewebszonen (Menses-, Blasen-, Darm- und Kopfzone) gut sichtbar (s. a. Kapitel 7).

In der Pubertät spielt die Entwicklung des Mädchen zur Frau eine wichtige Rolle. Eine behutsame und einfühlsame Unterstützung, besonders von Seiten weiblicher Erwachsener, im Sinne eines

**Tabelle 2.1** Weibliche Hormone

| *Hormon* | *Entstehungsort* | *Wirkungsweise* | *Ausschüttungszeitpunkt* |
|---|---|---|---|
| GnRH (Gonadotropin-Releasing-Hormon) | Hypothalamus | ▪ reguliert die Ausschüttung von FSH und LH und Prolaktin | – |
| FSH (follikelstimulierendes Hormon) | Hypophysenvorderlappen | ▪ regt die Eierstöcke zur Östrogenbildung an,<br>▪ unterstützt die Eizellenreifung zum sprungreifen Follikel | Zyklusanfang |
| LH (luteinisierendes Hormon) | Hypophysenvorderlappen | ▪ löst gemeinsam mit FSH den Eisprung aus,<br>▪ wandelt den Graaf-Follikel (sprungreifer Follikel) in den Gelbkörper um | Zyklusmitte |
| Prolaktin (luteotropes Hormon LTH) | Hypophysenvorderlappen | ▪ stimuliert das Brustwachstum und die Milchproduktion, verhindert die GnRH-Produktion | durch Saugreiz des Kindes beim Stillen |
| Oxytozin | Hypophysenvorderlappen | ▪ verstärkt die Wehen bei der Geburt und im Wochenbett (Nachwehen),<br>▪ Hilfe für das Kind bei der Entleerung der Milchbläschen | durch Dehnung des Uterus bei der Geburt und den Saugreiz beim Stillen |
| Östrogene | ▪ Nebennierenrinde,<br>▪ Ovar (heranreifende Eizelle),<br>▪ Plazenta (ab 12. Schwangerschaftswoche) | baut die Gebärmutterschleimhaut nach der Menstruation wieder auf,<br>▪ stellt die Zervix (Gebärmutterhals weit,<br>▪ fördert die Eileiterbeweglichkeit,<br>▪ verflüssigt den Zervixschleim, um den Spermiendurchtritt zu erleichtern,<br>▪ fördert den Knochenaufbau,<br>▪ Anstieg der Blutfette,<br>▪ steigert den Sexualtrieb (Libido),<br>▪ vermehrte Wassereinlagerung in das Gewebe,<br>▪ Gefäßerweiterung. | 1. Zyklushälfte |
| Progesteron | ▪ Gelbkörper,<br>▪ Plazenta,<br>▪ Nebennierenrinde. | ▪ bereitet die Gebärmutterschleimhaut für das Einnisten der Eizelle vor,<br>▪ stellt die Zervix eng,<br>▪ erhält die Schwangerschaft,<br>▪ entwickelt das Milchgangsystem der Brust,<br>▪ Abfall der Blutfette,<br>▪ erhöht die Temperatur um 0,5 °C;<br>▪ Gefäßerweiterung. | 2. Zyklushälfte |

**Tabelle 2.2** Menstruationszyklus

| *Phase* | *Zeitraum* | *Vorgänge* |
|---|---|---|
| 1. Menstruation | 1.–4. Tag | Abstoßung der oberen Zellschicht der Gebärmutterschleimhaut (Funktionalis). Der Blutverlust beträgt 50–100 ml |
| 2. Proliferationsphase Follikelphase | 5.–14. Tag | Neuaufbau der Gebärmutterschleimhaut (Endometrium) durch Östrogene auf 4–5 mm;<br>▪ Follikelreifung durch FSH,<br>▪ Eisprung durch FSH und LH (um den 14. Tag),<br>▪ Gelbkörperbildung (Corpus luteum) aus Restfollikel |
| 3. Sekretionsphase | 15.–28. Tag | Vorbereitung der Gebärmutterschleimhaut auf die Einnistung der befruchteten Eizelle durch Progesteron aus dem Corpus luteum (14 Tage Lebensdauer) |
| Ischämische Phase | wenige Stunden | durch verringerte Progesteronwirkung kommt es bei Nichtbefruchtung zur Abstoßung der Gebärmutterschleimhaut |

offenen Umgangs mit der Menstruation, hilft den Mädchen mit diesem Beschwerdebild.

Bei einigen Frauen persistieren diese Beschwerden bis zur ersten Schwangerschaft. Nach der Geburt verschwindet bei vielen das monatliche, manchmal tagelang dauernde „Martyrium".

Die Dysmenorrhoe ist verbunden mit krampfartigen Unterbauchschmerzen, bei der teilweise zusätzlich Übelkeit, Erbrechen und Kopfschmerzen auftreten.

Mögliche *Ursachen* können sein:

- Misshandlungen (Vergewaltigung, Kindesmissbrauch);
- Entzündungen der Genitalorgane;
- Myome;
- Uterusfehlbildungen oder -lageveränderungen;
- Intrauterinpessar;
- Störungen des Hormongleichgewichts;
- Endometriose (s. u.);
- Abflussbehinderungen durch einen verengten Zervikalkanal (z. B. bei einem Myom oder nach einer Operation);
- psychische Faktoren.

Hypomenorrhoe wird sicherlich nur bei bestehendem Kinderwunsch als Ausdruck mangelnder Proliferations- oder Sekretionsphase im Zyklus behandelt werden.

### *Endometriose*

Normalerweise befindet sich das Endometrium (Gebärmutterschleimhaut) nur im Cavum uteri (Gebärmutterhöhle). Bei der Endometriose, vorwiegend bei prämenopausalen Frauen (8–10% aller Frauen zwischen 15–50 Jahre), siedeln sich aus ungeklärter Ursache Schleimhautinseln auch außerhalb der Gebärmutter an, wie z. B. an den Ovarien, an der Uterusmuskulatur, im Douglas-Raum bis hin zur Lunge.

Diese Schleimhaut reagiert ebenfalls zyklusabhängig mit Blutungen, die wegen mangelnden Abflusses Blutzysten ausbilden. Die Folge sind bindgewebige Vernarbungen, die zu Schmerzen, hauptsächlich während der Menstruation, führen können. Häufig resultiert auch Sterilität. Die Patientin leidet in den meisten Fällen unter einer Dysmenorrhoe und ausstrahlender Schmerzproblematik im Bauch und Rücken.

### Prämenstruelles Syndrom (PMS)

Ungefähr 80% der Frauen fühlen sich in der Woche vor der Menstruation unwohl (Abraham et al. 1985). Bei 3–8% der Frauen kommt es in der 2. Zyklushälfte zu deutlich spürbaren, unangenehmen körperlichen und psychischen Veränderungen, deren Ursache nicht geklärt ist (Dickerson et al. 2003, Slap 2003). Vermutlich ist eine hormonelle Dysbalance der Auslöser für die Symptome. Serotoninveränderungen bewirken eine zeitweilige Depression (Steiner et al. 1995). Mit dem Beginn der Menstruation verschwinden diese Beschwerden üblicherweise wieder.

Die Kriterien für dieses Syndrom wurden standardisiert (American Psychiatric Association, DSM – IV 1994) und werden mit „premenstrual dysphoric disorder (PMDD)" bezeichnet.

Folgende Symptome treten gehäuft oder einzeln auf:

- Kopfschmerzen/Migräne;
- Brustspannen;
- Obstipation/Blähungen;
- Ödeme;
- Drangblase;
- Schlafstörungen;
- Herz-Kreislaufprobleme;
- Übelkeit/Erbrechen;
- Kreuzschmerzen;
- verstärkte Lust auf Süßigkeiten;
- Stimmungsschwankungen;
- depressive Verstimmungen;
- allgemeine Lustlosigkeit/Lethargie;
- erhöhte Konfliktbereitschaft.

## 2.3 Ärztliche Diagnostik und Therapie bei hormonellen Störungen

Üblicherweise wird bei hormonellen Störungen der Gynäkologe konsultiert. Bei spezifischen Symptomen müssen weitere Fachärzte in Anspruch genommen werden.

### Diagnostik

Wegen der Osteoporosegefahr sollte die Knochendichte ab den Wechseljahren oder bei sonstigen Dispositionen regelmäßig röntgenologisch gemessen werden.

Hormondefizite sind über eine Hormonbestimmung am 1.–7. Tag des Zyklus erkennbar. Die Veränderungen im Menstruationszyklus werden vor allem über die Höhe des follikelstimulierenden Hormons (FSH) sichtbar. Normalerweise ist der FSH-Wert > 10 U/l und niemals > 20 U/l, außer in den Wechseljahren.

Diagnostik und Therapie urethrovesikaler und anorektaler Funktionsstörungen und Senkungsbeschwerden sind in den Kapiteln 7 und 8 nachlesbar.

Das altersbedingt steigende Krebsrisiko erfordert besondere Aufmerksamkeit bei Blutungsauffälligkeiten, wie z. B. Metrorrhagie.

### Therapie

Lebensstiländerungen, wie der Verzicht auf Nikotin und Alkohol, Gewichtsreduktion und regelmäßige Bewegung, auch unter physiotherapeutischer Anleitung, sollte der Arzt dringend empfehlen. Psychotherapie sollte bei psychischen Veränderungen, z. B. Depressionen, verordnet werden.

Mangelernährung erfordert die zusätzliche Aufnahme von Kalzium und Vitamin D.

Glukokortikoide hemmen die Knochenneubildung, führen zu vermehrtem Knochenabbau und reduzieren den Gesamtkalziumgehalt des Körpers. Bisphosphonate können deren Wirkung auf das Knochenskelett unterdrücken.

Bei der „premenstruell dysphoric order" (PMDD) scheinen Ovulationshemmer (Serotonin Reuptake Inhibitors (SSRIs) wirksam zu sein (Steiner et al. 1995, Bianchi-Demicheli et al. 2002).

Prostaglandinsynthesehemmer reduzieren die Prostaglandinbildung im Endometrium und erzielen so Schmerzerleichterung bei Dysmenorrhoe.

Einen ähnlichen Effekt erzielen hormonale Kontrazeptiva, sog. Ovulationshemmer, oder Gestagengaben in der 2. Zyklushälfte. Sie gelten als Mittel der Wahl.

Der flächendeckenden Verschreibung von Hormonpräparaten in den Wechseljahren zur Osteoporose- und Infarktprävention mit zusätzlichem „Anti-Aging-Effekt" ist ein schwerer Dämpfer verpasst worden. Durch Langzeitstudien (Beral 2003, Roussow et al. 2002) wurde nachgewiesen, dass Hormonsubstitution das Risiko von kardiovaskulären Erkrankungen, Alzheimer und Brustkrebs erhöht und das Osteoporoserisiko nur geringfügig senkt.

Vaginal applizierte, lokal wirkende Östrogene haben einen positiven Effekt auf urethrovesikale Störungen und trockene Scheidenschleimhäute (Cardozo et al. 1998).

Chronische Schmerzen erfordern eine differenzierte Schmerztherapie (s. Kapitel 9).

Operative Eingriffe sind bei großen Myomen, malignen Veränderungen und verbreiteter Endometriose notwendig.

In der Standardtherapie bei Endometriose hat sich Danazol etabliert. Dieses Hormonpräparat greift direkt in den hormonellen Regelkreis ein und wirkt zusätzlich vermindernd auf die Endometriumherde. Bei längerer Einnahme ist die Osteoporoseprävention zu beachten, da die Knochenmasse sinken kann.

Die Alternativmedizin bietet weitere Möglichkeiten. Besonders bewährt haben sich pflanzliche Präparate zur Hormonregulation (Phytohormone), Aromatherapie, Ernährungsumstellungen und traditionelle chinesische Therapiemethoden, die ein energetisches Ungleichgewicht beeinflussen können.

## 2.4 Physiotherapeutische Untersuchung bei Störungen im Klimakterium

In den Wechseljahren erfährt jede Frau eine Vielzahl von typischen Veränderungen auf Grund des Östrogendefizits. Den Veränderungen im muskuloskeletalen System, der Anfälligkeit für Herz-Kreislauf-Erkrankungen und Symptomen der Inkontinenz kann Physiotherapie wirksam begegnen.

### Gewichtsprobleme

Offensichtlich steigt das Körpergewicht einer Frau im Laufe ihres Lebens, auch ohne hormonelle Veränderungen oder besondere Medikamente. Leider reduziert sich in der Postmenopause der Muskelanteil des Körpers zusätzlich und wandelt sich in Fettgewebe um (Svendsen et al. 1995). Auf Grund des geringeren Energieverbrauchs von Fettgewebe steigt das Körpergewicht trotz gleichbleibender Kalorienzufuhr. Die typische zentrale Verteilung dieses Fettgewebes führt zu veränderten Körperkonturen (**Abb. 2.1**) und zu erhöhtem Infarktrisiko (ASSO 1995).

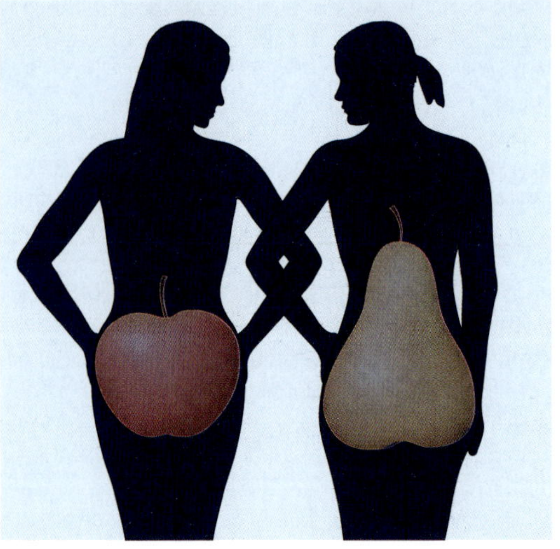

**Abb. 2.1** Veränderung der Körperkonturen vor und nach der Menopause.

Der Body-Mass-Index (BMI) bewertet das Körpergewicht abhängig von der Körpergröße in

- leichtes Untergewicht (BMI < 19);
- normales Gewicht (BMI 19–23,9);
- leichtes Übergewicht (BMI 24–28,9);
- Übergewicht I (BMI 29–33,9);
- Übergewicht II (BMI 34–38,9);
- Übergewicht III (BMI > 39).

Übergewicht erhöht das Risiko von Diabetes Melitus Typ II, Brustkrebs (Key et al. 2004) und Endometriumkarzinom (Brzezinski, Wurtmann 1993), Gallensteinen (Schapira et al. 1993), Inkontinenz (Dalloso et al. 2003), Kreuzschmerzen (Bener et al. 2003) und verschiedenen kardiovaskulären Erkrankungen (ASSO 1995).

## Herz-Kreislauf-Probleme

Neben dem Übergewicht als Risikofaktor steigt die Gefahr von Arteriosklerose auf Grund der hormonellen Veränderungen im Klimakterium und im Alter.

Im Befund sollten folgende Risikofaktoren abgefragt und/oder gemessen werden:

- familiäre Disposition;
- Rauchen;
- Bluthochdruck;
- Diabetes;
- erhöhte Cholesterinwerte (LDL-C) und Triglyzeride, niedrige HDL-C Werte;
- erhöhte Insulinwerte;
- zentrale Fettverteilung um Bauch und Taille;
- Übergewicht (BMI > 27);
- Alter (> 75 Jahre).

## Osteoporoserisiko

Abweichendes Essverhalten (niedrige Kalorienzufuhr bei hohem Eiweißgehalt), Amenorrhoe und Leistungssport verringern die Knochenmasse bis zu 10 % gegenüber Frauen mit Eumenorrhoe und normaler Aktivität (Eliakim,Beyth 2003,Cobb et al. 2003, Kazis, Iglesias 2003). Diese „female athlete triade“ ist ein ernstes Osteoporoserisiko. Sportliche Aktivität in der Pubertät verbessert die Knochenmasse und gilt als bleibender protektiver Faktor gegen Osteoporose.

Bis zum 40. Lebensjahr hat das Skelett normalerweise die größte Festigkeit angenommen. Danach beginnt der physiologische Knochenabbau bei gleichzeitig vermindertem Knochenaufbau (Altersosteoporose). Mit abnehmender Knochenmasse steigt das Risiko von Wirbelkörperfrakturen. Bei Frauen ist der Knochenabbau auf Grund des Östrogendefizits größer als bei Männern (postklimakterische Osteoporose).

Eine Frau verliert deshalb zwischen dem 50. und 70. Lebensjahr bis zu 20 % ihrer Körperlänge. Altersbedingter Abbau von Muskelmasse und mangelnde Koordinationsfähigkeit erhöhen zusätzlich die Sturzneigung und das Frakturrisiko an den Extremitäten. Die primäre Prävention versucht bei risikobehafteten Frauen die Abnahme der Knochenmasse zu verhindern oder den Verlauf abzumildern. Die sekundäre Prävention behandelt chronisch erkrankte Frauen und begleitet sie weiterhin (s. Band Orthopädie).

*Risikofaktoren*:

- familiäre Disposition;
- Alter;
- Untergewicht;
- frühe Menopause;
- Klimakterium;
- Amenorrhoe durch Anorexie oder Leistungssport;
- geringe körperliche Aktivität;
- mangelnde Kalziumzufuhr;
- Alkohol;
- Koffein;
- Rauchen;
- Nullipara;
- rheumatoide Arthritis;
- Glukokortikoide (Medikamentation z. B. bei MS, Rheuma, Neurodermitis).

### Inkontinenz, Senkungsbeschwerden und Schmerzen im Beckenbereich

Altersbedingte verringerte Sensibilität, das Östrogendefizit im bindegewebigen Stützapparat der Recto-Uro-Genitalorgane und Übergewicht können zu Organsenkungen und Inkontinenz führen. Schmerzen im Beckenbereich können sowohl mit muskuloskeletalen Veränderungen, hyperaktivem Beckenbodensyndrom oder Degenerationsprozessen der vaginalen Schleimhäute zusammenhängen. Die spezifische Befunde sind in den entsprechenden Kapiteln zu finden.

# 2.5 Physiotherapeutische Behandlung bei Störungen im Klimakterium

## 2.5.1 Therapie von postmenopausalen Gewichtsproblemen

Postmenopausale Gewichtsprobleme können behandelt werden durch:
- regelmäßige Bewegung;
- Reduzieren von Nahrungsfetten;
- verstärkte Zufuhr von Kohlehydraten und Ballaststoffen;
- Kalziumaufnahme (1 g prämenopausal, 1,5 g postmenopausal).

Vorteile regelmäßiger Bewegung:
- Gewichtskontrolle (Prävention von Übergewicht und den resultierenden Krankheiten);
- Erhalten der Muskelkraft;
- Stabilisieren der Knochenmasse;
- Reduktion diverser psychischer Symptome (z. B. Depression).

## 2.5.2 Osteoporoseprävention

> *Eine kräftige Muskulatur sorgt dafür, dass mehr Knochensubstanz auf- als abgebaut wird. Eine trainierte Muskulatur fängt Stürze ab und verringert das Frakturrisiko.*

Neben spezifischem Krafttraining beinhalten die meisten Präventionsprogramme Elemente der Koordinationsförderung als Sturzprophylaxe und ein Herz-Kreislauf-Training. Ein Kombination von Ausdauer und Krafttraining verbessert oder stabilisiert die Knochendichte (Kohrt et al. 1997).

Sportliche Aktivität und adäquate Kalziumzufuhr, von Kindesbeinen an, erhöht die Knochendichte mehr als bei unsportlichen jugendlichen Vergleichspersonen (Stear et al. 2003). Leistungssportlerinnen sollten besonders während der Pubertät auf eine adäquate Kalorienzufuhr achten, um eine Amenorrhoe und eine damit verbundene verminderte Knochenmasse zu verhindern.

### *Frauen in der prämenopausalen Phase*

In dieser Lebensphase sollte ein Ausdauertraining mit Krafttraining (60–80 % der Maximalkraft) kombiniert werden, um die Knochendichte weiter zu verbessern. Eine Kombination von Springen, Aerobic, Krafttraining und Ausdauersport verbesserte signifikant die Knochenwerte der Wirbelsäule und der Hüftgelenke (Bonaiuti et al. 2003, Evans et al. 1999, Benell et al. 2000, Winters, Snow 2000). Frauen, die Ballsportarten wie Volleyball oder Basketball betreiben, verfügen über eine größere Knochenmasse als Schwimmerinnen (Creighton et al. 2001).

### *Frauen in der postmenopausalen Phase*

Neben Ausdauersportarten muss besonders in dieser Lebensphase ein intensives Krafttraining weitergeführt werden (Hagberg et al. 2001, Gerdhem et al. 2003, Going et al. 2003). Allgemeines Koordinationstraining zur Sturzprophylaxe sollte bei gefährdeten Frauen Bestandteil der Therapie sein. Die Fähigkeit, den Alltag ohne Stürze und Frakturen zu meistern, verhilft zu einem langen selbstständigen Lebensabend. Sturzhelme für die Hüften, sog. Hüftprotektoren, schützen vor hüftgelenksnahen Frakturen (Parker et al. 2003). Wegen ihrer „ausbeulenden Wirkung" (s. u.) und der hohen Kosten ist die Compliance bei Patientinnen leider niedrig (**Abb. 2.2**).

### Krafttraining

Training der Muskulatur im Bereich hoher Kraftintensität (60–80 % der Maximalkraft) mit niedriger Wiederholungszahl erhöht die Knochenmasse mehr als Training im niedrigeren Ausdauerbereich (Kerr et al. 1994). Interessanterweise erhöht sich

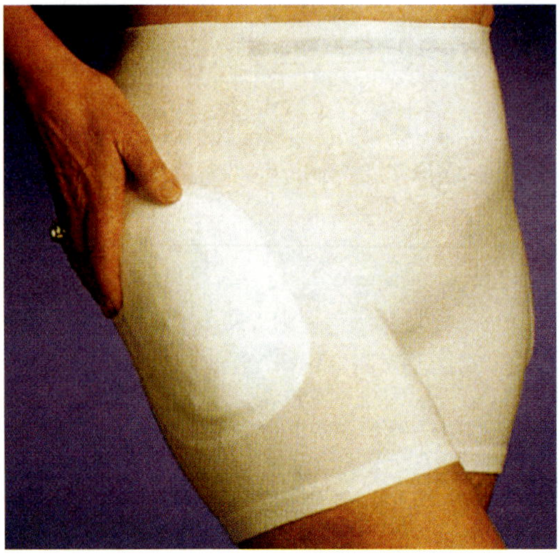

**Abb. 2.2** Hüftprotektoren.

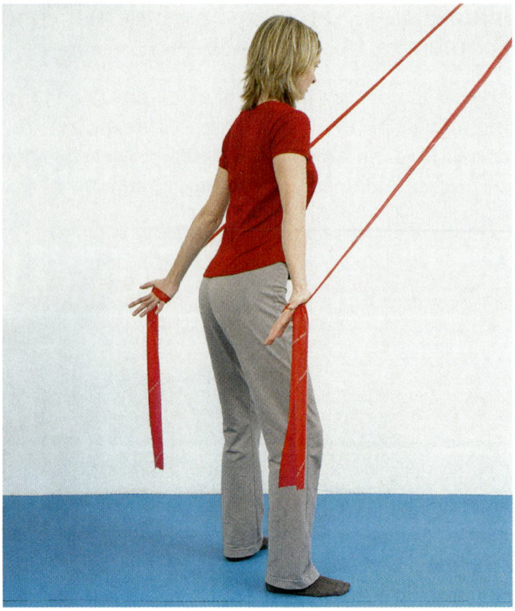

**Abb. 2.3** Krafttraining mit Theraband im Stand.

mit diesem Training auch der allgemeine Aktivitätslevel. Widerstandsgeräte, wie Zugapparate, Theraband, Gewichtsmanschetten, Trampolin oder Bewegung gegen Widerstand im Wasser dienen diesem Ziel.

Zu Beginn eines Kraftausdauertrainings mit untrainierten Patientinnen kann mit 2–3 Serien mit 10–12 Wiederholungen begonnen werden, um dann schrittweise auf 6–8 Serien zu erhöhen. Die empfohlene Pausendauer von 30–60 s muss natürlich abhängig vom Trainingszustand anfänglich auf 2–3 min verlängert werden. Nach einem Training sind 24–48 h Erholungszeit zu berücksichtigen. Dies erlaubt also 3–4 Trainingseinheiten pro Woche oder abwechselndes Training der unteren oder oberen Extremität (Schmidtbleicher 1994).

Springen verbessert die Knochendichte in Wirbelsäule und Beinen stärker als alleiniges Walken (Shibata et al. 2000) bei premenopausalen Frauen.

*Die Knochenmasse erhöht sich nur im Bereich der größten Anstrengung. Zum Beispiel verbessern sich beim Gewichtstraining mit einem Arm nur dort die Knochenwerte. Übungsprogramme aus dem Krafttrainingsbereich müssen also den ganzen Körper beanspruchen, insbesondere die Rumpfmuskulatur (**Abb. 2.3**).*

## Ausdauersport

Langsam gesteigertes Training wie Walken oder Radfahren scheint einen stimulierenden Effekt auf die Knochenstruktur zu haben, aber die Knochendichte verändert sich leider nicht. Durch systematisches und regelmäßiges Training sind aber weitere gesundheitsrelevante Anpassungen erzielbar. Insbesondere steigert sich die Belastbarkeit aktiver und passiver Strukturen des Bewegungsapparates und des Stoffwechsels. Ein vorbeugender bzw. positiver Einfluss auf Erkrankungen des Herz-Kreislauf-Systems, verschiedene Stoffwechselkrankheiten und einige Krebserkrankungen lässt sich ebenfalls feststellen.

Allgemein gelten für ein gesundheitlich orientiertes, aerobes Trainingsprogramm für Untrainierte unter dem 50. Lebensjahr folgende Empfehlungen: Mit einer Herzfrequenz von 130 Schlägen/min soll möglichst täglich 20–30 min trainiert werden. Oder wenigstens 3 mal pro Woche über 30–60 min oder 2 mal pro Woche 60 min (Hollmann, Hettinger 2000). Bereits nach wenigen Wochen verbessert sich die Ausdauerleistung der Trainierenden.

*Einen positiven Effekt von Aerobic auf das Skelett bei postmenopausalen Frauen konnten Studien beweisen (Kelley 1998, Ryan 1998). Wird diese Sportart mit Krafttraining kombiniert, erhöht sich der gewünschte Erfolg.*

## 2.6 Inkontinenz, Senkungsbeschwerden und Schmerzen im Beckenbereich

Die Behandlungen bei urethrovesikalen und anorektalen Dysfunktionen, Senkungsbeschwerden und Schmerzen im Beckenbereich sind in den speziellen Kapiteln 5, 6, 7, 8 und 9 beschrieben.

## 2.7 Zyklusstörungen

### Bindegewebsmassage

Bei positivem Bindegewebsbefund in Folge vegetativer Störungen ist diese Therapieform wirksam.

**Im Klimakterium** können Beinödeme, Verdauungsstörungen, Herzbeschwerden, Kopfschmerzen, Hitzewallungen und Schlafstörungen sowie Parästhesien der Arme und Beine und depressive Verstimmungen behandelt werden.

**Bei Dysmenorrhoe** wird mit der BGM am besten 14 Tage vor der erwarteten Regelblutung begonnen und die Behandlung in der 1. Woche 3-mal, in der 2. Woche möglichst jeden Tag ausgeführt. Nach der Regel kann die Therapie 1 bis 2-mal in der Woche und dann wieder in der oben beschriebenen Frequenz bis zur Beschwerdeverbesserung weitergeführt werden.

**Bei Hypomenorrhoe und sekundärer Amenorrhoe** empfiehlt sich eine ähnliche Therapiefrequenz und ein zusätzliches Anziehen folgender Reaktionspunkte: Trigonum lumbale, unterer Rand der Menseszone über der Mitte des Kreuzbeines, hinterer Rand des Trochanter (in Höhe der Gesäßfalte) beiderseits und an der Wölbung des Gesäßes (am Rand der Fossa ischiorectalis beidseitig).

### Hydrotherapie und Balneotherapie

Bei Menstruationsstörungen empfehlen sich Wärmeanwendungen wie warme Sitzbäder, aufsteigende Fußbäder, eine heiße Rolle oder ein Heusack auf Bauch oder Kreuzbein (s. Menseszone).

Peloidbäder oder -packungen werden von Alters her bei „Frauenleiden“ insbesondere bei Dysmenorrhoe angewandt. Bestimmte Peloide enthalten zusätzlich Phytoöstrogene und entfalten, vaginal appliziert, ihre spezielle Wirkung.

Das Bewegungsbad verbessert den Stoffwechsel, die Entspannungsfähigkeit und erleichtert oder erschwert Bewegungsabläufe. Wasserspezifische Geräte wie Schwimmbretter oder Wasserhanteln sowie bei Bedarf Inkontinenzbekleidung erlauben eine Prävention und Therapie in jeder Altersgruppe.

### Körperwahrnehmungsverfahren und Bewegung

Zahlreiche psychosoziale und verhaltenstherapeutische Faktoren beeinflussen den Schmerz. Ständige Beschwerden können zu einem eingeschränkten Bewegungsverhalten, zu „verkrampften“ Haltungen oder zum bewussten Vermeiden von Bewegung führen. Elemente aus verschiedenen Therapierichtungen wie Feldenkrais, Schaarschuch-Haase, Yoga, Bauchtanz o.ä. helfen, diesen „Teufelskreis“ zu erkennen und Bewegung wieder positiv wahrzunehmen.

**Fallbeispiel:**

**Anamnese:** Eine 25-jährige Patientin mit sekundärer Amenorrhoe seit 2 Jahren wurde in meine Praxis überwiesen. Die Vorgeschichte ergab einen regelmäßigen Menstruationszyklus seit dem 14. Lebensjahr, allerdings mit häufiger Dysmenorrhoe. Die Patientin war seit der Pubertät unzufrieden mit ihrem Aussehen und reduzierte durch Diäten ihr Gewicht. Seit einem 1/2 Jahr lebt sie in einer festen Partnerschaft. Eine Psychotherapie hatte sie vor kurzem begonnen.

**Weitere Untersuchungen:** Die Patientin war untergewichtig (BMI 17 bei 47 kg).

Im Bindegewebsbefund zeigte sich eine sichtbar ausgeprägte Menseszone, Verstopfungszone, Blasenzone und Venen-Lymph-Zone.

Der Tastbefund ergab vor allem eine hypertone Bauchmuskulatur und einen „geblähten“ Bauchraum.

Das Miktionsprotokoll zeigte eine Speicherstörung der Blase auf Grund einer Blaseninfektion (erhöhte Miktionsfrequenz, Dysurie).

Eine Entleerungsstörung des Darmes konnte an Hand der Bristol-Stool-Form-Scale (Typ 2), des Konstipationsfragebogens und der Untersuchung der Defäkationsposition festgestellt werden.

Die Patientin vermied sportliche Aktivitäten und ernährte sich vorwiegend mit „junk food“.

**Aktuelle Beschwerden:** Konstipation und erhöhte Miktionsfrequenz bei Dysurie; fehlender Menstruationszyklus.

Überlange Toilettenzeiten; Unmöglichkeit schwanger zu werden.

Schwierigkeit ein eigenes Kind zu bekommen und Mutter zu sein.

**Therapie:** Der Patientin wurde der Zusammenhang zwischen ausreichendem Körpergewicht und geregeltem Menstruationszyklus erläutert. Statt der bisherigen Diäten sollte sie ihr Körpergewicht durch gesunde und ballaststoffreiche Ernährung langsam um ca. 5 kg steigern. Diese Ernährungsumstellung sollte sich zusätzlich positiv auf die Konstipation auswirken. Die Blaseninfektion wurde weiterhin mit Antibiotika behandelt.

Die Patientin bekam anfänglich 3-mal pro Woche eine Bindegewebsmassage, eine Kolonmassage und anschließend eine heiße Rolle auf den Bauchraum. Zusätzlich nahm sie 2-mal pro Woche an einer Walkinggruppe teil. Nach etwa 4 Wochen hatte die Patientin eine normale Blasen- und Darmfunktion und hatte 1 kg an Gewicht zugenommen. Die BGM wurde noch ca. 2 Monate intensiv weitergeführt bis die 1. Regelblutung eintrat.

Danach wurde die Patientin noch 2-mal in der Woche in der 2. Zyklushälfte über weitere 2 Monate weiterbehandelt. Sie war beim Abschluss der Behandlung zufrieden, selbstbewusst und körperlich fit. Die gewünschte Schwangerschaft stellte sich innerhalb des nächsten Jahres ein.

## Zusammenfassung

- Physiotherapie kann hormonell bedingte Störungen positiv beeinflussen.
- Bei Frauen im Klimakterium stehen
  - Beratung bei Gewichtsproblemen auf dem Programm,
  - die Osteoporoseprävention mit gezieltem Kraft- und Ausdauertraining, was einen positiven Einfluss auf das Skelett in der postmenopausalen Phase hat
  - und evtl. Sturzprophylaxe.
- Bei Frauen mit Zyklusstörungen helfen
  - physikalische Therapien, wie z. B. die Heiße Rolle auf Bauch und Kreuzbein und
  - z. B. Peloidbäder;
  - außerdem Bindegewebsmassage;
  - das Verbessern der Körperwahrnmung, besonders in Verbindung mit Bewegung, wie es z. B. in der Feldenkrais Methode angeboten wird.

## Literatur

Abraham S, Fraser I,Gebski V,Knight C,Llewellyn-Jones D, Mira M, McNeil D. Menstruation, menstrual protection and menstrual cycle problems. The knowledge, attitudes and practices of young Australian women. Med J Aust. 1985; 18:142(4):247–251.

American Psychiatric Association. Diagnostic and Statistical manual of Mental disorders. 4 th ed. Washington DC: APA 1994:715–718.

Australian Society for the study of obesity (ASSO). Part One: Understanding the problem: the cost and prevalence of overweight and obesity in Australia. In: Healthy weight. Department of health. Sidney: Australia. 1995:13–16.

Bener A, Alwash R, Gaber T, Lovasz G. Obesity and low back pain. Coll Antropol. 2003 Jun;27(1):95–104.

Bennell K, Khan K, McKay H. The role of physiotherapy in the prevention and treatment of osteoporosis. Man Ther. 2000; 11:5(4):198–213.

Beral V. Breast cancer and hormon replacement therapy in the one Million Women Study. Lancet. 2003;362:419–427.

Bianchi-Demicheli F, Ludicke F, Lucas H, Chardonnens D. Premenstrual dysphoric disorder: current status of treatment. Swiss Med Wkly. 2002; 11: 2;132(39-40): 574–578.

Bonaiuti D, Shea B, Iovine R, Negrini S, Robinson V, Kemper HC, Wells G, Tugwell P, Cranney A. Exercise for preventing and treating osteoporosis in postmenopausal women. Cochrane Database Syst Rev. 2002;(3):CD000333. Comment in: Evid Based Nurs. 2003; 4;6(2):50–51.

Brezinski A, Wurtmann JJ. Managing weight through the transition years. Menopause Management. 1993; II:18–23.

Cardozo L, Bachmann G, McClish D, Fonda D, Birgerson L. Meta-analysis of estrogen therapy in the management of urogenital atrophy in postmenopausal women: second report of the Hormones and Urogenital Therapy Committee. Obstet Gynecol. 1998; 10;92(4 Pt 2): 722–727.

Cobb KL, Bachrach LK, Greendale G, Marcus R, Neer RM, Nieves J, Sowers MF, Brown BW Jr, Gopalakrishnan G, Luetters C, Tanner HK, Ward B, Kelsey JL. Disordered eating, menstrual irregularity, and bone mineral density in female runners. Med Sci Sports Exerc. 2003;35(5):711–719.

Creighton DL, Morgan AL, Boardley D, Brolinson PG. Weight-bearing exercise and markers of bone turnover in female athletes. J Appl Physiol. 2001;90(2):565–570.

Dallosso HM, McGrother CW, Matthews RJ, Donaldson MM; Leicestershire MRC Incontinence Study Group. The association of diet and other lifestyle factors with overactive bladder and stress incontinence: a longitudinal study in women. BJU Int. 2003 Jul;92(1):69–77.

Dickerson LM, Mazyck PJ, Hunter MH. Premenstrual syndrome. Am Fam Physician. 2003; 4, 15;67(8): 1743–1752.

Eliakim A, Beyth Y. Exercise training, menstrual irregularities and bone development in children and adolescents. J Pediatr Adolesc Gynecol. 2003; 8;16(4):201–206.

Evans WJ. Exercise training guidelines for the elderly. Med Sci Sports Exerc. 1999;31(1):12–17.

Feskanich D, Willett W, Colditz G. Walking and leisure-time activity and risk of hip fracture in postmenopausal women. JAMA. 2002 Nov 13;288(18):2300–6.

Gerdhem P, Ringsberg KA, Akesson K, Obrant KJ. Influence of muscle strength, physical activity and weight on bone mass in a population-based sample of 1004 elderly women. Osteoporos Int. 2003; 8 [Pub ahead of print].

Going S, Lohman T, Houtkooper L, Metcalfe L, Flint-Wagner H, Blew R, Stanford V, Cussler E, Martin J, Teixeira P, Harris M, Milliken L, Figueroa-Galvez A, Weber J. Effects of exercise on bone mineral density in calcium-replete postmenopausal women with and without hormone replacement therapy. Osteoporos Int. 2003;14(8):637-43. Epub 2003 Jul 03.

Hagberg JM, Zmuda JM, McCole SD, Rodgers KS, Ferrell RE, Wilund KR, Moore GE. Comment in: J Am Geriatr Soc. 2001 Nov;49(11):1565-7. Moderate physical activity is associated with higher bone mineral density in postmenopausal women. 1: J Am Geriatr Soc. 2001 Nov;49(11):1411-7.

Hollmann W, Hettinger Th. Sportmedizin – Grundlagen für Arbeit, Training und Präventivmedizin. 4. Aufl. Stuttgart: Schattauer; 2001.

Kazis K, Iglesias E. The female athlete triad.1. Adolesc Med. 2003; Feb;14(1):87–95.

Kelley GA. Aerobic exercise and bone density at the hip in postmenopausal women: a meta-analysis. Prev Med. 1998; Nov-Dec;27(6):798–807.

Kerr D, Prince RL Morton A et al. Does high resistance weight training have a greater effect on body mass than low resistance weight training? J Bone Miner Res. 1994;9:152.

Key TJ, Schatzkin A, Willett WC, Allen NE, Spencer EA, Travis RC. Diet, nutrition and the prevention of cancer. Public Health Nutr. 2004 Feb;7(1A):187–200. Review.

Kohrt WM, Ehsani AA, Birge SJ Jr. Effects of exercise involving predominantly either joint-reaction or ground-reaction forces on bone mineral density in older women. J Bone Miner Res. 1997;12(8):1253–1261.

Parker MJ, Gillespie LD, Gillespie WJ. Hip protectors for preventing hip fractures in the elderly. Cochrane Database Syst Rev. 2003;(3):CD001255.

Rossouw JE, Anderson GL, Prentice RL, LaCroix AZ, Kooperberg C, Stefanick ML, Jackson RD, Beresford SA, Howard BV, Johnson KC, Kotchen JM, Ockene J. Writing Group for the Women's Health Initiative Investigators. Risks and benefits of estrogen plus progestin in healthy postmenopausal women: principal results from the Women's Health Initiative randomized controlled trial. Summary for patients in: CMAJ. 2002 Aug 20;167(4):377-8. J Fam Pract. 2002;51(10):821.

Ryan AS, Nicklas BJ, Dennis KE. Aerobic exercise maintains regional bone mineral density during weight loss in postmenopausal women. J Appl Physiol. 1998;84(4): 1305–1310.

Schapira DV, Nagi B, Kumar RD et al. Upper-body fat distribution and endometrial risk. J Am Med.Ass. 1993;266:1003–1011.

Schmidtbleicher D. Konzeptionelle Überlegungen zur muskulären Rehabilitation. Med Orth Tech. 1994;114: 170–173.

Shibata Y, Ohsawa I, Watanabe T, Miura T, Sato Y. Effects of physical training on bone mineral density and bone metabolism. J Physiol Anthropol Appl Human Sci. 2003;7;22(4):203–208.

Slap GB. Menstrual disorders in adolescence. Division of Adolescent Medicine (ML-4000). Best Pract Res Clin Obstet Gynaecol. 2003; 2;17(1):75–92.

Stear SJ, Prentice A, Jones SC, Cole TJ. Effect of a calcium and exercise intervention on the bone mineral status of 16-18 year old adolescent girls. Am J Clin Nutr. 2003;77(4):985–992.

Steiner M, Steinberg S, Stewart D et al. Fluoxetine in the treament of premenstrual dysphoria. New Engl J of med. 1995; 332:1531–1534.

Svendsen OL, Hassanger C, Christiansen C. Age-and menopause-associated variations in body composition and fat distribution in healthy women as measured by dual-X-ray absorptiometry. Metabolism: Clinical and Experimental. 1995; 44:369–373.

Winters KM, Snow CM. Detraining reverses positive effects of exercise on the musculosceletal system in premenopausal women. 1: J Bone Miner Res. 2000; 15(12):2495–2503.

Wren BG, Eden JA. Hormone replacement therapy: a review Part 1. Female Patient. 1994; 4:5–16.

*Leichtes Zwerchfell„schwingen“*
*= Atemhilfe während einer Wehe*

# 3 Physiotherapie in der Schwangerschaft



*Beckenbodentraining vermittelt den Schwangeren ein Bewusstsein für An- und Entspannung*

*Hormonelle Umstellungen verändern die gesamten Muskel- und Bindegewebsstrukturen*

# 3 Physiotherapie in der Schwangerschaft

## 3.1 Überblick zum Arbeitsfeld Geburtsvorbereitung

Schwangerschaft und Geburt sind für jede Frau mit tief greifenden physischen, psychischen und sozialen Veränderungen verbunden. Eine genaue Kenntnis der normalen Veränderungen in der Schwangerschaft sowie möglichen krankhaften Veränderungen sind Voraussetzung für eine Therapie bei Schwangerschaftsbeschwerden und -störungen sowie für die Anleitung in Geburtsvorbereitungskursen.

## 3.2 Grundlegende Kenntnisse zur Schwangerschaft

Eine normale Schwangerschaft dauert 280 Tage, wobei 40 Wochen nach der letzten Menstruation berechnet werden. Der voraussichtliche Geburtstermin (ET) des Kindes wird nach der Naegel-Regel (1. Tag der letzten Regel plus 7 Tage minus 3 Monate plus 1 Jahr) errechnet.

Die meisten körperlichen Veränderungen in der Schwangerschaft sind hormonell gesteuert durch

- *Östrogen*, auch Schwangerschaftsschutzhormon genannt, das den Uterus auf die Geburtsarbeit vorbereitet und die Oxytozin- und Prostaglandinrezeptoren stimuliert;
- *Progesteron*, das den Tonus der glatten Muskulatur absenkt und damit die Uteruskontraktionen hemmt. Die Konzentration nimmt ab der 20. Schwangerschaftswoche (SSW) bis zur Geburt ab;
- *Oxytozin*, das in der Schwangerschaft im Hypothalamus vermehrt gebildet wird, im Hypophysenhinterlappen gespeichert und von dort zu den Erfolgsorganen Uterus und Brust geleitet wird. Der Druck des kindlichen Kopfes auf die Zervix uteri (Gebärmutterhals), der Ferguson-Reflex, oder das Saugen des Kindes an den Brustwarzen reizen zur Oxytozinausschüttung und damit zur Wehentätigkeit, den Nachwehen.

Diese Veränderungen wirken sich besonders in der Gebärmutter, bei der Atmung, im Herz-Kreislauf-System, auf die Haut und die Psyche aus.

### 3.2.1 Veränderungen in der Schwangerschaft

#### Uterus (Gebärmutter)

Der Uterus ist ein dickwandiges, birnenförmiges Organ im Unterbauch, dessen Wand aus verschiedenen Schichten besteht (**Abb. 3.1 a–b**).

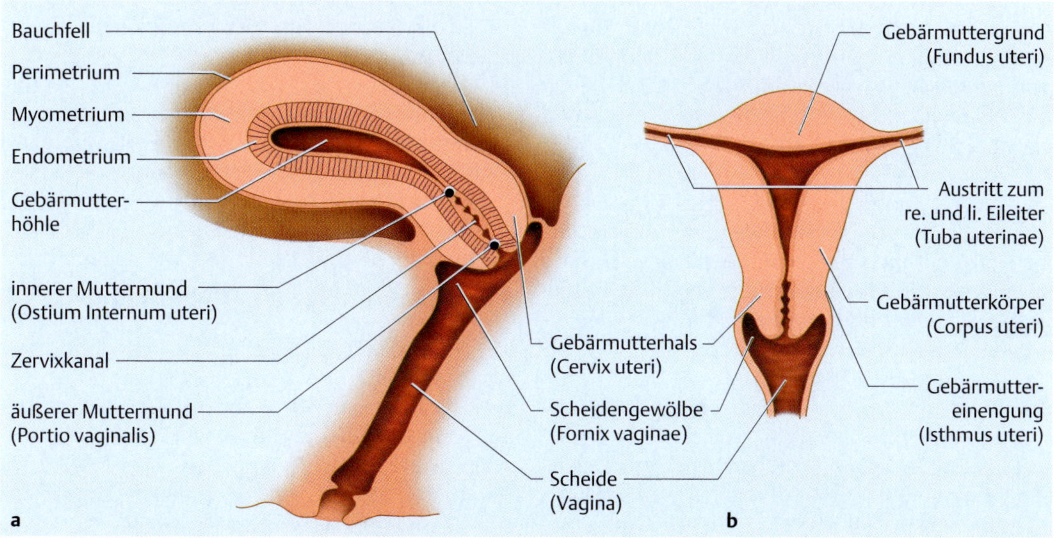


**Abb. 3.1 a–b** Uterus und Vagina (**a**) im Sagittalschnitt (**b**) im Frontalschnitt.

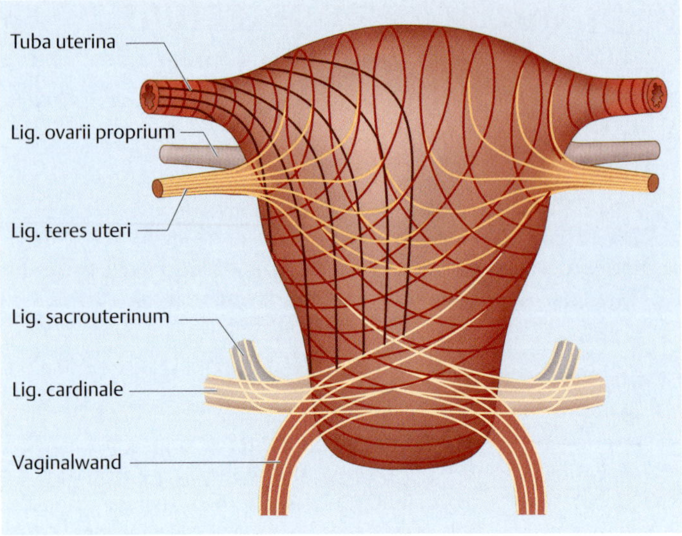


**Abb. 3.2** Muskelfaserverlauf und Ansatz der Bänder des Uterus (nach Netter).

In der Schwangerschaft vergrößert sich der Uterus von 7 cm auf 30 cm, was mit einer Gewichtszunahme von 50 g auf 1 kg einhergeht. Diese Veränderungen sind durch eine starke Hypertrophie (Vergrößerung) und eine geringe Hyperplasie (Neubildung) von Muskelzellen möglich.

Die Fasern in der Muskelwand der Gebärmutter (Myometrium) sind spiralig aufgebaut und können dadurch optimal auf die geforderte Volumenänderung in der Schwangerschaft reagieren (**Abb. 3.2**).

Die Blutversorgung des Uterus erfolgt über verzweigende Äste der A. iliaca interna rechts und links zu der rechten und linken A. uterina. In der Spätschwangerschaft kann die V. cava inferior in Rückenlage durch das Uterusgewicht komprimiert werden, was u. U. zu Übelkeit und Kreislaufproblemen bei der Schwangeren führt (**Abb. 3.3**).

## Plazenta (Mutterkuchen)

Die Plazenta ist ein scheibenförmiges Organ, normalerweise im oberen Teil des Uterus gelegen. Am Ende der Schwangerschaft hat sie einen Durchmesser von 15–20 cm, eine Höhe von 2–4 cm und ein Gewicht von 500 g. Sie besteht aus 2 Teilen:

- pars materna (mütterlichem Teil);
- pars fetalis (kindlichem Teil).

Die Plazenta erfüllt als Austauschorgan Ver- und Entsorgungsfunktionen des Embryos/Feten, die später, nach der Geburt des Kindes, von den Lungen, den Nieren und der Leber übernommen werden.

Funktionen der Plazenta:

- *Gasaustausch*: Die Sauerstoffversorgung des Kindes und das Ausscheiden von Kohlendioxid werden über die Plazenta geregelt. Da das Sauerstoffangebot in der Plazenta geringer ist als in der Lunge, ist der Herzschlag des Kindes auf 120–160 Schläge/min gesteigert;
- *Nährstoffversorgung*: Über die Plazenta wird das Kind mit Nährstoffen versorgt. Auch Medikamente und Gifte wie Alkohol und Nikotin sind plazentagängig. Stoffwechselendprodukte werden gleichzeitig entsorgt.
- *Hormonbildung*: Die Aufgaben der Plazenta bei der Hormonbildung sind sehr vielfältig, u. a. bildet sie Östrogen und Progesteron, die den Corpus luteum (Gelbkörper) erhalten, welcher für den Fortbestand der Schwangerschaft verantwortlich ist.
- *Schutzfunktion* für das Immunsystem, da die Plazentaschranke nur für bestimmte Stoffe, vor allem Flüssigkeit, durchlässig ist. Sie verhindert durch die Filtration von Partikeln die Gefährdung des kindlichen Organismus durch Bakterien, Viren oder Antikörper.

## Funiculus umbilicalis (Nabelschnur)

Die Nabelschnur stellt die flexible Verbindung zwischen Plazenta und kindlichem Nabel sicher. Sie besteht aus 2 Arterien (A. umbilicalis), die sich spiralig um eine dünnwandige Vene (V. umbilicalis) ranken. Bei einem Durchmesser von 1,5–2,0 cm kann sie bis auf eine maximalen Länge von 50–60 cm auseinander gezogen werden.

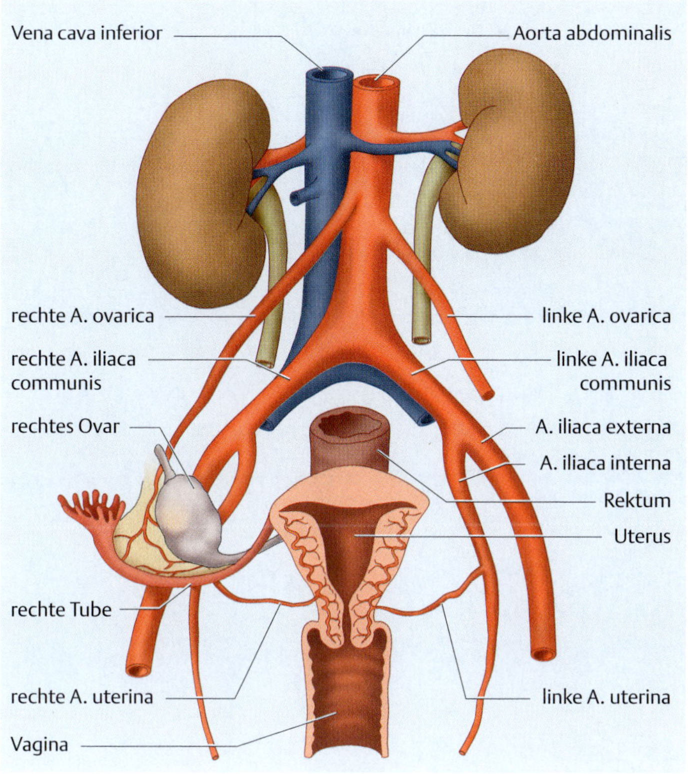


**Abb. 3.3** Blutversorgung der Gebärmutter. Diese Abbildung zeigt deutlich, wie die V. cava inferior von dem hochschwangeren Uterus in Rückenlage komprimiert wird.

## Fruchtblase

Innerhalb des Uterus befindet sich eine geschlossene doppelwandige Hülle. Die äußere Haut, das Chorion, ist aus mütterlichem Gewebe, den Chorionzotten und erfüllt Stoffwechselaufgaben. Die innere Haut, das Amnion aus kindlichem Gewebe, kleidet die Fruchthöhle aus. Sie ist aus dem ursprünglichen Embryonalknoten hervorgegangen und sorgt für die Fruchtwasserbildung. Diese innere Haut erfüllt damit gleichzeitig eine abdichtende Funktion.

Das spontane Platzen der Fruchtblase findet normalerweise zum Ende der Eröffnungsphase statt und wird „Blasensprung“ genannt. Vor Geburtsbeginn spricht man von einem „vorzeitigen Blasensprung“.

## Liquor amnii (Fruchtwasser)

Diese graue, wässrig-klare Flüssigkeit besteht zu fast 100 % aus Wasser. Die Menge verdoppelt sich von der 20. SSW (500 ml) bis zur 38. SSW (1.000 ml). Die Farbe des Fruchtwassers, die durch die Amnioskopie (Fruchtwasseruntersuchung) beobachtet und beurteilt werden kann, ist ein Anhaltspunkt für das Wohlbefinden des Kindes. Grün gefärbtes Fruchtwasser kann auf ein „gestresstes“ Kind hindeuten.

Aufgaben des Fruchtwassers:

- Abfangen von inneren (vom Kind verursachten) und äußeren (von der Mutter übertragenen) Stößen („Stoßdämpferfunktion“);
- Schutz der Nabelschnur vor Versorgungsunterbrechungen;
- Sicherung der Flüssigkeitszufuhr des Kindes. Das Kind scheidet zusätzlich in das Fruchtwasser aus (**Abb. 3.4**).

## Bewegungssystem

Die hormonelle Umstellung hat eine Veränderung der gesamten Muskel- und Bindegewebsstrukturen zur Folge. Die Herabsetzung des Muskeltonus, die Nachgiebigkeit der Bandverbindungen durch den Einfluss des Plazentahormons Relaxin und die vermehrte Gewichtszunahme führen zur Körperschwerpunktverlagerung nach ventral, der typischen Haltung einer Schwangeren (**Abb. 3.5**).

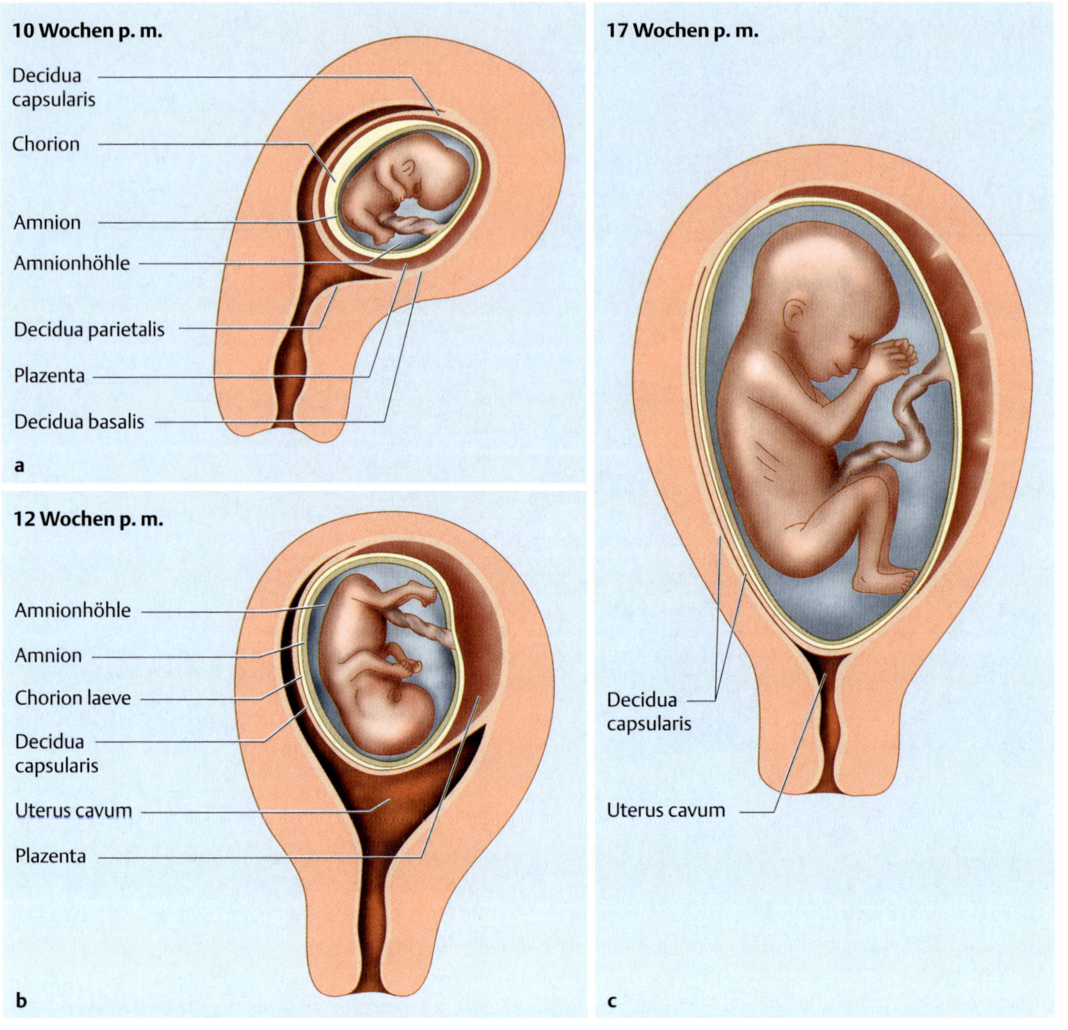


**Abb. 3.4** Entwicklung des Fetus und Veränderung des Uterus.

## Gewichtszunahme der Mutter

Die wünschenswerte Gewichtszunahme (s. nachfolgende Angaben) während der Schwangerschaft ergibt sich aus den Veränderungen, die in **Tab. 3.1** dargestellt sind (**Tab. 3.1**):

Bei Müttern, die vorhaben zu stillen, rechnet man eine „Stillreserve" von 3-4 kg dazu (**Tab. 3.2**).

**Tabelle 3.1** Gewichtszunahme während der Schwangerschaft

| *Parameter* | *Gewicht* |
|---|---|
| Uterus | + 1.000 g |
| Brüste | + 600 g |
| Blutmenge | + 1.000 g |
| Gewebsflüssigkeit | + 3.000 g |
| Kindsgewicht | + 3.000–4.000 g |
| **Gesamt** | Ca. 10.000 g |

## Atmung

Der Sauerstoffverbrauch in der Spätschwangerschaft liegt zwischen 40 und 60 ml $O_2$/min, was einer Steigerung von 20 % entspricht. Dieser erhöhte Bedarf wird ausschließlich durch ein erhöhtes Atemzugsvolumen (persistierende Hyperventila-

**Tabelle 3.2** Wünschenswerte Gewichtszunahme

| ***Prägravider BMI (kg/m²)*** | ***Gesamtzunahme (kg)*** |
|---|---|
| niedrig (< 19,8) | 12,5–18 |
| mittel (19,8–26,0) | 11,5–16 |
| hoch (> 26) | 7,0–11,5 |

BMI = Body-Mass-Index

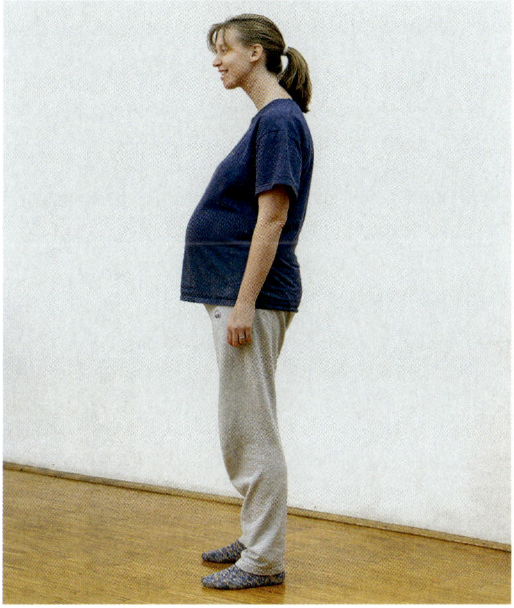

**Abb. 3.5** Typische Haltung einer Schwangeren. Der Brustkorb wird im lumbothorakalen Übergang nach dorsal geneigt.

tion) ausgeglichen, während die Atemfrequenz fast unverändert bleibt. Durch dieses Atemverhalten vergrößert sich der Brustkorbdurchmesser mit dem epigastrischen Winkel, die Rippen gehen in Einatemstellung und das Zwerchfell steigt wenige Zentimeter nach kranial. Schwangere empfinden diese veränderte Atemsituation subjektiv als Dyspnoe (Atemnot), die nicht nur durch die limitierte pulmonale Kapazität entsteht.

## Herz- und Kreislaufsystem

Die Versorgung des Embryos mit Nährstoffen und Sauerstoff über die Plazenta wird durch folgende hormonell induzierte kardiovaskuläre Veränderungen sichergestellt:

- Erhöhung des Schlagvolumens von 60 auf 70 ml/min;
- Erhöhung des Blutvolumens um 30–40 % von 4,4 auf 6 l;
- Abnahme des Gesamtgefäßwiderstandes.

Die Vergrößerung des Blutvolumens beginnt nach der 12. SSW. Durch die unterschiedliche Zunahme des Blutplasmasvolumens, um ca. 35 %, und des Erythrozytenvolumens, um nur ca. 25 %, kommt es in der Schwangerschaft zu einer Blutverdünnung (physiologische Schwangerschaftsanämie). Das gesamte Körperwasser ist bei einer Schwangeren am Geburtstermin und ohne Ödeme um 7,5 l erhöht. Die zusätzliche Blutmenge wird vom dehnbaren Venensystem aufgenommen.

## Haut

Die Braunfärbung der Haut, *Hyperpigmentierung*, wird vermutlich durch eine vermehrte Produktion des Melanophorenhormons (MSH), welches in der Hypophyse gebildet wird, hervorgerufen. Diese verstärkte Pigmentierung bildet sich nach der Schwangerschaft zurück. Zu beobachten ist diese dunkle Verfärbung an den Brustwarzen, der Vulva, am After, im Gesicht (Chloasma uterinum) und an einer Linie (Linea alba), die vom Nabel bis zur Symphyse reicht (Linea fusca).

Bei 70 % der Frauen entstehen vorwiegend am Bauch, an den Hüften und an den Brüsten streifenförmige Dehnungs- oder Schwangerschaftsstreifen (Striae gravidarum). Während der Schwangerschaft sind sie blau-rot, nach der Schwangerschaft bleiben perlmuttfarbige Streifen zurück. Verantwortlich sind neben der mechanischen Dehnung die Mehrproduktion von Kortikoiden und eine konstitutionelle Bindegewebsschwäche.

*Massagen, auch Zupfmassagen, Cremes und Öle verhindern nicht die Bildung von Schwangerschaftsstreifen.*

## Psyche

Die emotionale Reaktion auf das Bekanntwerden der Schwangerschaft hängt sehr davon ab, ob die Schwangerschaft geplant oder ungeplant, erwünscht oder unerwünscht war. Freude, gelassene Akzeptanz, aber auch Hysterie, eine akute Angstneurose oder psychosomatische Symptome wie exzessives Erbrechen sind möglich.

Auf jeden Fall ist die Schwangerschaft für jede Frau eine einzigartige Lebenssituation, die eine starke physische und psychische Anpassung verlangt. Die bekanntesten Veränderungen sind plötzlich auftretende Wünsche nach bestimmten

Speisen (z.B. Erdbeeren im Winter) oder Getränken, wechselnde Abneigung oder Zuneigung zum Partner sowie Stimmungsschwankungen in Form von leichten Depressionen oder Euphorie.

In der Spätschwangerschaft sind frühere Konflikte gewöhnlich gelöst, die Schwangere kann eine positive Einstellung gewinnen. Lediglich der näher rückende Geburtstermin ruft Furcht vor Missbildungen des Kindes, Angst vor der Geburt und vor Belastungen durch das Muttersein hervor.

Gerade in dieser Phase wird es wichtig, die Schwangere zu unterstützen und ihr Vertrauen in den eigenen Körper, die bevorstehende Geburt und die Zeit danach zu stärken.

### 3.2.2 Ärztliche Diagnostik und Therapie

#### Schwangerenvorsorge

Im Rahmen der Schwangerenvorsorge werden Frauen mit unkomplizierten Schwangerschaftsverläufen in den ersten 4 Monaten alle 4 Wochen, in den folgenden 3 Monaten alle 3 Wochen, in den nächsten 2 Monaten alle 2 Wochen und im 10. Monat jede Woche von einem Arzt oder/und von einer Hebamme untersucht. Bei Mehrlingsschwangerschaften und Risikoschwangerschaften sind häufigere Kontrollen notwendig. Alle Untersuchungsergebnisse werden im Mutterpass eingetragen, den die Schwangere immer mit sich tragen sollte.

Die *Routineuntersuchungen* umfassen:

- Anamnese sowie Errechnen des voraussichtlichen Geburtstermins nach der Naegel-Regel. Im weiteren Schwangerschaftsverlauf stehen Fragen nach der Befindlichkeit seit dem letzten Arztbesuch im Vordergrund;
- Feststellung des Körpergewichts. Normal ist eine Zunahme von 10–12 kg;
- Blutdruckmessung, da ein erhöhter Blutdruck Mutter und Kind gefährden kann (drohende Präeklampsie);
- Urinuntersuchung zur Erfassung der Leukozyturie und Bakteriurie (Pyelonephritis?), Proteinurie (Präeklampsie?) und Glukosurie (Schwangerschaftsdiabetes?);
- Blutgruppenbestimmung (Blutgruppenunverträglichkeit?), Hämoglobinbestimmung (Anämie?);
- serologische Untersuchung auf Syphilis, Röteln, HIV-Infektion und Hepatitis in der Spätschwangerschaft;
- körperliche Untersuchung mit Inspektion (Varizen?, Ödeme?), Palpation der Brust (Brustkrebs?) und Kontrolle des Fundusstandes der Gebärmutter sowie Lage und Stellung des Kindes durch bestimmter Handgriffe von außen (Leopold-Handgriffe).
- Sonografie zur Bestimmung des Geburtstermins, Nachweis des kindlichen Wachstums, der Herztöne und der Kindsbewegung, Screening auf kindliche Missbildungen (ab 16. SSW), Veränderungen der Plazenta und der Fruchtwassermenge. Die Dopplersonografie ermöglicht es, die Strömungsverhältnisse in den kindlichen Blutgefäßen festzustellen;
- CTG (Kardiotokograf = Herztonwehenschreiber) in der Spätschwangerschaft, um kindliche Aktivität und Wehentätigkeit festzuhalten;
- Amnioskopie zur Beurteilung des Fruchtwassers (Grünfärbung?) in der Spätschwangerschaft und bei Terminüberschreitung.

#### Pränatale Diagnostik

Mit speziellen Untersuchungsmethoden können einige Behinderungen oder Krankheiten vor der Geburt des Kindes erkannt werden. Einige der invasiven Verfahren sind mit einer Fehlgeburtsrate verbunden (Amniozentese, Chorionzottenbiopsie).

- **Blutuntersuchungen:** AFP-Test (Alpha-Fetoprotein-Test) als Hinweis auf Neuralrohrdefekte, Verschlussstörungen der kindlichen Bauchdecke und Down-Syndrom in der 16.–18. SSW. Bei positivem Befund müssen weitere Untersuchungen folgen;
- **Triplediagnostik** bezeichnet die Bestimmung von AFP, HCG und Östriol zum Hinweis auf ein Down-Syndrom;
- **Sonografie** zur Feststellen von Missbildungen und kleineren Auffälligkeiten; 3-D-Sonografie (dreidimensionale Sonografie) zum frühzeitigen Erkennen von Fehl- und Missbildungen, z.B. Lippen-Kiefer-Gaumenspalte;
- **Chorionzottenbiopsie** mit vaginaler/transzervikaler Entnahme von Chorionzotten aus der Fruchtblase unter sonografischer Kontrolle in der Frühschwangerschaft zur Erbgutanalyse und für den Ausschluss von Stoffwechselerkrankungen. Die Fehlgeburtsrate beträgt ca. 3,5 %.
- **Amniozentese** mit einer transabdominalen Punktion der Amnionhöhle zur Fruchtwasserdiagnostik oder Gewinnung kindlicher Zellen für die Erbgutanalyse in der 15.–17. SSW unter sonografischer Kontrolle. Die Fehlgeburtsrate beträgt ca. 1 %.

### Störungen in der Schwangerschaft

Die hier vorgestellten Störungsbilder sollen durch die regelmäßige Schwangerenvorsorge verhindert, frühzeitig erkannt und rechtzeitig behandelt werden.

**Hyperemesis gravidarum (schwere Schwangerschaftsübelkeit):** Anhaltende Übelkeit und Erbrechen in der Schwangerschaft, über die bekannte morgendliche Übelkeit (Nausea) hinaus, können zu schweren Schädigungen von Mutter und Kind führen und müssen engmaschig überwacht und bei Bedarf klinisch behandelt werden. Eine intensive psychologische Betreuung ist in den meisten Fällen sinnvoll.

**Schwangerschaftsdiabetes:** Durch den Glukosebelastungstest in der Schwangerschaft kann ein Diabetes Mellitus erkannt werden. Die korrekte Einstellung des mütterlichen Blutzuckerspiegels durch Nahrungsveränderung mit/ohne Insulinzufuhr bei engmaschiger fetaler Überwachung garantiert vielen Diabetikerinnen eine problemlose Geburt ihres Kindes.

**Thrombose:** Schwangerschaft, Geburt und Wochenbett sind Risikofaktoren für eine thromboembolische Erkrankung. Eine tiefe Venenthrombose, eine Lungenembolie oder eine Thrombophlebitis können auftreten. Bei erblicher Disposition, Mehrlingsschwangerschaften, Immobilität durch vorzeitige Wehen und Belastung durch Stehen sollte die Schwangere prophylaktisch Kompressionsstrümpfe tragen.

**Hypertensive Erkrankungen (HES)**

- Chronische Hypertonie: Schwangere mit einer vorbestehenden Hypertonie haben eine erhöhte perinatale Morbidität und Mortalität. Als Grenzwert gilt 140/90 mmHg.
  - *Präeklampsie*: EPH-Gestose und Schwangerschaftsvergiftung sind veraltete Begriffe für ein komplexes klinisches Syndrom, das mit Hypertonie (140/90 mmHg nach der 20. SSW oder Anstieg um mehr als 30 mmHg systolisch (15 mmHg diastolisch) und Proteinurie (3 g/l im 24-h-Urin) einhergeht. Die Entstehung von Ödemen gehört nicht mehr zum Krankheitsbild. Mütterliche Komplikationen können Thrombopenie, HELLP-Syndrom (s. unten) und das Lungenödem sein.
    Als fetale Komplikationen sind vor allem Wachstumsretardierungen, intrauteriner Fruchttod bei vorzeitiger Plazentaablösung und neonatale Todesfälle zu nennen.
    Eine stationäre Behandlung ist notwendig.
  - *Eklampsie*: Das Auftreten von Krampfanfällen oder Koma bei Schwangeren mit Präeklampsie bezeichnet man als Eklampsie. Oftmals ist die vorbestehende Erkrankung nicht erkannt worden. Wenn möglich wird eine Geburt eingeleitet und per Kaiserschnitt entbunden.
  - HELLP-Syndrom (Hemolysis, elevated liver enzymes, low platelets count): Auflösung der Erythrozyten, Hämolyse (H); erhöhte Leberwerte, Elevated Liver Enzymes (EL); erniedrigte Thrombozyten, Low Platelets (LP).
    Bei diesem Syndrom ist noch nicht abschließend geklärt, ob es sich um eine Variante der Präeklampsie handelt oder um ein eigenständiges Krankheitsbild. Die Erkrankung geht klinisch mit unspezifischen Oberbauchbeschwerden, Übelkeit und Erbrechen einher und wird daher oft falsch diagnostiziert. Behandlung wie bei Eklampsie.

#### *Früh- oder Fehlgeburtsbestrebungen*

Eine drohende Fehlgeburt (Geburt eines toten Kindes) oder Frühgeburt (ab der 24. SSW, Kind mehr als 500 g) können sich durch vorzeitige Wehen oder/und durch Blutungen ankündigen. Vielfältige Ursachen sind möglich wie Zervixinsuffizienz, Plazentaablösung (Abruptio placentae), Plazentainsuffizienz, mütterlicher Stress, Entwicklungsstörungen des Embryo/Fetus u. ä.

Besonders eine Anlagestörung der Plazenta (Placenta praevia) kann zu einer Fehlgeburt führen. Die vier Formen der Plazenta praevia:

- Tiefer Sitz der Plazenta: Ein Teil der Plazenta befindet sich im zervixnahen Bereich des Uterus
- Placenta praevia marginalis: Die Plazenta reicht an den Muttermund heran
- Placenta praevia parietalis: Die Plazenta überdeckt den Muttermund teilweise
- Placenta praevia totalis: Die Plazenta überdeckt den Muttermund vollständig

Die Gefahr einer lebensbedrohlichen Blutung im letzten Schwangerschaftsdrittel oder während der Geburt besteht vor allem bei den letzten drei Formen.

Befundorientiert verläuft die notwendige stationäre Behandlung.

### 3.2.3 Physiotherapeutische Untersuchung

Die schwangerschaftsbedingten Veränderungen können zu verschiedenen Beschwerden, aber auch zu schweren Störungen führen.

Abhängig vom Ausmaß der Störung wird die Schwangere stationär behandelt, teilweise wochenlang bis zur Geburt. Zumeist stehen Bettruhe und wehenhemmende medikamentöse Behandlung (Tokolyse) im Vordergrund. Verständlicherweise ist diese Situation für die Schwangere sehr belastend, da der Ausgang der Schwangerschaft ungewiss ist.

Mit Atem- und Entspannungstherapie versuchen die Physiotherapeuten der Schwangeren über diese schwere Zeit hinweg zu helfen. Informationen über die Geburt bauen Ängste ab. Selbstverständlich sind auch Maßnahmen zur Pneumonie- und Thromboseprophylaxe notwendig.

Die allgemeine physiotherapeutische Untersuchung orientiert sich am Beschwerdebild.

Zusätzlich sind die in **Tab. 3.3** aufgeführten Untersuchungen sinnvoll (**Tab. 3.3**).

**Tabelle 3.3** Untersuchungsmethoden an Schwangeren

| ***Beschwerden*** | ***Untersuchungsmethode*** |
|---|---|
| Ödeme, Varizen, Thromboseverdacht | Umfangmessungen, Thrombosedruckpunkte |
| Kreislaufdysregulation, Hypotonie, Hypertonie | Blutdruckmessung, Pulskontrolle |
| Dyspnoe | Atembefund |
| Obstipation | Defäkationsprotokoll, Defäkationshaltung, Kontrolle der Flüssigkeitszufuhr, Nahrungszusammensetzung |
| Stressinkontinenz, Drangblase | Miktionsprotokoll, MFP-Beckenboden |
| Sodbrennen | Alltagspositionen, Essverhalten |
| Übelkeit (Nausea), Hyperemesis gravidarum | Essverhalten, Gewichtskontrolle, psychische Situation |
| Symphysenlockerung Schmerzen beim Einbeinstand, Treppensteigen<br>Peri partum pelvic pain (Schmerzen am Beckenring): Kreuzschmerzen, Ischialgie, Symphysenschmerzen, Steißbeinschmerzen | Palpation der Muskelansätze der Symphyse VAS-Skala, Vorlauftest, Haltungsbefund, pppp-Test (**Abb. 3.6**), s. a. Symphysenlockerung ASLR-Test |
| Beckenendlage | Leopold-Handgriffe 1 u. 3 |

### 3.2.4 Physiotherapeutische Behandlung

Die meisten Frauen klagen in der Schwangerschaft über verschiedene Beschwerden, die auf die hormonelle Umstellung des Körpers zurückzuführen sind.

Befundorientierte physiotherapeutische Behandlung ist meist ausreichend, um diese Schwangerschaftsbeschwerden zu reduzieren oder zu beheben. Die physiotherapeutischen Untersuchungsergebnisse bestimmen die Auswahl der adäquaten Maßnahmen. Bei schwierigem Schwangerschaftsverlauf ist zunächst die Einzelbehandlung sinnvoll. Die Integration einiger typischer Maßnahmen zur Behandlung der Schwangerschaftsbeschwerden in die Geburtsvorbereitungsgruppe erübrigt manche Einzelbehandlung (**Tab. 3.4**)

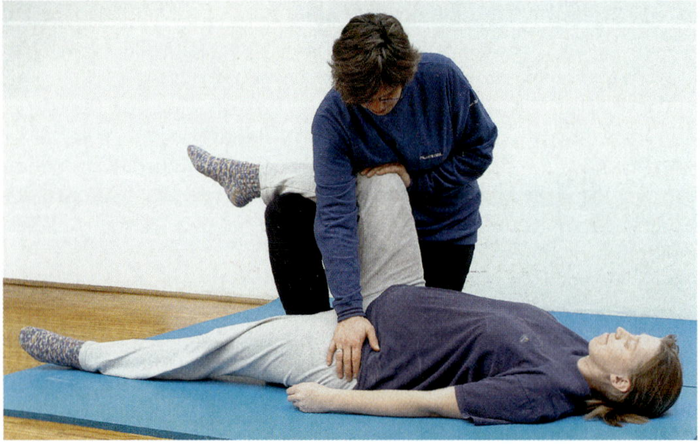

**Abb. 3.6** Der **posterior pelvic pain provocation test** (pppp, Östgaard et al. 1994) wird in Rückenlage mit einem, in der Hüfte angebeugten, Bein durchgeführt. Die Untersucherin drückt vorsichtig den Femur der Schwangeren nach dorsal, während sie gleichzeitig das Becken stabilisiert. Der Test ist positiv, wenn die Schwangere Schmerzen im hinteren Becken spürt.

**Tabelle 3.4** Behandlung von Schwangerschaftsbeschwerden

| ***Beschwerden*** | ***Ursache*** | ***Maßnahmen*** |
|---|---|---|
| Ödeme an den Beinen | vermehrte Wassereinlagerung auf Grund des erhöhten kapillaren Filtrationsdruckes | Hochlagerung, Güsse, Kompressionsstrümpfe, Einsatz der Muskelpumpe, bewusste Abrollphase im Gang |
| Karpaltunnel-Syndrom in der Schwangerschaft | ödematöse Kompression des N. medianus | Entstauungslagerung, Manuelle Lymphdrainage (MLD), Pumpübungen |
| generalisierte Ödeme ohne Hypertonie | Folge des reduzierten kolloid-osmotischen Drucks im Plasma | horizontale Ausgangsstellungen, Bewegung |
| Übelkeit, Blutdruckabfall in Rückenlage | Kompression der V. cava inf. durch den graviden Uterus | Lagerung auf die linke Seite, prophylaktisch: kleines Kissen unter die rechte Beckenhälfte |
| Varikosis (Krampfadern), Hämorrhoiden, Thromboseneigung | Abflussverlangsamung aus den unteren Extremitäten | Kompressionsstrümpfe, Güsse, hochlagern, Einsatz der Muskelpumpe, bewusste Abrollphase im Gang |
| Peri partum pelvis pain (Schmerzen am Beckenring): Ischialgie, Lumbalgie, Symphysenschmerzen, Steißbeinschmerzen | hormonell bedingte Lockerung des Beckenrings, Stabilitätsverlust, Überlastung | Symphysengürtel, Beckenkompression mit Tuch/Gurt (**Abb. 3.7**), Seitenlage mit hüftbreitem Beinsektor durch Stillkissen, Wärmeanwendung, vorsichtige manuelle Techniken, Beckenbewegungen, Stufenlagerung, Schlingentisch, Korrektur des Gehens, Veränderung von Alltagsbewegung/-belastungen, Training der segmental stabilisierenden lokalen Muskeln (Beckenboden, M. transversus abdominis, Mm. multifidi) |
| Atembeschwerden, Dyspnoe | limitierter pulmonaler Raum | atemerleichternde Positionen, atemvertiefende Maßnahmen: Atemtherapie, Packegriffe, Dehnlagerungen |
| Sodbrennen | Reflux durch Weitstellung der Speiseröhre | sitzende Lagerung, Entspannungstherapie, Ernährungsberatung |
| Drangblase | Druck des Uterus auf die Blase, ungenügende Speicherung der Blase | häufige Toilettengänge, Blasentraining |
| Stressinkontinenz | Speicherstörung,Überlastung des urethralen Verschlusssystems | Beckenbodentraining, intermittierende Pessareinlage |
| Obstipation, als Folge: Hämorrhoiden | Tonusreduzierung im Darm | Kolonmassage, körperliche Bewegung, ballaststoffreiche Ernährung, ausreichende Flüssigkeitszufuhr, Veränderung der Defäkationshaltung, regelmäßige Toilettenbesuche, Überprüfung des Eisenpräparats |
| Beckenendlage | regelabweichende Positionierung des kindlichen Kopfes von der regelrechten Schädellage vor der Geburt (auch „Steißlage" genannt) | als Lagerungshilfe für die Schwangere: normale (mit Partnerunterstützung) und umgekehrte indische Brücke ab der 34. SSW mehrmals täglich für 5–10 min (**Abb. 3.8, Abb. 3.9**) |
| Muskelkrämpfe | Mangeldurchblutung durch Druck des Uterus auf die Nervenversorgung, Magnesium-/Kalziummangel | Fußbewegung (Dorsalextension), Stützstrümpfe, Massage, Muskeldehnung d. M. gastrocnemius/M. soleus |
| empfindliche Brüste | Größenwachstum als Vorbereitung auf das Stillen | Unterstützung durch angepassten BH, Rotlicht, Abhärtung |

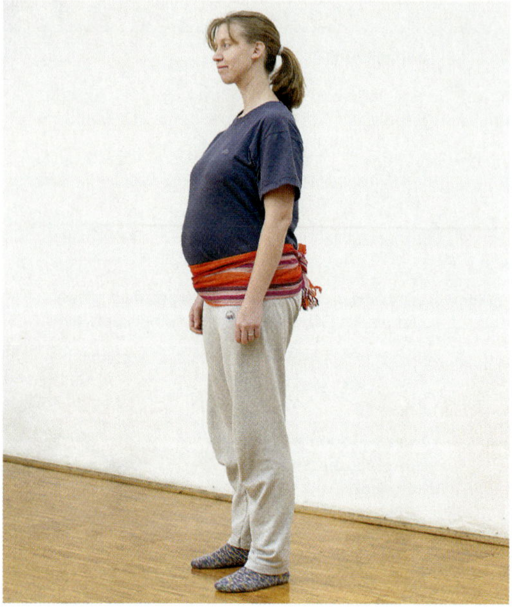

Abb. 3.7 Kompression mit Tuch.

**Fallbeispiel:** Symphysenschmerz

Eine Erstgebärende in der 28. SSW kommt mit Schmerzen im Unterbauch vor allem beim Gehen, besonders beim Treppensteigen und Fahrradfahren, in die Behandlung.

Der Befund ergibt: Schmerz beim Heranziehen eines Knies in Rückenlage; Druckschmerz auf der Symphyse; anteriorer/posteriorer und kranialer/kaudaler Verschiebeschmerz an der Symphyse; positiver Vorlauftest; Rektusdiastasentest mit 3–4 Querfingerbreite; instabiler Einbeinstand; auffälliges Gangbild mit vergrößerter Spurbreite, verringerter Schrittlänge; die typische Haltungsveränderung einer Schwangeren (siehe S. 25); von Beruf: Verkäuferin mit vorwiegend stehender Aktivität; Hobbies: Fahrradfahren.

**Interpretation des Befundes:** Durch schwangerschaftsspezifische Haltungsveränderungen und mangelnde Rumpfstabilität bei beruflich belastender Tätigkeit hat die Patientin aktivitätsabhängige Schmerzen.

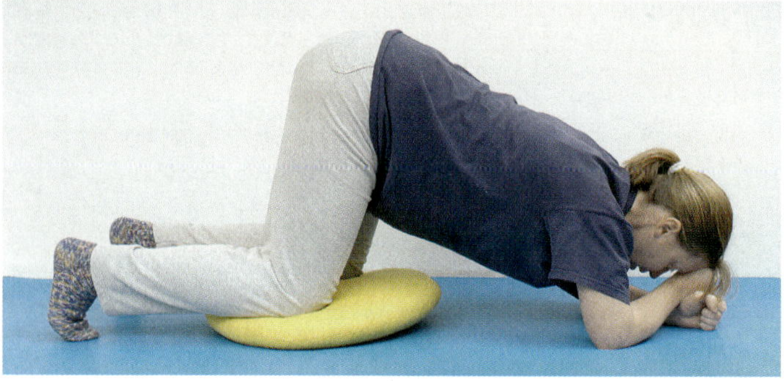

Abb. 3.8 Umgekehrte indische Brücke.

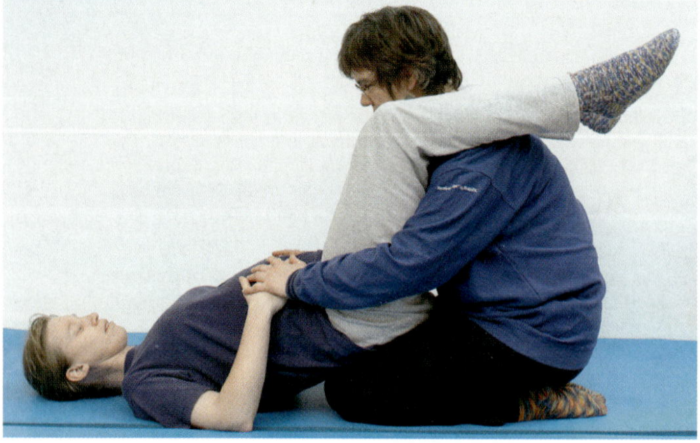

Abb. 3.9 „Indische Brücke“ mit Partner.

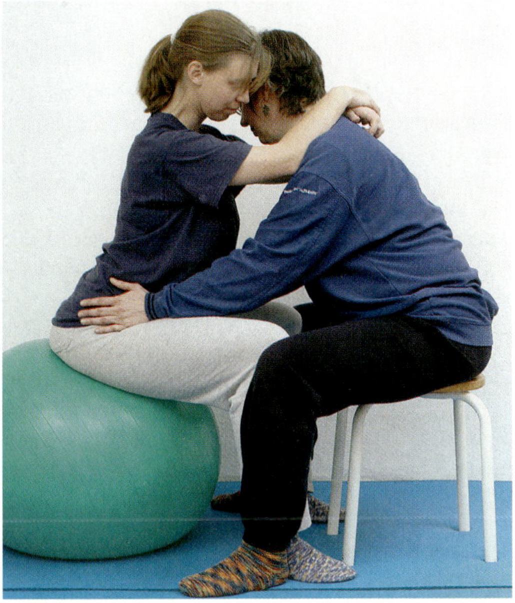

**Abb. 3.10** Beckenbewegungen im abgelegten Sitz auf dem Ball.

**Behandlung:** Die schmerzlindernden Maßnahmen wie entlastende Positionen (Seitlage mit Polsterung zwischen den Knien, Stufenlagerung) und Wärmeanwendungen (heiße Rolle auf den Ansätzen des M. rectus abdominis) standen zu Beginn der Therapie im Vordergrund. Eine zusätzliche Erleichterung erbrachte die zeitweilige Kompression des Beckens mit einem Tuchverband/Symphysengürtel (**Abb. 3.7**). Haltungskorrektur im Sitz, Stand, Vierfüßlerstand, bei Alltagsbelastungen und im Gang verringerten die Schmerzen der Patientin mittelfristig.

Die Patientin sollte während ihrer Arbeitszeit zusätzlich möglichst regelmäßig im hohen Sitz oder auf dem Pezziball sitzen. In der Spätschwangerschaft wurde vom Arzt ein Arbeitsverbot ausgesprochen. Beckenbewegungen im abgelegten Sitz auf dem Ball (**Abb. 3.10**) oder im Vierfüßler mit abgelegtem Oberkörper auf dem Ball (**Abb. 3.11**) verbesserten die Beweglichkeit und erhielten die Muskelkraft. Zusätzlich wurde die Patientin angeleitet, den M. transversus abdominis (TrA) in verschiedenen Ausgangsstellungen segmental zu aktivieren, um die stabilisierende Ko-Kontraktion des TrA und M. multifidus zu erreichen (**Abb. 3.12 a–b**).

Während der restlichen Schwangerschaft fand eine regelmäßige physiotherapeutische Betreuung statt. Die Patientin verspürte lediglich bei schweren Belastungen Schmerzen und gebar am Termin spontan und ohne Komplikationen.

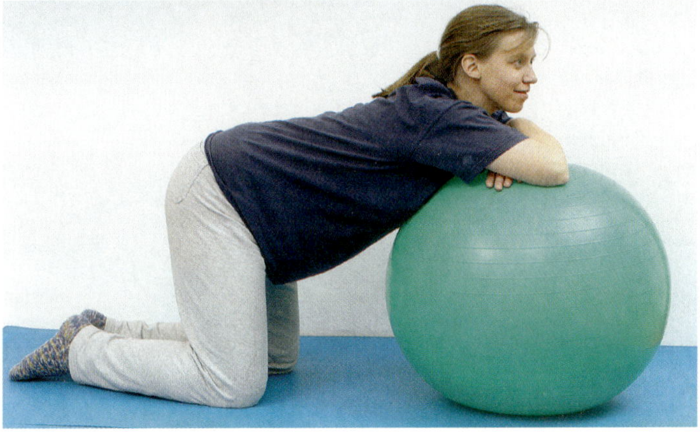

**Abb. 3.11** Beckenbewegungen im Vierfüßler mit abgelegtem Oberkörper auf dem Ball.

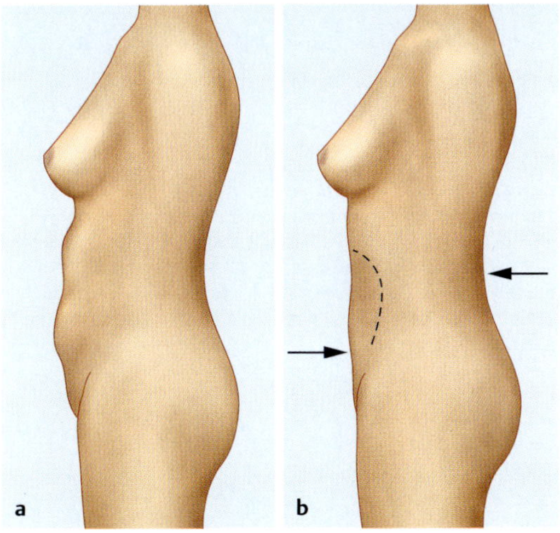


**Abb. 3.12 a–b** **a** Seitenansicht eines entspannten Bauches. **b** Seitenansicht des Bauches nach Ko-Kontraktion des M. transversus abdominis und des M. multifidus.

## 3.3 Spezielle Kenntnisse zum Geburtsvorgang

Schwangerschaft und Geburt sind an die anatomischen Beziehungen zwischen mütterlichem Becken und kindlichem Kopf angepasst. Die Geburt wird zu dem Zeitpunkt der uterinen Entwicklung eingeleitet, an dem der kindliche Kopf noch durch das mütterliche Becken passt. Im Vergleich zu den meisten Säugetieren ist das menschliche Neugeborene zu diesem Zeitpunkt nicht ausreichend auf das extrauterine Leben vorbereitet. Die Geburt stellt also auch heute noch den risikoreichsten Augenblick im Dasein des Menschen dar.

*Das Wissen um die Physiologie der Wehen, um die Geburtsmechanik und den normalen Geburtsablauf sind für jeden Geburtshelfer von großer Wichtigkeit. Auch Physiotherapeuten, die Geburtsvorbereitungskurse leiten, benötigen dieses Wissen.*

### Geburtsmechanik

Als geburtsmechanischer Ablauf wird die Beziehung des Kindes zum knöchernen kleinen Becken bezeichnet. Diese Vorgänge beginnen unter Einfluss der Wehentätigkeit. Das Kind ist während seiner Geburt bestrebt, sich den Weg des geringsten Widerstandes zu suchen.

Der knöcherne Geburtsweg wird für den Geburtsablauf in 3 Ebenen eingeteilt:

- die Beckeneingangs-Ebene mit einem querovalen Durchmesser von max. 13 cm;
- die Beckenmitte-Ebene mit einem runden Durchmesser von max. 13 cm;
- die Beckenausgangs-Ebene mit einem längsovalen Durchmesser von max. 12 cm.

Der Druck des kindlichen Kopfes kann auf Grund der hormonellen Auflockerung eine Erweiterung des Beckendurchmessers erreichen. In der Beckenausgangsebene bewirkt die passive Nutation der Kreuzbeinspitze, die durch die Extension des Steißbeins unterstützt wird, eine Raumförderung bis zu 1,5 cm (**Abb. 3.13**).

Die optimale Lage, Stellung und Haltung des Kindes sind ausschlaggebend für den reibungslosen Durchtritt durch das knöcherne mütterliche Becken (**Abb. 3.14**). 99 % der Kinder kommen in Längslage/Schädellage zur Welt (**Tab. 3.5**).

Die Geburtshelfer orientieren sich während der Geburt durch vaginales Tasten an den kindlichen Kopfnähten (Sutura sagitalis) und an der großen und kleinen Fontanelle.

In der letzten Geburtsphase gewinnen die Vagina und der Beckenboden Bedeutung am Geburtsweg des Kindes.

Die Vagina als 7–10 cm langes, leicht S-förmiges Hohlorgan ist mit ihrem feinmaschigen Netz aus Muskulatur, Bindegewebe und querverlaufenden Hautfalten sehr dehnfähig. Dennoch kann es während der Geburt bei Überbeanspruchung zu Verletzungen kommen.

Die Beckenbodenmuskulatur (siehe Kapitel 5) kann bremsend auf die Geburt wirken.

Dammrisse oder gewollte Dammschnitte (Episiotomie) zur schnellen Geburtsbeendigung können die Folge sein.

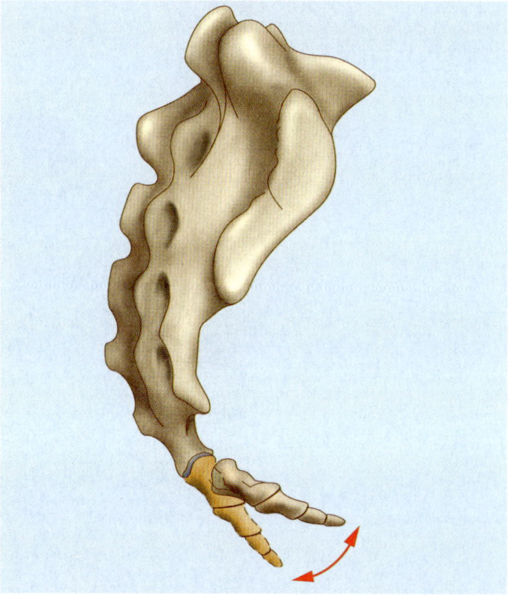

**Abb. 3.13** Nutation zwischen Kreuz- und Steißbein.

**Tabelle 3.5** Geburtslagen

| *Lagen* | *Stellung* | *Haltung* |
|---|---|---|
| Verhältnis der Längsachse des Kindes zur Längsachse der Mutter | Position des kindlichen Rückens bei Längslagen | Beziehung der Längsachse des kindlichen Kopfes zur Längsachse des kindlichen Rumpfes während des Geburtsvorgangs |
| Längslage (Schädellage, Beckenendlage) Querlage | rechts (II) links (I) | indifferent Beugehaltung Streckhaltung |

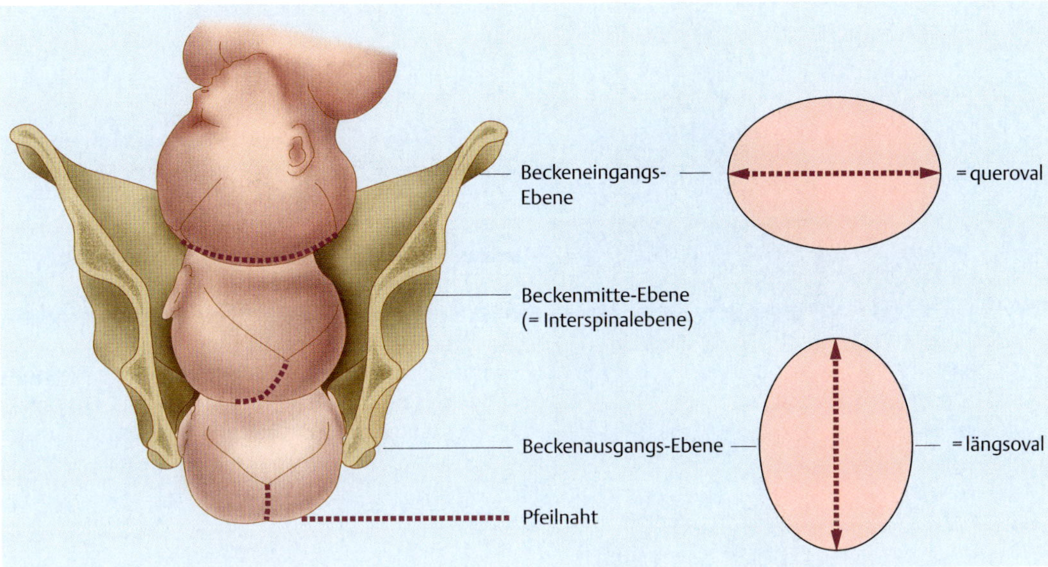


**Abb. 3.14** Das Kind muss auf seinem Weg durch das mütterliche Becken mit seinem Kopf vom querovalen Beckeneingang eine Drehung um 90° ausführen, um zum längsovalen Beckenausgang zu gelangen. Die Schulterbreite muss den unterschiedlichen Beckenformen ebenso folgen. Deshalb muss der bereits geborene Kopf sich wiederum um 90° drehen. Die hier gezeigte Pfeilnaht des kindlichen Kopfes steht regelrecht im Beckeneingang quer und im Beckenausgang längs in der Frontalebene des mütterlichen Beckens.

## Positionen während der Geburt

### *Rückenlage*

Seit dem 18. Jahrhundert wurden Frauen gezwungen, während des gesamten Geburtsablaufes in der Rückenlage („Käferposition") zu verweilen. Diese Position brachte der Gebärenden, besonders in der Austreibungsphase, nur Nachteile (Caldeyro-Barcia 1975). Der Prozentsatz von Frauen, die vaginal geboren haben und dabei Beckenbodenverletzungen erlitten, ist leider sehr hoch (Allen et al. 1990).

**Nachteile:**

- Kompression der V. cava inferior;
- mütterliche Hypertonie;
- verminderte Uterusdurchblutung;
- Sauerstoffmangel für Mutter und Kind;
- Verengung des Geburtskanales;
- Geburt des Kindes gegen die Schwerkraft;
- ineffiziente Bauchpresse;
- stärkere Beckenbodenverletzungen;
- verzögern des Geburtsablaufes;
- passive Teilnahme der Gebärenden.

Schon ein Nachteil würde rechtfertigen, diese Position nur bei akuten geburtshilflichen Notfällen einzusetzen. Vertikale Geburtspositionen tragen in allen Geburtsphasen zu einem besseren Geburtsverlauf und zu einem positiven Geburtserlebnis bei.

### *Aufrechte Geburtspositionen*

*Artikel 17 der WHO (Weltgesundheitsorganisation) enthält die* Allgemeinen Empfehlungen*: „Die Gebärenden sollen während der Wehen und der Entbindung nicht in eine Lithotomieposition (Anmerkung der Verfasserin: gemeint ist die Rückenlage) gebracht werden. Vielmehr sollten sie ermutigt werden, während der Wehen umherzugehen, und jede Frau muss frei entscheiden können, welche Gebärstellung sie einnehmen will."*

**Vorteilhafte Ausgangsstellungen:**

- angelehnter Sitz, Kutschersitz, Reitsitz, asymmetrischer Seitsitz (**Abb. 3.15**);
- Knie-Ellenbogen-Lage;
- Kniestand (**Abb. 3.16**);
- aufgestützter, freier, angelehnter oder hängender Stand;
- Hocke.

Hilfsmittel wie Gebärstuhl oder -hocker (**Abb. 3.17**), verstellbare Geburtsbetten, das Roma-Rad, die Sprossenwand, der Pezziball und diverse Hänge-

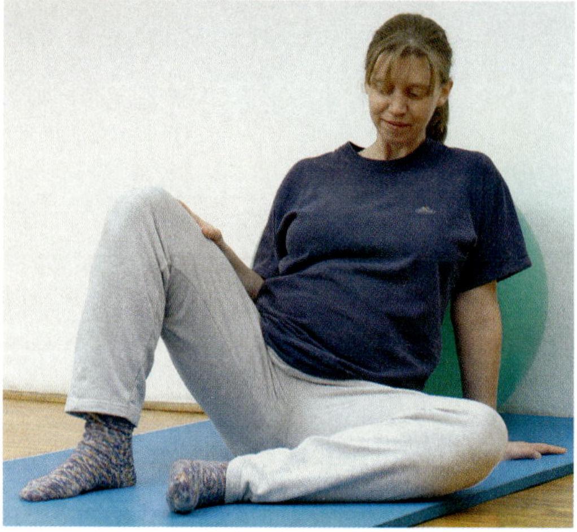

**Abb. 3.15** Asymmetrischer Seitsitz.

vorrichtungen erleichtern in Kombination mit Bewegung diese Stellungen. Eine weitere Möglichkeit ist die Geburt im Wasser.

**Vorteile dieser Positionen (nach L. Kuntner):**

- der Geburtskanal erweitert sich;
- die Beweglichkeit des Beckens ist optimal, am größten in der Hängehaltung;
- durch die Stellung des Beckens und der Lendenwirbelsäule ist der Verlauf des Geburtskanals eher gestreckt und bei einigen Positionen fast lotrecht, z. B. asymmetrischer Seitsitz, Hocke.

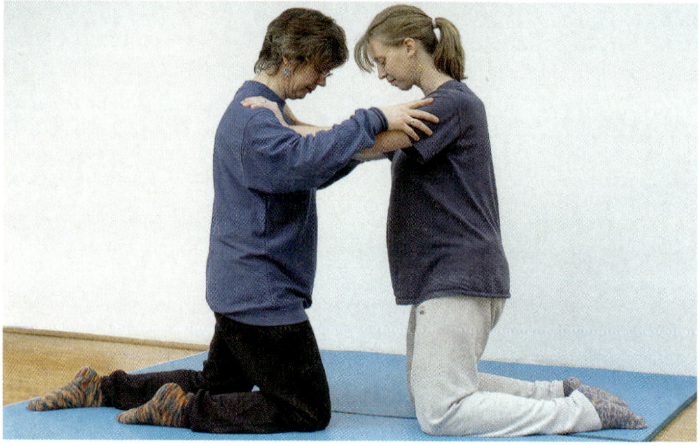

**Abb. 3.16** Schieben im Kniestand.

Das Tiefertreten des kindlichen Kopfes wird dadurch erleichtert;

- das Zusammenspiel von beckenaustreibender Muskelkraft und herabziehender Schwerkraft unterstützt die Geburtsdynamik, ist aber nur in einer aufrechten Gebärhaltung möglich;
- die Kontraktionen der Gebärmutter sind stärker, regelmäßiger und häufiger;
- die Wehen können durch Bewegen (Umhergehen) und Wechseln der Körperstellung, entsprechend den Bedürfnissen der Frau, besser verarbeitet werden;
- zwischen den Wehen ist Entspannung besser möglich;

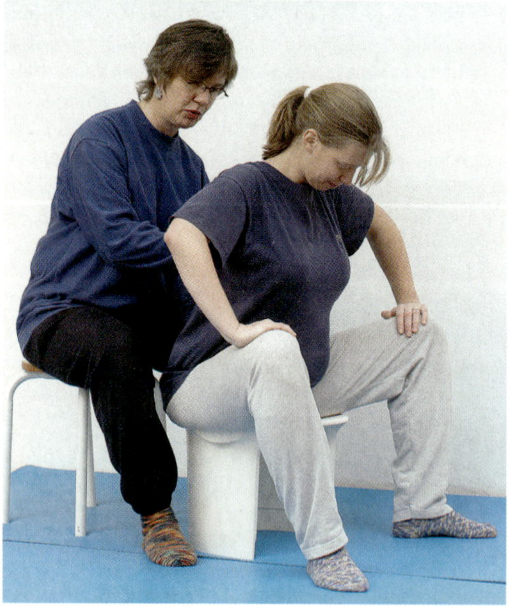

**Abb. 3.17** Schieben auf dem Gebärhocker.

- Schmerzempfindungen werden durch angepasstes und wehengerechtes Verhalten vermindert;
- die Muttermundseröfffnung wird erleichtert und gefördert;
- Eröffnungszeit und gesamte Geburtsdauer werden verkürzt;
- die Bauchpresse wirkt bei minimaler Muskelanstrengung;
- die Beckenbodenmuskulatur wird besser gedehnt und entspannt;
- das Risiko des Dammrisses und die Notwendigkeit eines Dammschnittes werden verringert;
- die Frau ist aktiv, leistungsfähig und hat die Kontrolle über ihren Körper;
- die mütterliche Atmung ist besser;
- durch eine nach vorn geneigte, abgestützte Körperhaltung wird das uterovaskuläre Syndrom verhindert;
- Blutdruckabfall wird verhindert;
- mütterliche Kreislaufstörungen treten seltener auf;
- die mütterliche und fetale Kreislaufsituation wird verbessert;
- die Plazenta wird besser durchblutet;
- die fetale Herzfreqenz wird verbessert;
- eine fetale Mangelversorgung im Zusammenhang mit der venösen Rückflussbehinderung wird verhindert;
- die Apgar-Werte sind besser (Erstuntersuchung des Kindes);
- die Hormonausschüttung wird begünstigt;
- der Körperkontakt mit helfenden Personen wirkt entspannend auf die Gebärende;
- der Verbrauch von Medikamenten wird verringert;
- die emotionelle Mutter-Kind-Bindung wird durch den sofortigen visuellen Kontakt in aufrechter Haltung unterstützt und gefördert.

Die optimalen Bedingungen für die Ausgangsstellung zur Geburt des Kindes in der Austreibungsphase sind:

- vertikale Einstellung des Beckens im Raum;
- freie Beweglichkeit des Beckens;
- kein Einengen des Kreuz- und Steißbeins, damit die passive Nutation des Kreuzbeins und Extension des Steißbeins zur Raumgewinnung möglich ist;
- Flexion und leichte Abduktion der Beine im Hüftgelenk;
- Neigung der Körperlängsachse nach ventral (Beugen in den Hüftgelenken) unter Beibehaltung der Distanzpunkte Brustbein/Bauchnabel zur optimalen Aktivierung der Bauchpresse;
- Stütz- oder Hängeaktivität des oberen Körperabschnitts;
- Fußdruckaktivität, wenn möglich;
- Möglichkeit, in der Wehenpause eine entspannendere Position einzunehmen.

Verschiedene Studien haben den Vorteil aufrechter Positionen in der Eröffnungsphase bewiesen (Chan 1963, Flynn et al. 1978, Mendez-Bauer et al. 1975, Mitre 1974). Stehende Positionen eröffnen den Muttermund schneller als sitzende Positionen und Sitzen ist besser als Liegen (Mendez-Bauer 1975). Vertikale Positionen in der Austreibungsphase (sitzend, knieend, hockend, stehend) können die Verletzungsrate reduzieren (Gardosi et al. 1989, Kelly et al. 1999, Gupta, Hofmeyr 2004). Insbesondere die verminderte Dammschnittrate und die kürzere Austreibungsphase durch den Einsatz der Schwerkraft wirken sich positiv aus. Die Geburt auf dem Gebärstuhl, im Vierfüßlerstand und in der Hocke scheinen hinsichtlich Verletzungen etwas vorteilhafter zu sein als Positionen im Stand.

## Wehenphysiologie

Zum Ende der Schwangerschaft werden die Wehen hormonell und vegetativ durch mütterliche und kindliche Faktoren ausgelöst:

- Oxytozin;
- Prostaglandin;
- Östrogen und Progesteron;
- Alpha-Stimulatoren (parasympathisch, Noradrenalin);
- mechanische Faktoren (Ferguson-Reflex, wachsender intraamnialer Druck).

Wehen sind rhythmische Kontraktionen der Gebärmuttermuskulatur in der Schwangerschaft und unter der Geburt. Man unterscheidet verschiedene Wehen, die durch Kontraktion, Retraktion und Distraktion der Gebärmuttermuskulatur die Geburtsarbeit leisten (**Abb. 3.18, 3.19**).

- *Schwangerschaftswehen* sind Gebärmutterkontraktionen, auch Übungswehen genannt, die ab der 20. SSW auftreten können. Im letzten Schwangerschaftsdrittel gelten 3 Wehen/h als normal, wenn der Muttermund geschlossen bleibt (Braems 2002);
  - *Vorwehen* sind schmerzlos und sollen den Muttermund auf die Geburt vorbereiten;
  - *Senkwehen* bewirken zum Ende der Schwangerschaft ein Tiefertreten des kindlichen Kopfes.
- *Geburtswehen* führen zu einer weiteren Auflockerung und Erweiterung des Muttermundes. Die physiologische Frequenz schwankt zwischen 5–20 Wehen/h bei einer Wehendauer von

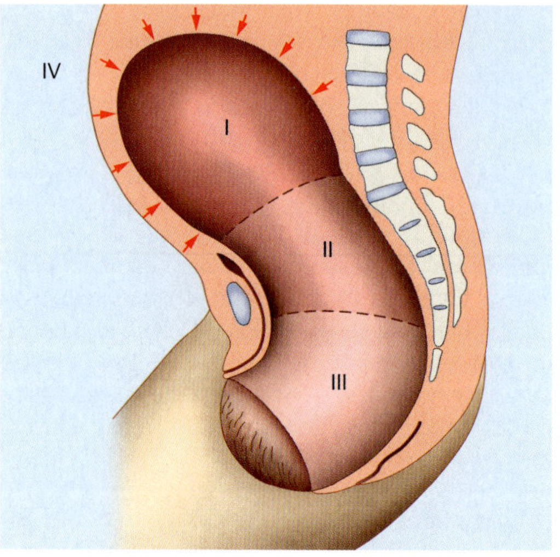


**Abb. 3.18** Wehen: **I** Die Wirkung der Schubkraft Kontraktion am aktiven Teil der Gebärmutter. **II** Wirkung der Retraktion auf den passiven Teil der Gebärmutter (Zervix und Portio uteri) zur vollständigen Eröffnung. **III** Die Plisseé-Falten der Scheide haben sich entfaltet. Das Beckenbodentor (Levator-Tor) ist geöffnet. **IV** Der Geburtsweg ist völlig gedehnt, das Kind kann unter Mithilfe der Bauchpresse geboren werden.

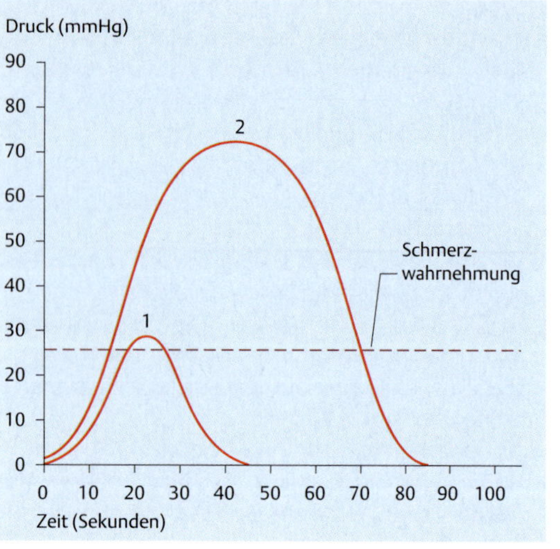


**Abb. 3.19** Charakteristische Kontraktion des Uterus. 1. frühe Kontraktion, langsamer Anstieg, 2. stärkere Kontraktion mit steilem Anstieg und früher einsetzenden Schmerzen.

30–60 s. Als optimal für einen zügigen Geburtsfortschritt gilt eine Frequenz von 2–3 Wehen pro 10 min mit einer Dauer von mindestens 30 s und einer Druckhöhe von 60 mmHg. Die Geburt beginnt mit regelmäßigen Wehen (3 Wehen/ 10 min., Dauer 1 min über 1/2 h) (Ihle 2001).

- *Nachwehen* bewirken das Zusammenziehen der Gebärmutter im Wochenbett. Ausgelöst werden sie vor allem durch die Oxytozinausschüttung beim Stillen.

Zu den Geburtskräften (**Abb. 3.20**) zählt neben den Wehen auch die Bauchpresse. Am Ende der Eröffnungsphase unterstützt die Bauchmuskulatur die Wirkung der Gebärmutter. Dabei kontrahieren alle Bauchmuskeln gleichzeitig, verkleinern die Bauchhöhle und schieben das Kind in Richtung Ausgang. Die Leistung der Bauchmuskulatur wird durch verstärktes Ausatmen und eine entsprechende Gebärposition erhöht. Die Wirkung der Schwerkraft hat einen geburtsbeschleunigenden Effekt und sollte bei der Wahl der Geburtsposition beachtet werden.

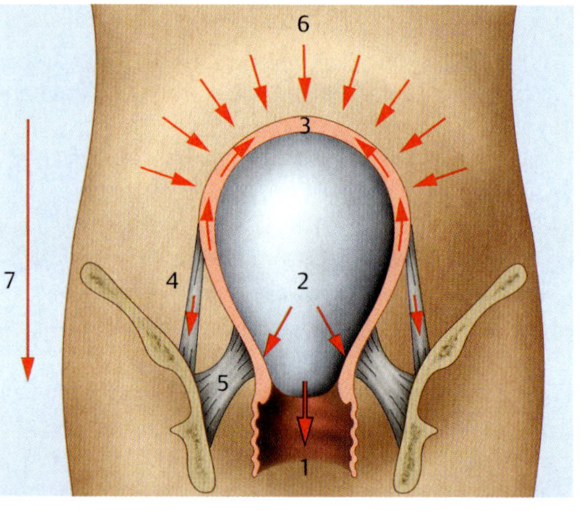


**Abb. 3.20** Geburtskräfte. 1 Fruchtblase 2 Wehen und Kompression durch das Fruchtwasser 3 Wehen 4 u. 5 Ligamente verhindern, dass der Uterus nach kranial ausweicht 6 Bauchpresse (Austreibungsperiode) 7 Schwerkraft.

## Geburtsphasen

Der Geburtsablauf wird in 3 Phasen eingeteilt, die fließend ineinander übergehen. Diese Trennung dient also vorrangig dazu, der Schwangeren das Geburtsgeschehen transparent zu machen.

### *Eröffnungsphase*

Diese Phase reicht von den ersten zervixwirksamen Wehen bis zur vollständigen Eröffnung des Muttermundes (ca. 10 cm). Der kindliche Kopf tritt tiefer und dreht sich zur Beckenmitte (innere Drehung), damit die Schultern den knöchernen Beckenring passieren können.

Als Faustregel für eine Erstgebärende gilt, dass etwa 1 h/cm Muttermundseröffnung vergehen können, also eine Gesamtdauer von rund 10 h für die vollständige Öffnung benötigt wird. Gewöhnlich dauern die ersten 5 cm länger als die letzten 5 cm. Eine Mehrgebärende benötigt durchschnittlich 6–8 h für diese Eröffnungsphase.

Das Ende dieser Phase wird auch als Übergangsphase bezeichnet, die von den meisten Gebärenden als sehr unangenehm empfunden wird. Zum Ende dieser Phase sollte das Fruchtwasser abfließen (rechtzeitiger Blasensprung).

### *Austreibungsphase*

Diese Phase schließt sich an die vollständige Eröffnung des Muttermundes bis zur Geburt des Kindes an.

Erreicht der kindliche Kopf in dieser Phase den Beckenboden, löst er durch seinen Druck auf das untere Uterinsegment reflektorisch den aktiven Drang zum Mitpressen (Pressdrang) aus. Die Austreibungswehen werden in dieser Phase von den Bauchmuskeln unterstützt. Das kindliche Hinterhaupt wird als erstes in der Vulva sichtbar. Langsam schiebt sich dann, unter starker Streckung des Kopfes, das Gesicht des Kindes unter der Symphyse hervor. Zum Schutz der Beckenbodenmuskulatur versucht die Hebamme den Austritt zu verlangsamen (Dammschutz). Danach treten die kindlichen Schultern in den längsovalen Beckenausgang. Die innere Drehung der Schultern überträgt sich über die Halswirbelsäule auf den bereits geborenen Kopf, so dass dieser sich dreht (äußere Drehung). Das Herausschieben der Schultern und des restlichen Körpers geschieht meist problemlos. Die Austreibungsphase wird mit 20 min bis 2 h angegeben, sollte in der Regel 1 h aber nicht überschreiten.

### *Nachgeburtsphase*

Diese abschließende Zeitspanne reicht von der Geburt des Kindes bis zur Geburt der Plazenta.

Das Saugen des Kindes an der mütterlichen Brust führt zur Oxytozinausschüttung und zu erneuter Wehentätigkeit. Durch diese Wehen wird die Plazenta von der inneren Uteruswand abgelöst und mit einem Blutverlust von 300–400 ml vollständig ausgestoßen.

Diese Phase dauert maximal 20–30 min.

## Schmerzen während der Geburt

Schmerz gilt als normale Begleiterscheinung der Geburt und ist definiert als „ein unangenehmes Gefühl, was aus einer Stimulation spezieller sensorischer Rezeptoren und Nerven resultiert“ (Beischer, Mackay 1986). Die exakten neurophysiologischen und biochemischen Mechanismen, die den Schmerz während der einzelnen Geburtsphasen hervorrufen, sind noch nicht abschließend geklärt.

Trotz unterschiedlicher Schmerztoleranz beschreiben viele Gebärende den Geburtsschmerz als einzigartig. Es gibt viele Wege mit dem Schmerz umzugehen, ohne oder mit medikamentöser Hilfe.

Das individuelle Schmerzempfinden kann durch weitere Faktoren gesteigert werden:

- frühere Erfahrungen;
- kultureller und sozialer Einfluss;
- Unwissenheit und Angst;
- unerwünschtes Kind;
- unfreundliche Geburtshelfer;
- unangenehme Umgebung.

### *Schmerz in der Eröffnungsphase*

Die Eröffnung des Muttermundes, die Kontraktion der Gebärmuttermuskulatur und der Druck des Uterus auf sensitive Strukturen rufen den Schmerz hervor. Gebärende beschreiben ihre Empfindungen bis zu einer Muttermundsweite von 3–4 cm als reißend, schmerzend und dann bei weiterer Eröffnung als krampfend, schneidend, scharf (Ernst 2002). Die Empfindungen verteilen sich anfänglich diffus über den unteren Bauchbereich und den Rücken; später sind sie auch im Bereich Hüfte und perinealer Region spürbar. Die Schmerzreize werden zusätzlich über Th10/11 und Th12/L1 übertragen (**Abb. 3.21, 3.22**).

### *Schmerz in der Austreibungsphase*

In dieser Phase kommt es durch maximale Erweiterung des Muttermundes zu einer Ausdehnung des Schmerzes über die Nervenwurzel vom unteren Teil der Wirbelsäule bis zum Kreuzbein (Th10–L1 bis S1-4) und zusätzlich häufig zu Rückenschmerzen (**Abb. 3.23**). Die Schmerzimpulse aus der Zervix werden geringer, statt dessen kommt es zu vermehrter Schmerzübertragung durch die Weitung des vaginalen Geburtskanales (**Abb. 3.24**). Bei der Geburt selbst ist vor allem die Nervenwurzel im oberen Teil des Kreuzbeins (S1/2) betroffen (Ernst 2002) (**Abb. 3.25**).

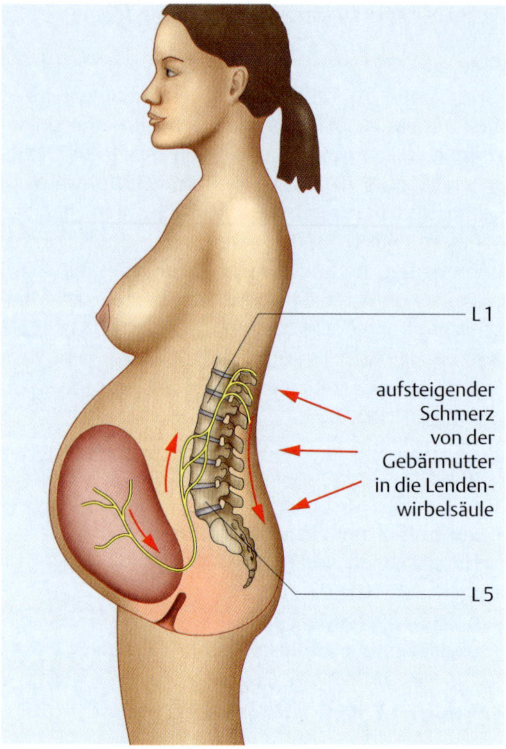


**Abb. 3.21** Aufsteigende Schmerzwege in der Eröffnungsphase.

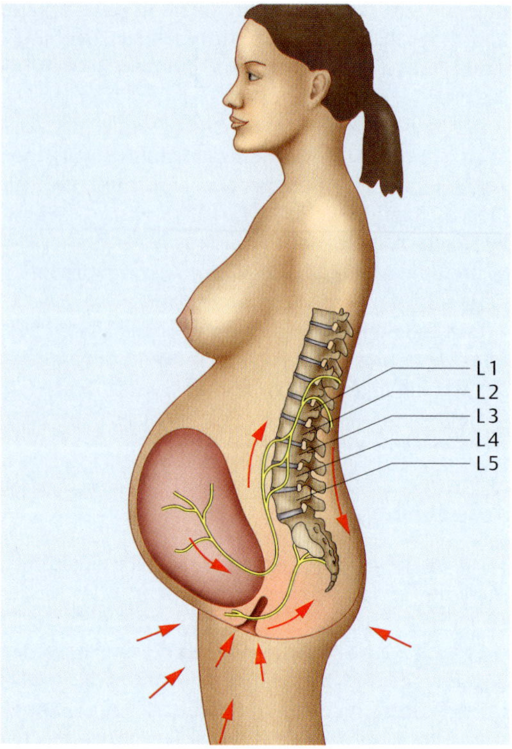


**Abb. 3.23** Aufsteigende Schmerzwege in der Austreibungsphase.

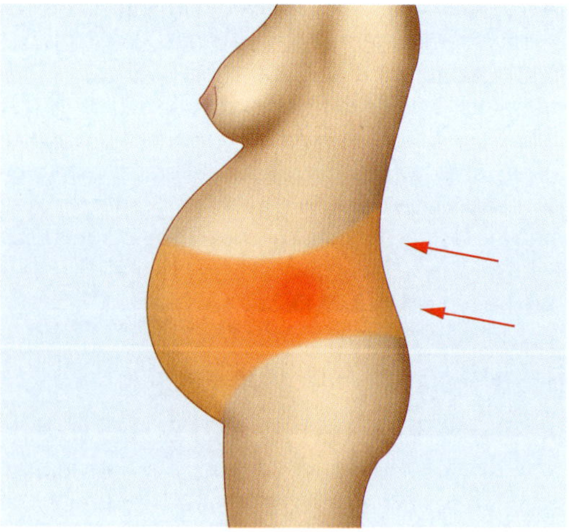

**Abb. 3.22** Schmerzbereiche in der Eröffnungsphase.

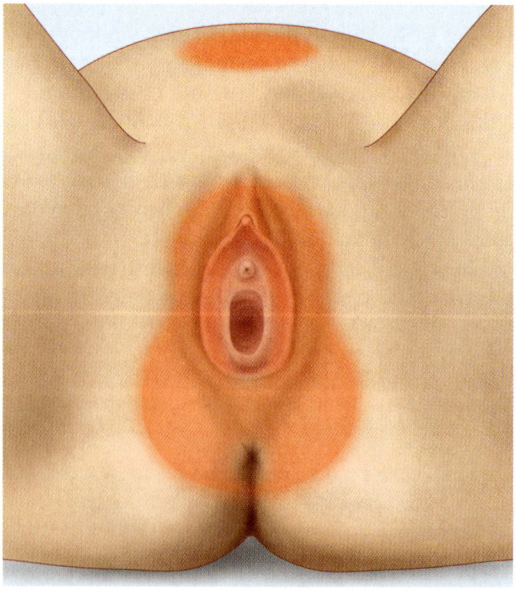

**Abb. 3.24** Schmerzbereiche in der Austreibungsphase.

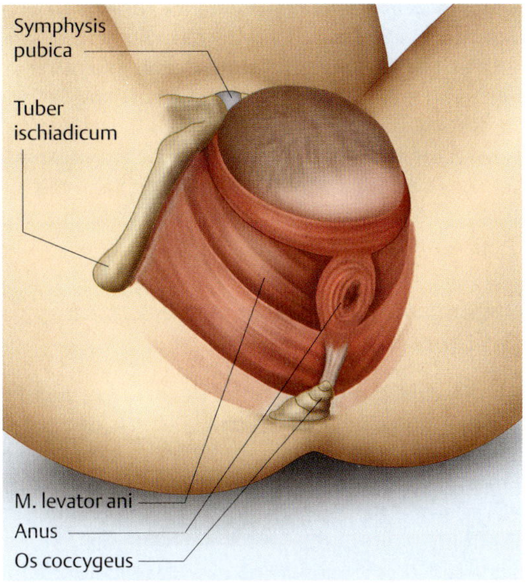


**Abb. 3.25** Gewebedehnung während der Geburt.

## Überwachung während der Geburt

Die Gebärende hat die Möglichkeit, ihr Kind in der Klinik, in einer Hebammenpraxis oder zu Haus zu bekommen. Üblich ist zu Geburtsbeginn eine äußere und innere Untersuchung der Schwangeren.

***Äußere Untersuchung***
- Puls;
- Blutdruck;
- Temperatur;
- Kontrolle der Blasen- und Darmentleerung;
- Feststellung der fetalen Herztöne;
- Wehentätigkeit.

***Innere Untersuchung nach Bishop-Score (Ihle 2003)***
- Muttermundweite in cm;
- Konsistenz und Länge des Muttermundes;
- Stand der Fruchtblase;
- Verlauf der kindlichen Pfeilnaht;
- Stand der Fontanelle bezogen auf die Geburtsphase;
- Höhenstand des Kopfes.

## Operative Geburtsbeendigung

Alle geburtshilflichen Operationen bei Schwangeren oder dem Ungeborenen, welche die Geburt des Kindes beschleunigen oder erst ermöglichen, sind Entbindungsoperationen. Die Indikation für die Operation kann von Seiten der Mutter und/oder des Kindes gegeben sein.

### *Vaginale Entbindungsoperationen*

***Dammschnitt (Episiotomie)***
Noch in den 80er-Jahren wurde der Dammschnitt bei jeder Geburt routinemäßig durchgeführt (prophylaktischer Dammschnitt). Heutzutage wird er nur bei Bedarf zur schnelleren Geburtsbeendigung angewandt. Es wird zwischen den folgenden Episiotomien unterschieden:
- medianer Dammschnitt (Schnittführung von der hinteren Kommissur bis in Nähe des sphincter ani). Nachteil: Gefahr eines Dammrisses III. Grades (s. a. Kapitel Rückbildung) und damit einer Verletzung des M. sphincter ani externus);
- mediolateraler Dammschnitt (Schnittführung von der hinteren Kommissur im 45°-Winkel nach lateral). Nachteil: Durchtrennen des M. bulbospongiosus und M. transversus perinei superficialis mit folgender Defektheilung: vermehrter Blutverlust, stärkere postpartale Beschwerden mit nachfolgender Dyspareunie (Schmerzen bei Kohabition) als Spätfolge;
- laterale Episiotomie (Schnittführung lateral von der hinteren Kommissur Richtung tuber ischiadicum). Nachteil: Wundheilung häufig mit Komplikationen, starke postpartale Beschwerden.

Geschnitten wird auf dem Höhepunkt der Wehe und genäht im Anschluss an die Plazentarphase unter Lokalanästhesie. Bei guter Nahtversorgung heilt der Schnitt problemlos. Jede Dammnarbe beeinträchtigt die Kontraktion der Beckenbodenmuskulatur und gilt als Ursache für Stressinkontinenz (Smith et al. 1989) (**Abb. 3.26**).

Über die Frage Episiotomie oder spontaner Dammriss wird zurzeit viel diskutiert.
- Vorteil der Episiotomie:
  - Entlastung des Dammes und Schutz des Beckenbodens;
  - Verhindern von ungünstigen interkraniellen Druckschwankungen;
- Vorteile des Dammrisses:
  - geringere Traumatisierungen;
  - MRT-Untersuchungen haben einen deutlichen Verlust an muskulärer Substanz im Bereich ehemaliger Dammschnitte ergeben (Ihle 2003);
  - geringere postpartale Beschwerden (Inkontinenz, Dyspareunie, Schmerzen);
  - weniger Verletzungen des M. sphinkter ani externus („es reißt nur so weit wie nötig“).

***Zangenentbindung (Forzepsentbindung)***
Zur schnelleren Geburt wird der kindliche Kopf mit einer speziellen Geburtshilfezange, der Forzeps, um-

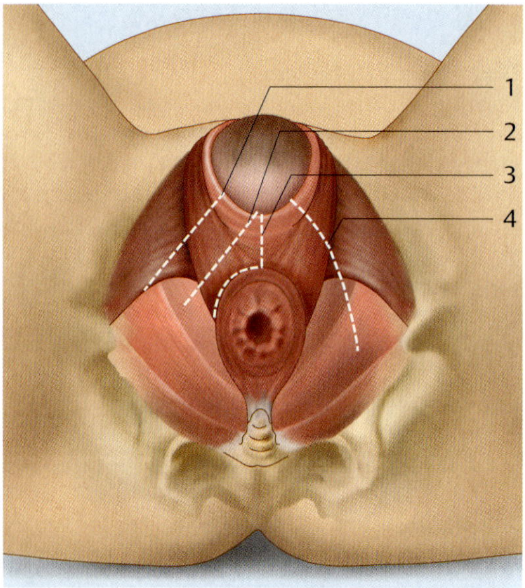


**Abb. 3.26** Episiotomie. 1 mediane Episiotomie 2 laterale Episiotomie 3 mediolaterale Episiotomie 4 Schuchardt-Schnitt.

fasst und herausgezogen. Voraussetzung für diese Maßnahme ist ein mediolateraler Dammschnitt. Durch den Zug und Druck der Zange am kindlichen Kopf kann das Kind verletzt werden. Okkulte Verletzungen des analen Sphinkters sind eine häufige mütterliche Verletzung (Sultan et al. 1993).

***Saugglockenentbindung (Vakuumextraktion)***

Auf den kindlichen Kopf wird eine Saugglocke angesetzt und mittels eines Unterdrucks festgesogen. Während einer Austreibungswehe wird die Geburt durch den Zug an der Saugglocke unterstützt. Voraussetzung für diese Maßnahme ist ein mediolateraler Dammschnitt. Der Vakuumsog kann Hämatome und sonstige Verletzungen am kindlichen Kopf verursachen.

### *Abdominale Entbindung, Kaiserschnitt (sectio caesarea)*

Im Anschluss an die Eröffnung der Bauchdecke durch einen querverlaufenden „Bikinischnitt" (suprasymphysärer Pfannenstielschnitt) erfolgt die längsverlaufende Durchtrennung der Rektusscheide und die ebenfalls wieder querverlaufende Eröffnung der Gebärmutter im unteren Uterinsegment. Gleichzeitig wird das Blasenperitoneum eröffnet und die Harnblase nach hinten abgeschoben. Das Kind wird herausgenommen, die Plazenta entfernt, die Gebärmutter ausgeschabt (Nachkürretage) und anschließend die Operationswunde zugenäht. Der „sanfte" Kaiserschnitt (Methode Misgav Ladach), bei dem die Linea alba eröffnet wird, die geraden Bauchmuskeln aber nicht durchtrennt, sondern auseinander gezogen werden, hat weniger Nachwirkungen.

## 3.4 Ziele und Inhalte eines Geburtsvorbereitungskurses

### Geschichte der Geburtsvorbereitung

In früheren Zeiten wurden die Frauen erst kurz vor der Geburt von Hebammen und/oder erfahrenen Frauen betreut, die den natürlichen Ablauf der Geburt beobachteten und hilfreich unterstützten. Mit Beginn des 20. Jahrhunderts gab es die ersten Bestrebungen, Schwangere auf die Geburt vorzubereiten. Der englische Arzt Dr. G. Dick-Read (1933) beschrieb den Zusammenhang zwischen *Angst – Spannung – Schmerz.* Er maß dem Abbau von Angst große Bedeutung zu und versuchte die Schwangere über Information und psychologische Führung auf eine „natürliche" Geburt vorzubereiten.

Auf der Theorie über die bedingten Reflexe und die kortikale Schmerzwahrnehmung (Pawlow) basiert die *Psychoprophylaxe* der russischen Schule nach Velvovski (1949). Mit der hypnosuggestiven Analgesie wurde versucht, den Geburtsschmerz zu mildern. Lamaze führte diese Methode in Frankreich ein. In die Geburtsvorbereitung wurde der Partner als Trainer einbezogen und war erstmalig im Kreißsaal willkommen.

Weitere wichtige Einflüsse für die Geburtsvorbereitung kamen 1974 durch die französischen Geburtshelfer Leboyer und Odent als Vertreter der „sanften Geburt". Beide stellten das Kind in den Mittelpunkt der Geburt und sahen den Geburtsverlauf als entscheidendes Moment für die spätere Mutter-Kind-Beziehung. Die verschiedenen Methoden näherten sich in den folgenden Jahren an und unterliegen weiterhin der Entwicklung der modernen Geburtshilfe.

Die Gebärhaltung hat in der Vergangenheit keine wesentliche Rolle gespielt. Mit der Entwicklung der geburtshilflichen Medizin wurde die Gebärende aus Kontrollgründen in die Rückenposition gebracht (Anmerkung der Verfasserin „Käferposition"). In dieser Position konnten geburtshilfliche

Maßnahmen wie z. B. der Einsatz der Zange oder Saugglocke unter gleichzeitiger Anwendung der überwachenden Apparatur einfacher gehandhabt werden. Heute ist man davon überzeugt, dass vertikale Geburtspositionen den Frauen die Geburt erheblich erleichtern.

Während die Frauen früher Schwangerschaft und Geburt allein oder in der Familie erlebten, haben sie heute die Möglichkeit, sich in Gruppen auf die Geburt vorzubereiten. Qualifizierte Physiotherapeutinnen und Hebammen betreuen und leiten die Gruppen.

Heute ist die Anwesenheit des Partners im Kreißsaal selbstverständlich. Die Geburtsvorbereitungskurse müssen mit ihren Inhalten dieser Tatsache Rechnung tragen, damit jedes Paar nach der Geburt sagen kann: „*Wir* haben geboren".

### Allgemeine Hinweise zur Kursorganisation

Geburtsvorbereitung ist heute eine Kassenleistung (Stand 2003) und mit maximal 14 Kurseinheiten von jeweils 60 min vorgeschrieben. Die Gruppengröße ist mit 10–12 Schwangeren oder 5–6 Paaren begrenzt.

Der Raum muss ausreichend groß (2 $m^2$/Person), hell und warm sein. Matten, Decken, Kissen und Therapiegeräte sollten vorhanden und hygienisch einwandfrei sein.

Vor Kursbeginn muss überlegt werden, welche Organisationsform geeignet ist.

#### *Organsiationsformen*

***Offene Kurse***
Hierbei werden die Kursinhalte zwar aufeinander folgend vermittelt, aber die Teilnehmerinnen wechseln ständig und befinden sich in unterschiedlichen Schwangerschaftswochen.

Diese Kursform stellt höchste Anforderungen an die Kursleiterin, da immer Frauen mit unterschiedlichen Bedürfnissen und Erwartungen teilnehmen. Die Kursleiterin muss daher den Kursablauf sehr flexibel gestalten können.

***Geschlossene Kurse***
Bei dieser Kursform beginnen alle Teilnehmer zur gleichen Zeit und beenden den Kurs gemeinsam kurz vor ihrem Geburtstermin.

In dieser Organisationsform kennen sich sehr bald alle Teilnehmerinnen gut und entsprechend dynamisch wird die Gruppenarbeit ablaufen. Geschlossene Kurse sollten bevorzugt werden, da sie den Teilnehmern die Möglichkeit bieten, intensive Kontakte aufzubauen.

***Paarkurse***
In Paarkursen bereiten sich die werdenden Eltern gemeinsam auf die Geburt vor.

Die Nachfrage nach Paarkursen wird immer größer. Die werdenden Väter sehen ihre zukünftige Rolle schon vor der Geburt als sehr wichtig an. Das gemeinsame Geburtserlebnis kann die Beziehung der Eltern zueinander und zum Kind stärken. Es ist möglich alle, die Hälfte oder weniger Kursstunden mit den Vätern zu gestalten.

***Frauenkurse***
Diese spezielle Kursart ist auf Frauen abgestimmt, die allein erziehende Mütter sein werden, bei denen der Partner die Begleitung ablehnt und für Schwangere, die von ihrem Partner nicht begleitet werden können oder den Kurs allein besuchen wollen. Ein gemeinsamer Partnerabend kann angeboten werden.

#### *Interdiziplinäre Zusammenarbeit*

Es ist empfehlenswert, im Verlauf des Kurses eine Hebamme einzuladen. Die Kursteilnehmer haben dadurch die Möglichkeit, Fragen zur Geburt und zum Wochenbett zu klären. Eine Stillberaterin bereitet zusätzlich auf die Stillzeit nach der Geburt vor. Eine Kinderkrankenschwester übernimmt den Part, die werdenden Eltern auf die Säuglingspflege vorzubereiten.

#### *Informationen über die Teilnehmerinnen*

Von jeder Schwangeren, die zur Geburtsvorbereitung kommt, werden folgende Daten erfasst:
- Name, Vorname;
- Errechneter Geburtstermin;
- Schwangerschaftswoche (SSW);
- Beschwerden, Störungen.

## 3.4.1 Inhalte der Geburtsvorbereitungskurse

Die folgenden Inhalte baut die Kursleiterin zu einem Kurs auf. Die Auswahl der Inhalte und didaktischen Methoden sind von der Art des Kurses, der Zusammensetzung der Teilnehmer und den individuellen Möglichkeiten der Kursleiterin abhängig.

*Jede Kursleiterin muss über theoretisches Basiswissen über den normalen Schwangerschafts-, Geburts- und Wochenbettverlauf verfügen. Über pathologische Entwicklungen ist im Sinne einer positiven Grundeinstellung der Schwangeren und Gebärenden nur bei Bedarf zu informieren. Verschiedene Geburtsmöglichkeiten, Hilfen bei Schwangerschaftsbeschwerden und die Vorstellung von Therapiemöglichkeiten bei Störungsbildern sind ein weiterer wichtiger Bestandteil eines Kurses.*

Von großer Bedeutung sind die Austauschmöglichkeiten in der Gruppe und mit der Kursleiterin. Die Gefahr, durch die Schwangerschaft isoliert zu werden, verringert sich, neue Kontakte ermöglichen sich. Der Austausch mit Frauen, die schon geboren haben, kann helfen, die Angst vor der Geburt abzubauen. Das Gemeinschaftserlebnis *Geburtsvorbereitungsgruppe* erleichtert passiven Frauen die aktive Teilnahme. Ein Nachbereitungstreffen nach der letzten Geburt oder/und der Rückbildungskurs kann die Teilnehmer weiterhin verbinden.

Der Einsatz verschiedener physiotherapeutischer Techniken hilft der Schwangeren und dem Partner, ihren Körper besser kennen zu lernen, Ängste abzubauen und bei Bedarf gelerntes „Handwerkszeug" richtig anzuwenden. Das Erarbeiten von Atemmöglichkeiten, Geburtsstellungen und Partnerhilfen für die einzelnen Geburtsphasen sollte fester Bestandteil des Kursaufbaus sein (siehe S. 48).

Weitere Themen, die angesprochen werden sollen:

- Ausstattung des Kreißsaales/Geburtszimmers;
- Ernährung in der Schwangerschaft;
- Genussmittel;
- Körperpflege;
- Stillvorbereitung/-beratung;
- Inhalt des Klinikkoffers;
- Sport;
- Sexualität;
- Mutterschutzgesetz;
- Säuglingspflege;
- Vorbereitung auf die Elternschaft.

## Körperarbeit

Die Körperarbeit ist ein wichtiger Kursinhalt, der sich am ehesten mit der früher praktizierten Schwangerschaftsgymnastik vergleichen lässt. Neben dem Erspüren des eigenen Körpers mit seinen natürlichen Möglichkeiten und Grenzen werden schwangerschaftsbedingte Beschwerden günstig beeinflusst.

Die Kursteilnehmer sollen die Möglichkeit erhalten,

- funktionelle Bewegungsabläufe und Alltagsaktivitäten in verschiedenen Ausgangsstellungen zu erlernen und den Veränderungen der Schwangerschaft anzupassen;
- Defizite bezüglich Mobilität und Stabilität auszugleichen;
- durch Verbesserung der Körperwahrnehmung ihren Körper bedürfnisgerecht und gleichzeitig geburtserleichternd bei der Geburt einzusetzen;
- geburtserleichternde Positionen und Bewegungen zu erlernen und anzuwenden;
- das Gelernte in den Alltag zu übertragen.

## Haltungskorrektur, Stabilisierung, Mobilisierung

Wenn man die Haltung einer Schwangeren beobachtet, fällt am häufigsten die verstärkte Brustkyphose als Ausgleich zum starken ventralen Übergewicht auf.

In dieser Haltung „hängt" die Frau bildlich in den „Seilen" (Bändern) und überfordert diese Gewebestrukturen. Häufig haben die Schwangeren vom thorakallumbalen Übergang aus eine verstärkte Lendenlordose, besonders bei schwachem M. rectus abdominis. Diese Ausgleichshaltung zur Vorderlastigkeit kann Schulter-, Nacken- und Beckenschmerzen (peri partum pelvic pain oder pelvic girdle pain) verursachen, besonders bei vorbestehenden Haltungsproblemen.

Jede Haltungskorrektur fängt mit dem Erarbeiten der architektonischen Basis, der funktionellen Fußbelastung an. Daraus ergeben sich aufbauend der Stand und der Gang sowie andere alltägliche Bewegungsabläufe (Heben, Tragen, Sitzen). Dynamische Fußaktivität gilt als Thromboseprophylaxe und aktive Entstauungstherapie bei Ödemen in den unteren Extremitäten.

In der Schwangerschaft erfährt die Statik große Veränderungen durch die hormonelle Umstellung, die Gewichtszunahme, Größe/Gewicht des Kindes und/oder Mehrlingsschwangerschaften. Bereits vor der Schwangerschaft bestehende Haltungsabweichungen und Muskeldefizite wirken zusätzlich belastend.

Übungen zur Verbesserung des statischen und dynamischen Gleichgewichts der ventralen und dorsalen Muskelkette erleichtern der Schwangeren das Einnehmen der „korrekten" Haltung.

Spezielle Übungen zur Aktivierung der segmental stabilisierenden lokalen Muskulatur (dem Beckenboden, M. transversus abdominis, Mm. multifidi) verbessern die Aufrichtung, reduzieren Schmerzen in diesem Bereich und verringern Urininkontinenz (Hamilton, Richardson 1997, Hodges, Richardson 1996, Sapsford et al. 2001).

## Funktionelles Beckenbodentraining

Der Beckenboden bildet die dynamische kaudale Begrenzung des Bauchraumes. Er steht in einem funktionellen Zusammenspiel mit dem Zwerchfell als kranialer Muskulatur und der tiefen Bauch- und Wirbelsäulenmuskulatur (M. transversus abdominis, Mm. multifidi) als ventrolateral und dorsal stabilisierende Muskulatur der Bauchhöhle. Ihre wichtigsten Aufgaben sind die Lagesicherung der Bauchorgane, die Stabilisation des Beckenringes und die Aufrechterhaltung der Kontinenz in der Speicherphase von Blase und Darm.

Auf Grund des wachsenden Körpergewichts und der hormonellen Auflockerung des Beckenringes verlagert sich der Körperschwerpunkt nach ventral. Der stabilisierenden Muskulatur werden Höchstleistungen abverlangt.

Trotzdem verliert manche Schwangere bei Belastung Urin (Stressinkontinenz) oder hat Schmerzen im Beckenbereich (peri partum pelvic pain). Vorgeburtliches Beckenbodentraining verringert nachweislich Urininkontinenzepisoden während und nach der Schwangerschaft (Sampselle et al. 1998, Reilly 1999, Morkved et al. 2001).

Unter der Geburt ist die „öffnende", entspannende Funktion dieser Muskulatur gefragt, wie sie bei sexuellen Aktivitäten und in der Entleerungsphase von Blase und Darm nötig ist.

Die Öffnung der Vagina erleichtert in der Austreibungsphase, neben dem „Schieben" als Atemtechnik und einer vertikalen Gebärstellung, den Durchtritt des kindlichen Kopfes und verhindert Verletzungen.

Funktionelles Beckenbodentraining vermittelt den Kursteilnehmern ein Verständnis und Bewusstsein für die an- und entspannende Funktion des Beckenbodens und angepasste Übungsmöglichkeiten.

### *Phasen des Beckenbodentrainings*

- Information;
- wahrnehmen;
- aktivieren und trainieren;
- üben in funktionellen Muskelketten und unter angepasster Belastung;
- integrieren in Alltagsaktivitäten.

### *Praktische Durchführung*

- Die Schwangeren werden mit Bildern, Beckenmodellen und Broschüren, in patientengerechter Sprache über Anatomie und Physiologie des Beckenbodens und der Ausscheidungs- und Geschlechtsorgane informiert (siehe a. Kapitel 5). Bei Paarkursen sollte auch die männliche Variante angesprochen werden.
- Der knöcherne Beckenring wird durch Spürarbeit und Tastarbeit am eigenen Körper erfahren und als äußere Begrenzung der Beckenbodenmuskulatur „entdeckt". Dadurch wird die Wahrnehmung auf den Beckenbereich konzentriert. Der Beckenboden wird als im Inneren des kleinen Beckens liegende Muskelgruppe von den äußeren Beckenhüftmuskeln unterschieden. Die Schwangeren haben einen sehr unterschiedlichen Zugang zur Wahrnehmungsarbeit. Sie entwickeln eigene bildhafte Vorstellungen, die phantasievoll, abstrakt oder sehr konkret anatomiebezogen sein können.

**Übungsbeispiele** (**Abb. 3.27**):
Ziel: Ertasten der Region um den Beckenboden:
- Ausgangsstellung: Kniestand;
- Auftrag: „Ertaste die äußeren Begrenzungen des Beckens (Symphyse, Steißbein, Kreuzbein, Hüftgelenk, Sitzbeinhöcker)!" (**Abb. 3.27**).

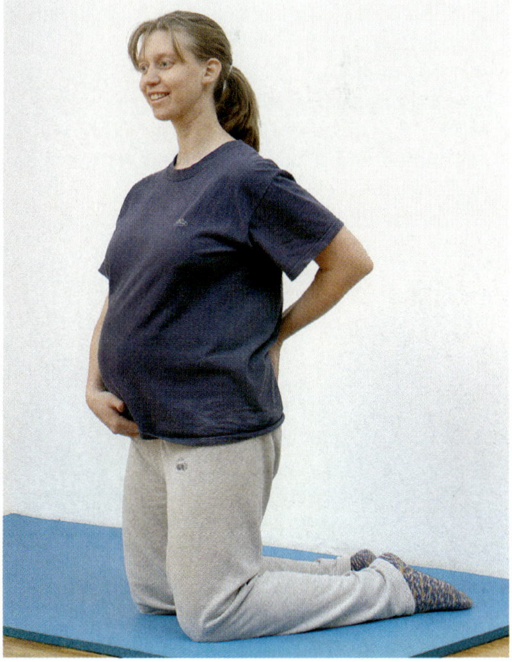

**Abb. 3.27** Kniestand.

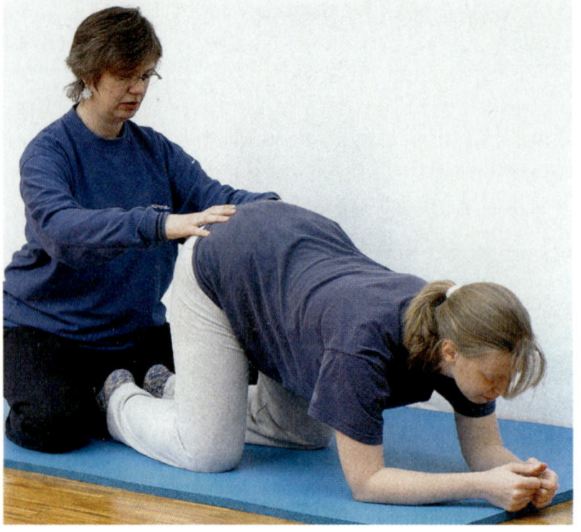

**Abb. 3.28** Durch Handkontakt wird die Anatomie des Geburtsweges verdeutlicht.

Ziel: Erspüren des Beckenbodenraumes und der anhebenden Bewegung des Beckenbodens:

- Ausgangsstellung: Knie-Ellenbogen-Lage, Partner am Becken, im Wechsel;
- Auftrag: „Ertaste den Beckenbodenraum deiner Partnerin und lege danach deine Finger auf die Sitzbeinhöckerspitzen und gib deiner Partnerin das Kommando, diese Höcker zusammenzuziehen!" (**Abb. 3.28**)

Ziel: Spüren der „schnürenden" und anhebenden Kraft des Beckenbodens:

- Ausgangsstellung: Sitz auf dem Hocker mit Kirschkernsäckchen unterlagert;
- Auftrag: „Schiebe die Kirschkerne in der Mitte zusammen und sauge einen Kirschkern in Richtung Bauchnabel in dich hinein!" (Varianten: zur rechten/linken Schulter, zur Nasenspitze).

Die Muskeln des Beckenbodens werden einzeln erklärt und die Richtung ihrer möglichen Bewegung durch isoliertes Aktivieren, auch im Faserverlauf, spürbar gemacht. So werden die unterschiedlichen Anteile und Funktionsbereiche des Beckenbodens isoliert wahrgenommen. In die Übungsvorschläge sollte ein Training der verschiedenen Kraftqualitäten (Ausdauer, Kraft und Schnellkraft) aufgenommen werden, wie sie in Kapitel 2 beschrieben werden. Die Schwangere sollte erst bei sehr starker Beckenbodenspannung die Ko-Kontraktion der Bauchmuskulatur aktivieren (Bø et al. 1990).

Die Fähigkeit zur bewussten Entspannung der Beckenbodenmuskulatur, einer öffnenden und nach unten schiebenden Aktivität, kann unter Einbeziehung der Atmung und Stimme erlernt werden.

**Übungsbeispiele:**

Ziel: Erfahren der Beckenbodenaktivität während der verschiedenen Atemphasen:

- Ausgangsstellung: Sitz mit einer Hand am Beckenboden, die andere Hand am Bauchnabel;
- Auftrag: „Erspüre die Bewegungen deines Atems unter der Bauchhand"! Was passiert während des Einatmens, was während des Ausatmens? Beziehe dann die Bewegung unter deiner Beckenbodenhand in deine Beobachtungen ein! Hebt sich dein Beckenboden mit der Ausatmung? Senkt sich dein Beckenboden mit der Einatmung? Versuche beim nächsten Einatmen deinen Beckenboden etwas nach unten zu öffnen wie eine Schiebetür! Was passiert mit dem Beckenboden, wenn du summst? Was passiert mit dem Beckenboden, wenn du verschiedene Töne von dir gibst?
- Die Ko-Kontraktion der Beckenbodenmuskulatur mit der tiefen Bauchmuskulatur (M. transversus abdominis) und den anderen agonistisch arbeitenden Beckenhüftmuskeln kann für eine Viel-

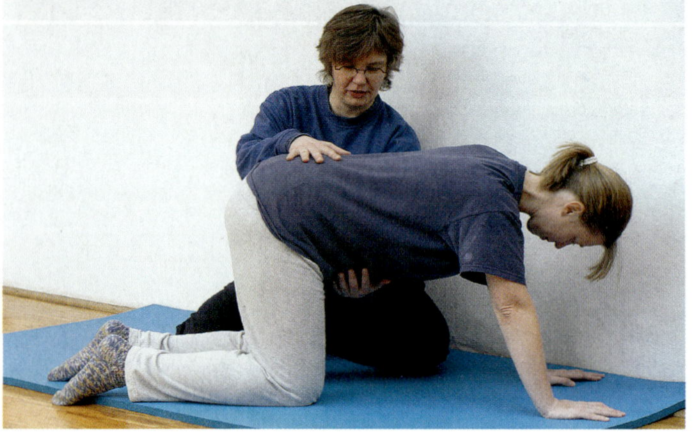

**Abb. 3.29** Transversusaktivierung im Vierfüßlerstand.

zahl von funktionelle Übungen genutzt werden, die auf die Schwangeren angepasst werden. Die Zusammenarbeit zwischen diesen Muskeln kann durch folgende Übung erspürt werden (**Abb. 3.29**):

**Übungsbeispiel:**
Ziel: Erspüren des Beckenboden-Bauchmuskel Synergismus

- Partnerübung;
- Ausgangsstellung: Vierfüßler, der Partner kniet daneben und legt eine Hand auf den Unterbauch;
- Auftrag: „Hebe deinen Bauch aus der Hand heraus, ohne die Wirbelsäule zu bewegen"! Spürst du die gleichzeitige Anspannung deines Beckenbodens?" „Spanne jetzt kräftig deinen Beckenboden an! Spürst du, wie sich dein Bauch in der Hand anhebt?" Mit der Bauchhand kann der Partner diese Bewegungen mitempfinden.
- Alltagsbelastungen sollten rückengerecht und unter leichter Beckenbodenspannung ( 20–30% der Maximalkraft) erfolgen. Regelmäßiges Beckenbodentraining (s. a. Kapitel 7) gilt als Inkontinenzprophylaxe. Die entspannende und öffnende Aktivität sollte die Schwangere als Vorbereitung auf die Austreibungsphase in den Alltag übertragen. Die Stuhlentleerung ist eine geeignete Übungssituation und eine Therapiemöglichkeit bei Obstipation und Hämorrhoiden.

## Beckenbeweglichkeit

Eine gute Beckenbeweglichkeit hilft der Frau unter der Geburt, das Kind in die günstigste Position zu bringen. Die Beweglichkeit des Körperabschnitts Becken ist abhängig von der Mobilität der Wirbelsäule und der Hüftgelenke.

Beckenbewegungen können in allen Ausgangsstellungen geübt werden. Besonders geeignet sind der Vierfüßlerstand, Sitz und Stand, auch mit abgelegtem Oberkörper. Die Rückenlage macht den Frauen mit fortschreitender Schwangerschaft zunehmend Schwierigkeiten und sollte vermieden werden.

Übungen auf dem Pezziball lassen die Beckenbewegungen fast von allein entstehen und machen Spaß. Bei Unsicherheit wird der Ball mit einer Ballschale gesichert.

Übungen im Stand erfordern Hinweise zur korrekten Haltung, zu der die leicht gebeugten Kniegelenke und die aufgerichtete Brustwirbelsäule gehören.

Besonders beliebt sind Beckenbewegungen in verschiedenen Ausgangsstellungen zu geeigneter Musik (ruhige orientalische Musik), auch als Bauchtanz durchgeführt.

## Atemarbeit

Informationen über die Atemphysiologie, die Veränderungen in der Schwangerschaft und Begriffsklärungen wie Atembewegung, Atemrichtung, Atemrhythmus erleichtern den Weg zur Erarbeitung von Atemmöglichkeiten in den einzelnen Geburtsphasen.

Geführte Atemwahrnehmungsübungen in verschiedenen Belastungssituationen, auch Wehensimulationsübungen, lassen die Teilnehmer Veränderungen erspüren und selbst geeignete Schlüsse auf sinnvolles Atemverhalten ziehen. Mit Hilfe der Hände des Partners oder der eigenen Hände, der Auflagekontakte zum Boden und anderer Hilfsmittel wie Ball, Kirschkernsäckchen, Luftballon usw. werden die Atembewegungen in Richtung kostoabdominal, ventral, lateral, lumbodorsal und kaudal wahrgenommen und gelenkt („Zum Kind atmen"). Zum Ein- und Ausatmen wird *nicht* aufgefordert, damit die Schwangere in ihrem individuellen Atemrhythmus bleibt (**Abb. 3.30**).

Bei der Auswahl der Ausgangsstellungen, in denen geübt wird, lassen wir uns von den Gebärpositionen leiten.

Besondere Bedeutung für die Geburtsarbeit hat das Zusammenspiel zwischen *Beckenboden, Zwerchfell* und *Kehlkopf.*

Bei gleichmäßigem ruhigem Atmen ist die Glottis geöffnet, das Zwerchfell schwingt auf und ab, die Beckenbodenspannung ist nicht spürbar, der Beckenboden ist unbelastet.

Bei schneller Atmung, beim Schreien oder Pressen ist die Glottis geschlossen und der Beckenboden angespannt.

In der langen Eröffnungsphase sollte die Schwangere ihren eigenen Atemrhythmus in kostoabdominaler Richtung während der Wehe und Wehenpause einhalten bzw. wiederfinden.

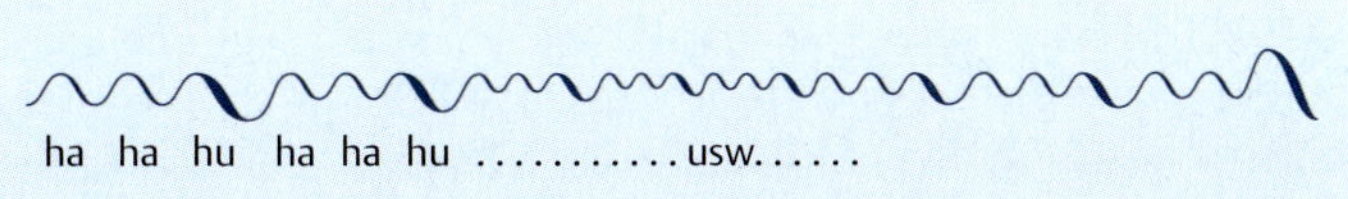


**Abb. 3.30** Stimmhaftes Betonen der Ausatmung während der Eröffnungsphase.

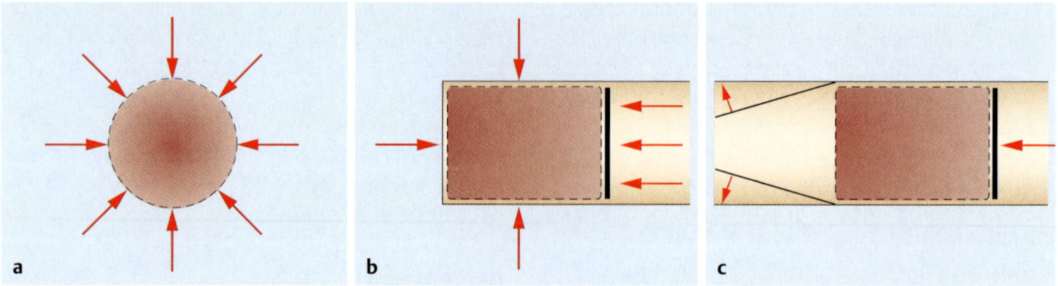

**Abb. 3.31 a–c** Pressen = zusammendrücken; **a** die Druckkräfte sind konzentrisch gerichtet **b** oder werden durch gleichgroße Gegenkräfte ergänzt, um z. B. eine Formveränderung herbeizuführen **c** schieben = vorwärtsdrücken; ohne die Berührung mit der Umhüllungs-(Fläche) aufzugeben, wirken die Druckkräfte in einer Richtung, um eine Lageveränderung oder Ortsveränderung herbeizuführen.

In der *Übergangsphase* sind die Wehen sehr intensiv, die Pausen eher kurz, der Muttermund fast eröffnet, der Druck des kindlichen Kopfes auf den Beckenboden steigend. Eine tiefe kostoabdominale Atembewegung könnte die Schmerzen durch die Zwerchfellabsenkung am Höhepunkt der Wehe verstärken.

Die typische Atemanleitung der Geburtshelfer ist die Aufforderung, hochfrequent zu „hecheln". Eine Hyperventilation der Schwangeren, mit entsprechender Auswirkung auf das Kind, kann die Folge sein.

Eine wirkliche Atemhilfe während der Wehe ist das leichte „Schwingen", auch Zwerchfellschwingen oder Zweidrittelatmung genannt, um die Atemmittellage und das Betonen der Ausatmung. Töne (wie hah, huh) und leichte Bewegungen wirken unterstützend.

**Übungsbeispiel:**
Ziel: Erlernen des Schwingens.

- Ausgangsstellung: angelehnter Sitz, die Hände am Brustkorbrand;
- Auftrag: „Atme einen Fingerhut voll Luft ein und blase dann 4 kleine Geburtstagskerzen, die sich wieder entzünden können, aus! Wiederhole das! Atme so leicht, als ob sich ein Schmetterling auf deiner Brust niedergelassen hat und nicht wegfliegen soll! Spürst du die leichte Zwerchfellbewegung unter deinen Händen?"

In der *Austreibungsphase* spürt die Gebärende einen übermächtigen Stuhldrang, Pressdrang genannt, der bei vollständiger Eröffnung des Muttermundes und optimaler Kopfeinstellung des Kindes auf dem Beckenboden eintritt. Die Wehen treten jetzt alle 2–3 min, mit einer Dauer von 60–70 s und einer Intensität von 120 mmHg auf. Die adäquate Atemhilfe ist die Aufforderung zum „Heraus-Schieben" des Kindes mit einer langsamen Expiration nach einer normalen Inspiration. Die Bauchpresse als Atemhilfsmuskulatur wird auf diese Weise optimal aktiviert (**Abb. 3.31a–c**).

Können Gebärende in dieser Phase spontan über ihre Atmung entscheiden, dauert das „Schieben" durchschnittlich 5–9 s. Zwischen den „Schiebe-Phasen" atmen sie weiter.

Bei Kraftsportarten wird diese Atemtechnik leistungssteigernd eingesetzt. In der Geburtshilfe war es seit Jahrhunderten üblich, die Bauchpresse durch die Atmung zu unterstützen, d. h. Luft einzuatmen, anzuhalten und zu pressen. Viele Frauen konnten den Druck nicht nach unten leiten und geplatzte Äderchen im Gesicht waren die unangenehme Folge.

*Vorschlag*: Beibehalten der Ein- und Ausatembewegung während der Austreibungswehen. Zu Beginn des „Schiebens" mit Lippenbremse ausatmen, dann kurze Pause während der Einatmung, wieder „Schieben".

**Übungsbeispiel:**
„Kampfübung" als Partnerübung (**Abb. 3.32**)

- Ausgangsstellung: beide Partner im Kniestand gegenüber, Handflächenkontakt;
- Besonderheiten: ein Beobachter, ein Akteur, vierteilig;
- Auftrag:
  - 1.Teil: an den Akteur: „Atme tief ein und drücke dann mit aller Kraft gegen die Hände deines Partners! Strengt dich das an?" An den Beobachter: „Spürst du die Kraft? Ist sie intensiv und gleichmäßig?"
  - 2.Teil: an den Akteur: „Atme gleichmäßig aus und drücke mit aller Kraft gegen die Hände deines Partners! Strengt dich das an?" An den Beobachter: „Spürst du die Kraft? Ist sie stärker oder schwächer als beim ersten Versuch? Ist sie gleichmäßig?"

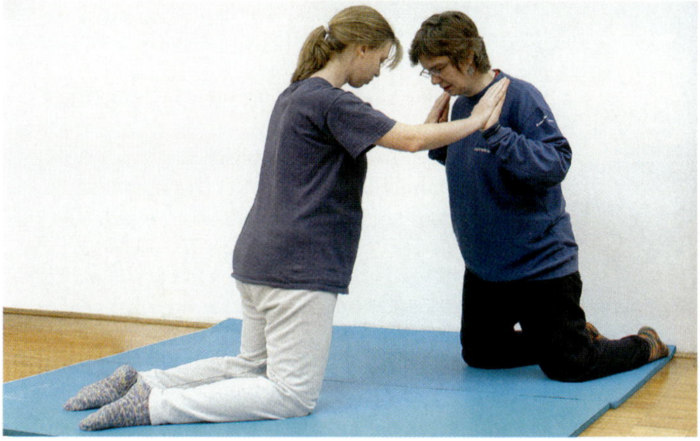

**Abb. 3.32** „Kampfübung“: Partnerübung im Kniestand
Ziel: Erspüren des „Schiebens“ als effektive Atemhilfe.

- 3.Teil: an den Akteur: „Versuche mit dem Ton iiiiiiiii zu schieben! Dann mit einem aaaa-aaaa! Was geht besser?“ An den Beobachter: „Spürst du die Kraft beim iiiiiiii! Danach beim aaaaaaaa! Was ist intensiver?“
- 4. Teil: an den Akteur: „Schiebe mit der Ausatmung so lang du kannst!“ An den Beobachter: „Schaue auf den Sekundenzeiger, wie lange dauert diese Aktion?“ (Pressdrang 3 bis 4-mal für 5–9 s während einer Wehe!).

## Umgang mit dem Schmerz

Die nicht medikamentösen Methoden können die individuelle Antwort der Gebärenden auf Schmerzen reduzieren, aber nicht den tatsächlichen Geburtsschmerz verhindern (Copstick et al. 1986).

Möglichkeiten:

- Schmerz annehmen, nicht ablehnen („Weg zum Kind“);
- Spannungsregulierung (nicht Entspannung, da Geburt eine Arbeitssituation ist, s. a. englisch „labour“);
- Atemhilfen;
- Körperwahrnehmung;
- Bewegung;
- Partnerunterstützung (**Abb. 3.33**);
- freundliche Geburtshelfer;
- angenehme Umgebung;
- Musik;
- warme Bäder;
- Akupunktur.

Eine *Wehensimulationsübung* beinhaltet sowohl eine anstrengende vertikale Ausgangsstellung mit einer Übungsdauer von einer Wehenlänge (30–60 s) als auch eine entspannende, nachfolgende Position mit einer (Wehen)-Pause (2–5 min). Bewegung und Phonation sind bei dieser didaktischen Übung ausdrücklich zugelassen. Es ermöglicht den Kursteilnehmern, das Wechselspiel zwischen Wehe und Wehenpause als körperliche Anstrengung kennen zu lernen. Vorteilhafte Geburtspositionen und wehenerleichternde Atemarbeit können dabei ausprobiert werden (**Abb. 3.34**).

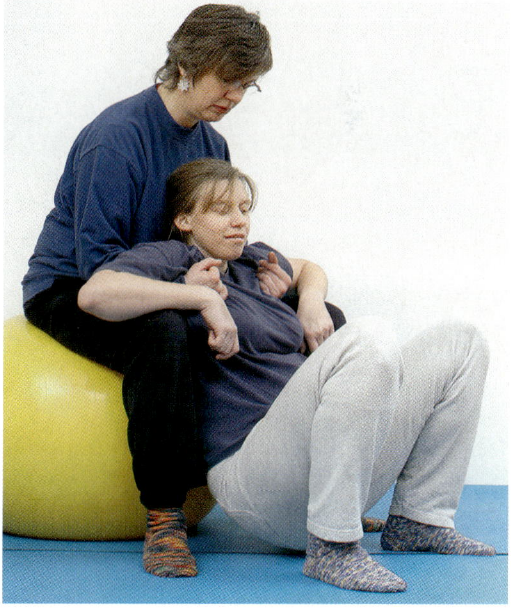

**Abb. 3.33** Entspannende Position mit dem Partner.

## Partnerhilfen

Noch vor 30 Jahren galt die Anwesenheit des Partners im Kreißsaal als störend. Der werdende Vater hatte auf dem Klinikflur auf das Ende der Geburt zu

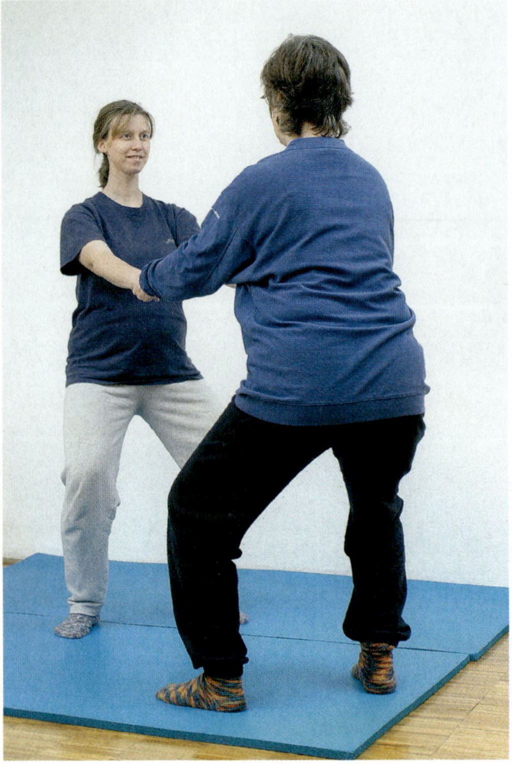

**Abb. 3.34** Partnerübung.

warten. Heute ist die Unterstützung der Gebärenden durch den Partner selbstverständlich.

In Anwesenheit des Partners haben Frauen weniger Schmerzen und benötigen weniger Medikamente. Zusätzlich erlebten diese Paare die Geburt ihres Kindes weitaus positiver als andere (Hennborn, Cogan 1975).

Im Geburtsvorbereitungskurs kann sich das Paar gemeinsam vorbereiten. Partnerübungen vertiefen das theoretische Wissen, und erlernte Partnerhilfen finden ihre Anwendung unter der Geburt. Der Austausch mit anderen werdenden Vätern ist zusätzlich hilfreich.

Unterstützend sind:
- Massagen (Bauch- und Kreuzbein, Stirn);
- Atemhilfen (laut ausatmen, Kontaktatmung);
- Halten und Stützen bei geburtserleichternden Positionen;
- beruhigende Anwesenheit (Körperkontakt, Handkontakt, Vorschläge zur Veränderung).

**Beispiel Kreuzbeinmassage**
Ziel: Schmerzlinderung während der Wehe.
- Ausgangsstellung: angelehnter Sitz, aufgestützter Stand, Seitlage, Vierfüßler, abgelegter Vierfüßler;
- Aufgabe: Massage des Kreuzbeins mit Druck.

**Beispiel „Äpfelchen schütteln"**
Ziel: Schmerzlinderung in der Wehenpause.
- Ausgangsstellung: aufgestützter Stand, Vierfüßler;
- Aufgabe: „Nimm die Sitzbeinhöcker/Pobacken in deine Hände und bewege sie kreisförmig!"

*Ziel* der Geburtsvorbereitung: Die werdende Mutter soll optimal auf die Geburt vorbereitet werden (**Tab. 3.6, 3.7**).

**Tabelle 3.6** Geburtsvorbereitung

| *Inhalte* | *Maßnahmen* |
|---|---|
| Information | ▪ Schwangerschaftsverlauf<br>▪ Geburtsverlauf<br>▪ Wochenbettverlauf<br>▪ Mutterschutzgesetz<br>▪ Sexualität<br>▪ Sport<br>▪ Körperpflege<br>▪ Ernährung<br>▪ Stillberatung<br>▪ Wochenbettverlauf<br>▪ Vorbereitung auf die Elternschaft<br>▪ Säuglingspflege<br>▪ Geburtsmöglichkeiten<br>▪ Hilfen bei Beschwerden<br>▪ Therapie bei Störungen in Schwangerschaft und Geburt |
| Atemarbeit | ▪ Kennen lernen der physiologischen Atmung<br>▪ Atemdynamik unter Belastung<br>▪ Atemmöglichkeiten in den Geburtsphasen |
| Körperarbeit | ▪ Erarbeiten der aufrechten Körperhaltung<br>▪ Mobilisierung<br>▪ Stabilisierung<br>▪ Entstauung<br>▪ Funktionelle Beckenbodenarbeit<br>▪ geburtserleichternde Positionen in den Geburtsphasen<br>▪ Umgang mit dem Schmerz<br>▪ Partnerhilfen |

## Kurseinheiten

Als Voraussetzung und Vereinfachung einer zielorientierte Durchführung eines Kurses empfiehlt sich die Vorbereitung nach einem didaktischen Modell (z. B. die Einteilung nach dem 4-Phasen-Modell nach Petzoldt (Petzoldt 1998). Hier einige Beispiele (**Tab. 3.8–3.10**):

**Tabelle 3.7** Unterstützendes Verhalten während der Geburt

| *Phase* | *Atmung* | *Positionen/Stellungen* |
|---|---|---|
| Eröffnungsphase | ▪ ruhiger, gleichmäßiger, tiefer Atemrhythmus | ▪ vertikale Ausgangsstellungen und Bewegungen |
| Übergangsphase | ▪ Zweidrittelatmung<br>▪ Zwerchfellschwingen | ▪ vertikale Ausgangsstellungen und Bewegungen<br>▪ nur bei Bedarf entlastende Positionen |
| Austreibungsphase | ▪ Ausatmung mit Lippenbremse verbunden mit „Schieben" und „Tönen" | ▪ vertikale Ausgangsstellungen mit freier Steißbeinbeweglichkeit<br>▪ Möglichkeit zur Bauchmuskelaktivierung<br>▪ während der Pause muss eine entspannende Position eingenommen werden können |

**Tabelle 3.8** Kurseinheit 1: Das „Schieben" des Kindes in der Austreibungsphase

| *Phase* | *Zeit/min* | *Lernziel* | *Inhalt* |
|---|---|---|---|
| *Phase 1*<br>einsteigen<br>erwärmen | 10 | Die Teilnehmer sollen ihr Wissen über die Austreibungsphase vervollständigen | ▪ vollständige Eröffnung des Muttermundes<br>▪ starke Wehen<br>▪ Pressdrang<br>▪ Geburt des Kindes ist nahe |
| *Phase 2*<br>Neues<br>erarbeiten | 20 | Die Teilnehmer sollen das Herausschieben des Kindes mit der Ausatmung als adäquate Atemform erfahren | ▪ Experimentieren mit verschiedenen Atemformen, auch mit Phonation, um Kraft in vertikaler Position gezielt einzusetzen (Kampfübung)<br>▪ Erfahrungsaustausch |
| *Phase 3*<br>Neues<br>verarbeiten | 20 | Die Teilnehmer sollen das „Schieben" auf andere Ausgangsstellungen/Gebärpositionen übertragen können | ▪ Experimentieren in verschiedener Ausgangsstellung unter Einsatz von Hilfsmitteln<br>▪ Erfahrungsaustausch |
| *Phase 4*<br>Transfer<br>Abschluss | 10 | Die Teilnehmer sollen Übungsmöglichkeiten für den Alltag entwickeln | ▪ Stuhlentleerung<br>▪ Heben |

**Tabelle 3.9** Kurseinheit 2: Beckenbodenaktivität unter der Geburt

| *Phase* | *Zeit/min* | *Lernziel* | *Inhalt* |
|---|---|---|---|
| *Phase 1*<br>Einsteigen<br>Erwärmen | 10 | Die Teilnehmer lernen die Funktion des Beckenbodens unter der Geburt kennen | ▪ Anatomie des Beckenbodens<br>▪ Synergismen des Beckenbodens<br>▪ Öffnung/Entspannung in der Austreibungsphase |
| *Phase 2*<br>Neues<br>erarbeiten | 20 | Die Teilnehmer sollen den Beckenboden ertasten können;<br>Die Teilnehmer sollen verschiedene Aktivitäten des Beckenbodens erfahren können | ▪ Anleitung zum Abtasten des knöchernen Beckenrings<br>▪ Ertasten des Beckenbodens<br>▪ Erfahren der Anspannung und Entspannung des Beckenbodens |
| *Phase 3*<br>Neues<br>verarbeiten | 20 | Die Teilnehmer sollen die Beckenbodenaktivität den Atemphasen zuordnen können | ▪ Die Verbindung von Einatmen und öffnender Aktivität des Beckenbodens<br>▪ die Verbindung von Ausatmen und anhebender Aktivität des Beckenbodens |
| *Phase 4*<br>Transfer<br>Abschluss | 10 | Die Teilnehmer sollen die geeignete Beckenbodenaktivität für die Geburt erarbeitet haben | ▪ Übertragen auf die einzelnen Geburtsphasen<br>▪ Verbindung zur Atmung<br>▪ sinnvolle Alltagsaktivitäten |

**Tabelle 3.10** Kurseinheit 3: Generalprobe

| ***Phase*** | ***Zeit/min*** | ***Lernziel*** | ***Inhalt*** |
|---|---|---|---|
| *Phase 1*<br>Einsteigen<br>Erwärmen | 10 | Die Teilnehmer sollen die Kursinhalte wiedergeben können | ▪ Bereitstellung von Materialien<br>▪ Aufgabenstellung |
| *Phase 2*<br>Neues erarbeiten | 20 | Die Teilnehmer sollen in Kleingruppen die Kursinhalte vorbereiten und präsentieren können | ▪ Aufteilung in Kleingruppen<br>▪ Eröffnungsphase<br>▪ Übergangs- und Nachgeburtsphase<br>▪ Austreibungsphase<br>▪ Arbeit in Kleingruppen |
| *Phase 3*<br>Neues verarbeiten | 20 | Die Teilnehmer sollen die Inhalte präsentieren und auf Fragen antworten können | ▪ Informationen über physiologischen Ablauf der Geburt<br>▪ Atemmöglichkeiten<br>▪ Positionen/Stellungen<br>▪ Partnerhilfen |
| *Phase 4*<br>Transfer<br>Abschluss | 10 | Die Teilnehmer sollen sich die Geburt ihres Kindes vorstellen können | ▪ Visualisierungsübung |

## Literatur


Beischer N, Mackay E. Obstrectics and Newborn. 2 nd ed. London: W. B. Saunders; 1986.

Bø K, Kvarstein B, Hagen R, Larsen S. Pelvic floor muscle exercise for the treatment of female stress urinary incontinence. Neurourol. Urodyn. 1990;9:479.

Braems G. Störungen der regelrechten Wehentätigkeit. In: Ihle B. Gynäkolgie und Geburtshilfe compact. Stuttgart: Thieme; 2001: 378.

Caldeyro-Barcia R. Supine called worst position during labour and delivery. Obstrectic and Gynaecology News. 1975;1:54.

Chan D. Positions in labour. British Medical Journal. 1989;1:100–102.

Copstick S. Partner support and the use of coping techniques in labour. Journal of Psychosomatic Research. 1986;30(4):497–503.

Diedrich K. Gynäkologie und Geburtshilfe. Berlin: Springer; 2000.

Ernst G. Wie Schmerz entsteht. Hebammenzeitschrift. 2002;11:15–17.

Flynn A et al. Ambulation in labour. Britsh Medical Journal. 1978;2:591–593.

Gardosi J, Hutson N, B-Lynch C. Randomized, controlled trial of squatting in the second stage of labour. Lancet. 1989 Jul 8;2(8654):74–7.

Gupta J, Hofmeyr G. Position for women during second stage of labour. Cochrane Database Syst Rev. 2004;1: CD002006.

Hamilton C, Richardson C. Neue Perspektiven zu Wirbelsäuleninstabilitäten und lumbalem Kreuzschmerz. Teil1. Manuelle Therapie. 1997;1:17.

Heller A. Geburtsvorbereitung Methode Heller-Menne. Stuttgart: Thieme; 1989.

Henneborn W, Cogan R. The effect of husband participation on reported pain and probability of medicamentation during labour and birth. Journal of Psychosomatic research. 1975;19:215–216.

Hodges PW, Richardson CA. Inefficient muscular stabilisation of the lumbar spine associated with low back pain. Spine. 1986;22:2640.

Ihle B. Gynökologie und Geburtshilfe compact. Stuttgart: Thieme; 2003.

Kelly FW, Terry R, Naglieri R. A review of alternative birthing positions. J Am Osteopath Assoc. 1999 Sep;99(9): 470-4.

Kuntner L. Die Gebärhaltung der Frau. München: Marseille; 1991.

Mendez Bauer C et al. Effects of standing position on spontaneous uterine contractility and other aspects of labour . Journal of Perinatal Medicine. 1975;3:89–100.

Mitre N. The influence of maternal position on duration of the active phase of labour. International Journal of Gynaecology and Obstrectrics. 1974;12:181–183.

Morkved S, Salvesen K, Schei B, Bo K. Prevention of urinary incontinence during pregnancy. A randomised controlled trial of primiparous women. Int Urogynocol J. 2001. (Abstract).

Östgaard HC, Zetherström G, Roos-Hansen (1994) The posterior pelvic pain provocation test in pregnant women. Eur Spine J 3:258-60.

Petzoldt HG. Integrative Supervision, Mental-Consulting und Organisationsentwicklung. Paderborn: Jungfermann 1998.

Reilly E, Pedler F, Steegles P, Waterfield A, Freeman R. Prevention of postpartum stress incontinence in a risk primigravidae. Int Urogyn J. 1999;10:2.

Sampselle CM, Miller JM, Mims BL, DeLancey J, Ashton-Miller JA, Antonakos CL. Effect of muscle exercises on transient incontinence during pregnancy and after birth. Obstet Gynecol. 1998;91:406.

Sapsford R et al. Women's health. London: W. B. Saunders 1999.

Sapsford R, Hodges PW, Richardson CA, Cooper DH, Markwell S, Jull GA. Co-activation of the abdominal and pelvic floor muscles during voluntary exercises. Neurol. and Urodynamics. 2001;20:31.

Schüssler B. Pelvic floor Re-education. Berlin: Springer; 1994.

Smith ARB. The role of partial denervation of the pelvic floor in the aetiology of genitourinary prolapses and stress incontinence of urine. A retrospective study. British Journal of Obstetrica and Gynaecology; 1989;96:24–28.

Sultan AH et al. Anal-sphincter disruption during vaginal delivery. New England Journal of medicine. 1993; 329:1905–911.

*Nach der Geburt:*
*Training der lokalen und globalen Bauchmuskeln*

# 4 Physiotherapie nach der Geburt



*Beckenboden-anteile differenziert aktivieren*

*Schwangerschaft, Geburt, Wochenbett fordern physische und psychische Höchstleistungen von der Frau!*

*Bei Belastung den Beckenboden gezielt anspannen*

# 4 Physiotherapie nach der Geburt

## 4.1 Charakteristika des Arbeitsfeldes Wochenbettbehandlung

Die Triade Schwangerschaft, Geburt und Wochenbett erfordert von jeder Frau physische und psychische Höchstleistungen und hinterlässt mehr oder weniger „Spuren". Zusätzlich verlangt das Leben mit einem Neugeborenen von der jungen Mutter einen Prozess der Neuorientierung. Die einfühlsame Begleitung dieser Lebensphase erleichtert der Frau diese notwendigen Anpassungen.

## 4.2 Grundlegende Kenntnisse zum Wochenbett

Die physiologischen Vorgänge im Wochenbett sind in erster Linie hormonelle Umstellungen, die nach Ausstoßen der Plazenta eintreten.

Die normale Ovarialfunktion und damit der Beginn des weiblichen Zyklus verzögert sich häufig. Stillende Frauen haben ihre erste Regelblutung nach der Geburt meistens kurz vor dem vollständigen Abstillen.

Für Mutter und Kind ist das Wochenbett eine wichtige Zeitspanne zur Regeneration nach der Geburt und zum gegenseitigen Kennen Lernen *(bonding)*.

Komplikationen können auch nach problemlosen Geburten jederzeit eintreten und erfordern deshalb eine regelmäßige Kontrolle der Wöchnerin und ihres Kindes.

### Hormonelle Umstellung

Nach der Geburt der Plazenta in der Nachgeburtsphase kommt es zum rapiden Abfall aller von der Plazenta gebildeten Hormone (z. B. Östrogen, Progesteron), die Rückbildungsprozesse im Wochenbett auslösen. Dieser Rückgang der bisher notwendigen Hormone bewirkt eine Entfaltung von 2 neuen, nun benötigten Hormonen:

- *Prolaktin*, zuständig für die Laktation (Milchbildung), wird im Hypophysenvorderlappen durch den Abfall des Östrogens gebildet. Durch regelmäßiges Stillen bleibt das Prolaktinniveau hoch und die Wiederaufnahme der Ovarialfunktion bei 80 % der Frauen gehemmt. Der erste Eisprung und die erste Regelblutung sind abhängig vom Stillverhalten der Frau. Selbst Voll-Stillen ist kein sicherer Empfängnisschutz;
- *Oxytocin*, zuständig für Uteruskontraktion und Galaktokinese (Milchspende), wird im Hypophysenhinterlappen gebildet. Der Saugreflex des Kindes kann eine Gebärmutterkontraktion (Nachwehe) auslösen. Das erste Intensitätsmaximum tritt beim reifen Neugeborenen ungefähr 30 min post partum ein und kann das Abstoßen der Plazenta einleiten.

### Rückbildung der Gebärmutter (Involution des Uterus)

An der Gebärmutter zeigen sich die Veränderungen nach der Geburt am deutlichsten. Direkt nach der Geburt wiegt die Gebärmutter noch ca. 1 kg, ihre Größe ist mit einer Pampelmuse vergleichbar. Nach 10–12 Tagen hat sie sich auf die normale Größe mit einer Länge von ca. 8 cm und 50–70 g Gewicht zurückgebildet. Diese Rückbildung beinhaltet 3 Prozesse:

- *Kontraktion der Gebärmutter*: Durch eine Gebärmutterkontraktion (Nachwehe) wird die Blutstillung im Bereich der Uteruswunde, – der Haftstelle der Plazenta an der Gebärmutterwand –, gefördert, die Wundheilung unterstützt und das Ausstoßen des Wochenflusses (Lochialsekret) angeregt. Die Plazentahaftstelle ist anfänglich handtellergroß (7 × 10 cm) und verkleinert sich innerhalb von 2 Wochen auf etwa 4 × 3 cm.
- *Reduzieren der Muskelsubstanz*: Die vorhandene Muskelmasse reduziert sich innerhalb von wenigen Tagen von 1 kg auf 70 g. Es werden dabei Muskelzellen abgebaut und bleibende Muskelzellen verkleinert. Die Rückbildung des Uterus wird durch Palpieren des Fundusstandes kontrolliert und überwacht.
  - unmittelbar nach Ausstoßung der Plazenta: Etwa 2 Querfinger unterhalb des Nabels;
  - nach 1 Tag: Etwa 1 Querfinger unterhalb des Nabels;
  - nach 5 Tagen: in der Mitte zwischen Nabel und Symphyse;

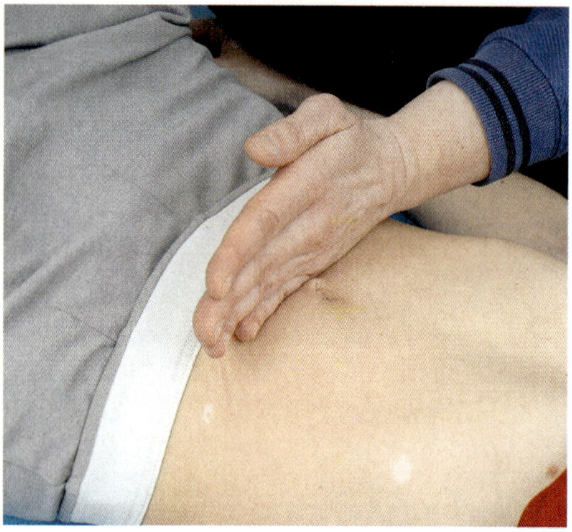

**Abb. 4.1** Der Fundusstand der Gebärmutter senkt sich ab dem 1. Tag post partum täglich 1 Querfinger vom Nabel in Richtung Symphyse.

  - nach 10 Tagen: 2 Querfinger über der Symphyse;
  - nach 12 Tagen: in Höhe der Symphyse.
- *Prüfen des Fundusstandes*: Ab dem 1.Tag post partum wird überprüft, ob sich der Uterus verkleinert. Die Therapeutin tastet mit der lateralen Handkante in Höhe des Bauchnabels. In der Regel wandert die Gebärmutter pro Tag eine Kleinfingerbreite weiter nach caudal. Nach 14 Tagen sollte der Fundusstand nicht mehr tastbar sein, da die Gebärmutter in ihrer normalen Position hinter der Symphyse angekommen ist (**Abb. 4.1**).
- *Regeneration der Gebärmutterschleimhaut (Endometrium)*: Ein Indikator für den regelrechten Rückbildungsvorgang des Endometriums ist der Wochenfluss (Lochien), der nach etwa 6–8 Wochen abgeschlossen ist. Die durchschnittliche Menge des gesamten Wochenflusses wird mit 200–500 ml angegeben. Er verändert sein Aussehen auf charakteristische Art und Weise und besteht aus abgestorbenen Resten der Plazenta, Eihaut, Wundsekret und Blutgerinnseln (**Tab. 4.1**). Der Geruch verändert sich von anfangs süßlich-fade bis geruchlos beim Versiegen. Menge, Farbe und Geruch der Lochien sind Hinweise auf den Heilungsprozess der Gebärmutter.

**Tabelle 4.1** Veränderung und Zusammensetzung des Lochialsekrets im Verlauf des Wochenbetts

| *Zeit* | *Farbe/Konsistenz* | *Bezeichnung* |
|---|---|---|
| 1.–5. Tag | ▪ rein blutig | Lochia rubra |
| Ende der 1. Woche | ▪ blutig-bräunlich<br>▪ dünnflüssig | Lochia fuscia |
| Ende der 2. Woche | ▪ schmutzig gelb<br>▪ dickflüssig | Lochia flava |
| Ende der 3. Woche | ▪ grauweiß<br>▪ wässrig-schleimig | Lochia alba |
| nach 4–6 Wochen | ▪ Versiegen des Wochenflusses | |

## Rückbildung des Bandapparates der Gebärmutter

Schwangerschaftsbedingte Veränderungen am Haltesystem des Uterus bilden sich erst über einen Zeitraum von mehreren Monaten zurück. Die Verlängerung des Bandsystems verhindert in Rückenlage die normale Anteversions-/Anteflexionsstellung des Uterus.

## Rückbildung von Vagina und Vulva

Nach der Geburt ist die Vagina überdehnt, ödematös und durch kleine Einrisse am Scheideneingang (Introitus vaginae) blutunterlaufen. Sie regeneriert sich rasch und problemlos innerhalb von 3–4 Wochen. Der postpartale Östrogenmangel, verlängert durch das Stillen, kann die Schleimhaut empfindlich und trocken werden lassen.

Die Labien (Schamlippen) sind nach der Geburt oft angeschwollen und der Introitus leicht geöffnet. Auch diese Veränderung bildet sich schnell zurück.

## Körpergewicht

Durch die Geburt des Kindes mit der Plazenta, der Nabelschnur, dem Fruchtwasser und durch den Blutverlust reduziert sich das Gewicht der Frau um ca. 6 kg. Ein weiterer Gewichtsverlust erfolgt durch verstärkte Harnausscheidung (Diurese) und Transpiration (Schwitzen), um die schwangerschaftsbedingten Wassereinlagerungen abzubauen.

## Körpertemperatur

Die Temperatur liegt im normalen Bereich von 36,5–37 °C. Der Milcheinschuss kann die Temperatur etwas erhöhen. Ab 38 °C spricht man von Fieber.

## Herz und Kreislaufsystem

Die notwendigen hämodynamischen Rückbildungsprozesse können zu schwankenden Blutdruckwerten, orthostatischen Fehlreaktionen, vermehrter Diurese und Transpiration und erhöhtem thromboembolischen Risiko führen.

### Haut

Die Braunverfärbungen im Gesicht (Chloasma uterinum), der Brustwarzen (Mamillen) und der Mittellinie am Bauch (Linea fusca) bilden sich im Verlauf des Wochenbettes zurück. Anders sieht es mit den Schwangerschaftsstreifen (Striae gravidarum) aus. Diese verändern lediglich ihre Farbe von bläulich-rot zu silberfarben, bleiben aber bestehen.

### Blasenfunktion

Nach der Geburt hat sich die Blasenkapazität auf Grund des größeren Platzangebotes und der besseren Kontraktionsfähigkeit der Beckenbodenmuskulatur wieder normalisiert. Die Inkontinenzbeschwerden (Dranginkontinenz/Stressinkontinenz) aus der Schwangerschaft lassen nach. Gleichzeitig erhöht sich durch das Ausschwemmen der schwangerschaftsbedingten Wassereinlagerungen die ausgeschüttete Urinmenge auf 3–4 l/Tag. Der Entleerungsreflex (Miktionsreflex) kann durch die Angst vor Schmerzen bei verletztem äußerem Genital gehemmt werden.

### Darmfunktion

Der Darm arbeitet während der Schwangerschaft progesteroninduziert langsamer. Nach der Geburt ist die Darmtätigkeit aufgrund der Lageveränderung des Darms, der mangelnden Bewegung der Wöchnerin und der zumeist ballaststoffarmen Krankenhauskost eher träge. Die Folge ist meist Obstipation im frühen Wochenbett. Die Angst der Wöchnerin vor dem ersten Stuhlgang nach der Geburt, besonders nach Beckenbodenverletzungen (Dammriss/-schnitt) ist verständlicherweise sehr groß.

### Beckenbodenmuskulatur, bindegewebige Strukturen, Nervenverbindungen

Schon die Schwangerschaft schwächt die bindegewebigen Strukturen des Beckens (Landon et al. 1990, Nichols, Randall 1996).

Der enorme Druck und Zug des kindlichen Kopfes am Gewebe des Geburtskanals während der vaginalen Geburt, besonders bei einer protrahierten (> 30 min) Austreibungsphase, kann zu bindegewebigen, muskulären oder neurogenen Verletzungen führen (Jundt et al. 2002, Dietz et al. 2002). Das Risiko steigt mit dem Einsatz geburtshilflicher Werkzeuge (bei der Zange ist es höher als bei der Saugglocke) (Sultan et al. 1993b, Arya et al. 2001) sowie einer PDA (Periduralanästhesie) (Viktrup, Lose 1993).

Das Risiko für Frauen, die vaginal geboren haben, Beckenbodenverletzungen zu erleiden, ist leider sehr hoch. (Allen et al. 1990). Vertikale Geburtspositionen (sitzend, knieend, hockend, stehend) können die Verletzungsrate reduzieren (Gardosi et al. 1989, Kelly et al. 1999, Schulz et al. 2001, Gupta et al. 2004). Insbesondere die verminderte Dammschnittrate und die kürzere Austreibungsphase durch den Einsatz der Schwerkraft wirken sich positiv aus. Die Geburt auf dem Gebärstuhl, im Vierfüßlerstand und in der Hocke scheint hinsichtlich Verletzungen etwas vorteilhafter zu sein als Positionen im Stand.

Studien zeigen, dass Frauen mit einem primären (geplanten) Kaiserschnitt diese Verletzungen erspart blieben (Allen et al. 1990, Sultan et al. 1993, Wynne et al. 1996).

Bindegewebige Strukturen können sich überdehnen oder reißen. Ein typisches Beispiel ist die Symphysenlockerung/-ruptur. Eine schwangerschaftsbedingte Erweiterung des Symphysenspaltes von 4–9 mm gilt als normal (Abramson et al. 1934). Höhere Abweichungen von der Norm reduzieren die mechanische Festigkeit des Beckenringes und rufen Schmerzen und Bewegungseinschränkungen hervor.

Die Überdehnung faszialer Strukturen kann langfristig zur Organabsenkung (Descensus vaginae) führen (Sultan et al. 1994).

Der Durchtritt des kindlichen Kopfes, besonders bei einem Geburtsgewicht des Kindes über 4000 g, kann zu verschiedengradigen Verletzungen am Beckenboden führen (Sultan et al. 1993a, Sultan et al. 1993b).

Ein Dammriss oder/und Dammschnitt (Episiotomien vergleichbar mit Dammriss 2. Grades) bedürfen einer exakten Nahtversorgung durch die Hebamme oder den Arzt. Diese Verletzungen heilen im Wochenbett bei richtiger Pflege auffallend schnell ab. Die oft einseitige Narbenbildung führt später zu einer verminderten Kontraktionsfähigkeit und Spannungsveränderung der Muskulatur und damit zu muskulären und muralen Funktionseinschränkungen. Prospektive Studien vor und nach der Geburt haben gezeigt, dass es bei 1/3 der Frauen während der Geburt zu okkulten Schädigungen des M. sphincter ani externi kommt, die

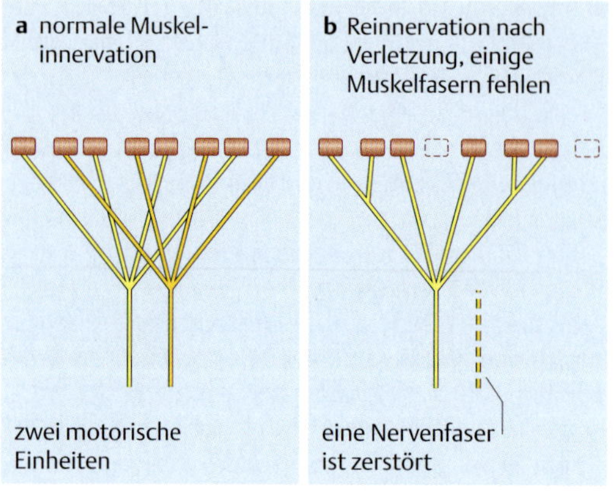


**Abb. 4.2 a–b** **a** normale Muskelinnervation **b** Reinervation nach Verletzung. Einige Muskelfasern fehlen.

nicht erkannt werden (Donnelly et al. 1998, Sultan et al. 1998).

Sowohl der N. pudendus, der vor allem die oberflächlichen Beckenbodenmuskeln versorgt, als auch die Nerven aus den direkten Äste aus den Segmenten S3–4), die die tiefen Beckenbodenmuskeln innervieren, können beschädigt werden. Aufgrund ihres Verlaufes oberhalb (kranial) des M. levator ani sind die direkten Äste weniger gegen Verletzungen geschützt, als der N. pudendus, der unterhalb dieser Muskelschicht verläuft (Percy et al. 1981).

Die durchschnittliche Grenze für die Elastizität von Nerven des Beckenbodens ohne Funktionseinbuße liegt zwischen 6–22 % (15 %) (Sunderland 1978). Eine Überdehnung (Traktionsneuropathie) oder der Abriss eines Nerven, ein- oder beidseitig, führt zu einer partiellen Denervierung. Die Innervation der Beckenboden- und Sphinktermuskulatur ist dann zeitweise oder dauerhaft erschwert (Snooks et al. 1990, Sultan 1994). Beide Anteile des N. pudendus sind zur Aufrechterhaltung der normalen Kontinenz notwendig (Sangwan et al. 1996). Bei einer Reinnervation verringert sich die Anzahl der Nervenfasern (**Abb. 4.2 a–b, 4.3, 4.4 a–b**).

*Früh- und Spätfolgen* der Verletzungen können sein:

- Deszensus oder Prolaps genitalis (pelvic organ prolaps);

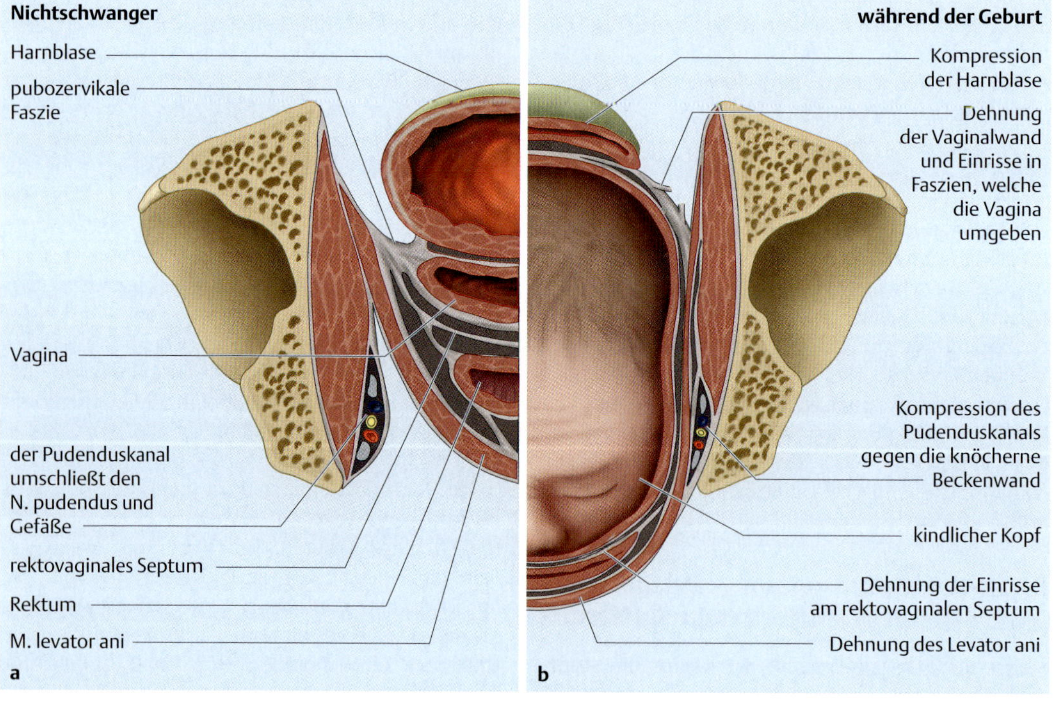


**Abb. 4.3** In diesem Schnitt durch das kleine Becken werden gegenübergestellt: links: „Nichtschwanger" mit regelrechten Lageverhältnissen von Blase, Vagina und Rektum zueinander, die von den Aufhängestrukturen (Ligamenten, Faszien) gesichert werden; rechts: „Während der Geburt des Kindes" zeigt die Dehnung der Vaginalwand und des Beckenbodens, wobei alle Nachbarorgane und deren Aufhängestrukturen, ebenso die Muskulatur, Nerven und Blutgefäße komprimiert werden. Das kann zu okkulten (unsichtbaren) Traumatisierungen führen (nach Clinical Symposia, Ciba).

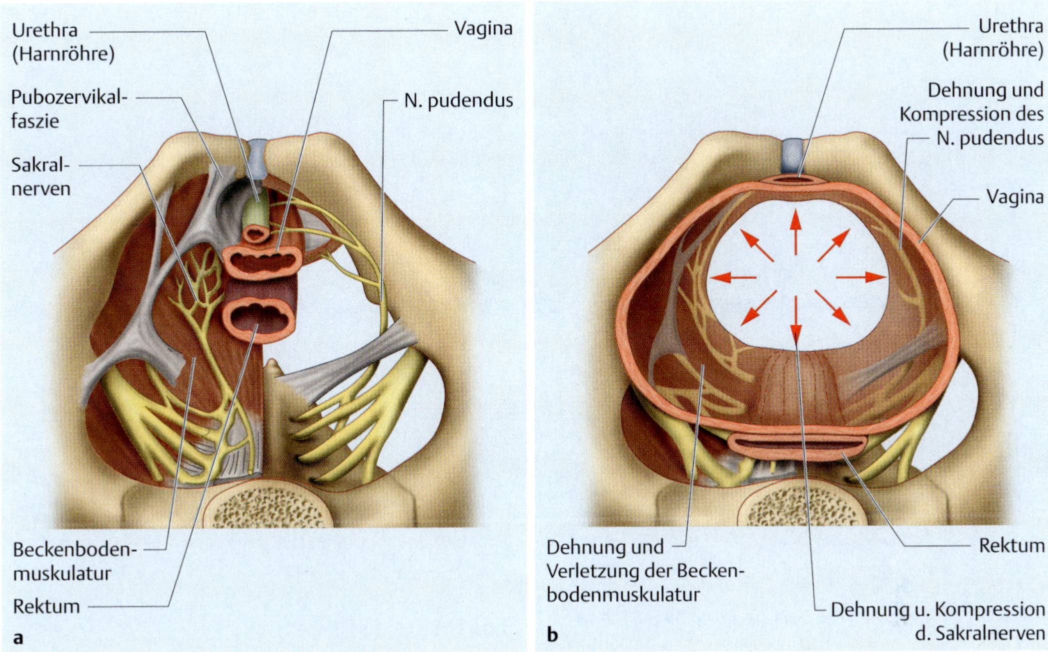


**Abb. 4.4 a–b** Endopelvine Faszie, Muskeln und Nerven des internen und externen Sphinkter uraethra sind bei der Geburt anfällig für Verletzungen.

- Beckenbodendeszensus (descending perineum syndrom);
- Miktionsstörungen;
- Defäkationsstörungen;
- sexuelle Dysfunktionen;
- Flatus vaginalis (Scheidenwind);
- Schmerzen.

Die Scheide und die Beckenbodenmuskulatur verändern sich durch den Östrogenmangel im späten Wochenbett in der Stillperiode. Das Stillen führt zu erhöhter Prolaktinausschüttung und löst daher ähnliche Veränderungen wie die Wechseljahre aus. Die Vaginalschleimhaut degeneriert, wird trocken und empfindlich, die Beckenboden- und Sphinktermuskulatur ist schlechter durchblutet und dadurch funktionsgestört.

## Bauchmuskulatur

Während der Schwangerschaft wird die Bauchmuskulatur durch hormonelle Einflüsse hypoton. Die wachsende Gebärmutter lateralisiert die Rektusbäuche (Rektusdiastase). Die Breite der Rektusdiastase ist abhängig vom Gewicht der Frau und des Kindes (der Kinder), dem Parastatus der Mutter, der Festigkeit des Bindegewebes und dem Trainingszustand der Muskulatur.

*Nach der Geburt ist die Bauchdecke gedehnt und insuffizient und benötigt dringend ein funktionelles Training der lokalen und globalen Bauchmuskeln.*

Der Rektusdiastasentest (**Abb. 4.5**) kontrolliert das Ausmaß dieser Störungen. Nach der Geburt ist ein Abstand zwischen den medialen Rektusrändern von 2–3 Querfingerbreite über die Länge von Sternum bis Symphyse normal. Am Unterbauch ist der Abstand der Rektusdiastase auf Grund des queren Verlaufs des M. transversus abdominis geringer, um den Bauchnabel herum am größten.

## Atmung

Durch den Zwerchfellhochstand während der Schwangerschaft hat das Zwerchfell seine Elastizität eingebüßt und die Atmung ist im Wochenbett eingeschränkt. Schmerzen und Stress verändern zusätzlich die normale Atmung.

## Baby-Blues (Wochenbettverstimmung)

Nach einer anfänglich euphorischen Hochstimmung gerät die Wöchnerin häufig um den 5. Tag post partum in eine depressive Stimmungslage, die besonders häufig am Entlassungstag aus der

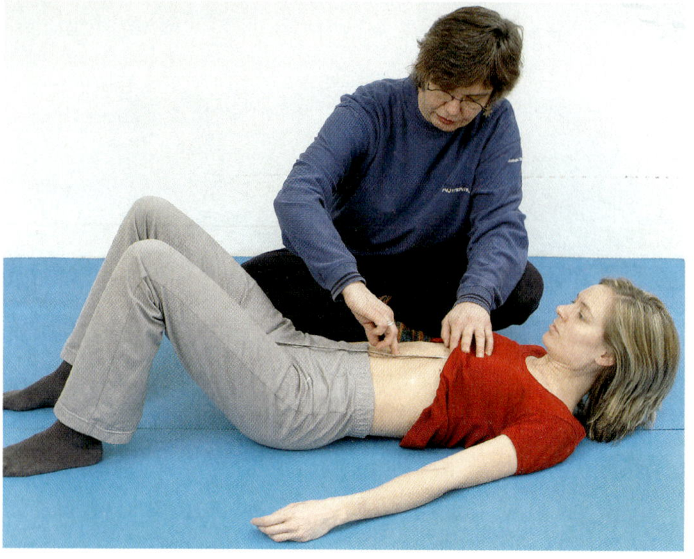

**Abb. 4.5** Prüfen der Rectusdiastase in Querfingerbreite und Zentimeterlänge.

Klinik zu beobachten ist. Die ausgeprägte Hormonumstellung nach der Geburt und – insbesondere bei Erstgebärenden – eine Unsicherheit in der Mutterrolle gelten als auslösende Faktoren. Dagegen bleiben die Wöchnerinnen bei Hausgeburten oder ambulanten Entbindungen meist stimmungsstabil, da sie von Anfang an mit der häuslichen Situation konfrontiert werden.

## Laktation (Stillen)

- *Laktogenese* (Vorbereitung der Laktation): In der Schwangerschaft wird die Laktation durch Umbauprozesse der Brust vorbereitet. Die Brust vergrößert sich durch Zunahme des Drüsenanteils. Gleichzeitig verändert sich die Brustwarze (**Abb. 4.6 a–c**).
- *Galaktogenese* (Beginn der Laktation): Unmittelbar nach der Geburt des Kindes und der Plazentalösung kommt es zum Abfall der Östrogen-

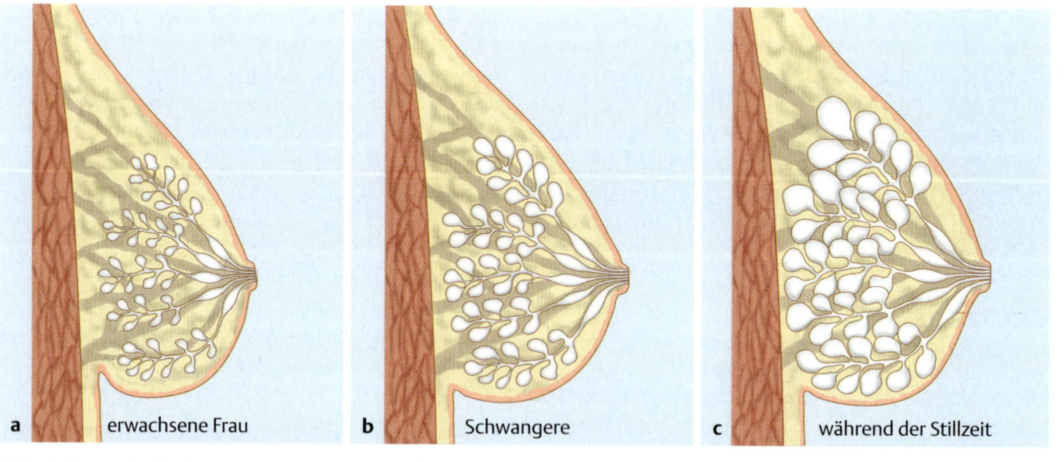


**Abb. 4.6 a–c** Veränderungen der Brust während Schwangerschaft und Stillzeit: Bei der geschlechtsreifen Frau (**a**) nimmt das Drüsengewebe nur einen begrenzten Teil der Brust ein. Die nicht aktiven Drüsenläppchen sind klein. Bei der schwangeren Frau (**b**) breitet sich das Drüsengewebe durch Vergrößerung der Drüsenläppchen über die gesamte Brust aus, das Fettgewebe wird zurückgedrängt. Bei der stillenden Frau (**c**) beanspruchen die aktiven und jetzt maximal großen Drüsenläppchen fast die gesamte Brust, das Fettgewebe ist weitgehend verdrängt.

und Progesteronkonzentration bei einem erhöhten Prolaktinspiegel, der den Beginn der Laktation, den „Milcheinschuss“, hervorruft. Bei Stillbeginn ist das Kolostrum (Vormilch) von der Menge her gering, aber nahrhaft und enthält zusätzlich viele Abwehrstoffe. Häufiges und richtiges Anlegen des Kindes (mindestens 8 ×/ 24 h) lässt den Milcheinschuss früher einsetzen und weniger heftig verlaufen.

- *Galaktopoese* (Aufrechterhaltung der Laktation): Eine erfolgreiche Stillzeit wird reflektorisch durch die Mutter-Kind-Interaktion gesteuert. Bereits ab der 32.–36. SSW wird beim Kind intrauterin ein ausgeprägter Such-, Saug- und Schluckreflex beobachtet. Der Saugreflex hat beim reifen Neugeborenen ungefähr 30 min postpartal (p. p.) sein erstes Intensitätsmaximum.

Durch den Saugreiz des Kindes werden bei der Mutter folgende Reflexe ausgelöst:

- Prolaktinreflex (Milchsekretionsreflex) zur Freisetzung von Prolaktin;
- Erektionsreflex (Aufrichtungssreflex) der Brustwarze zur Erleichterung des Saugvorgangs;
- Oxytozinreflex (Milchsekretionsreflex oder „let down reflex“), der den Milchfluss induziert und der kortikalen Steuerung unterliegt (**Abb. 4.7**).

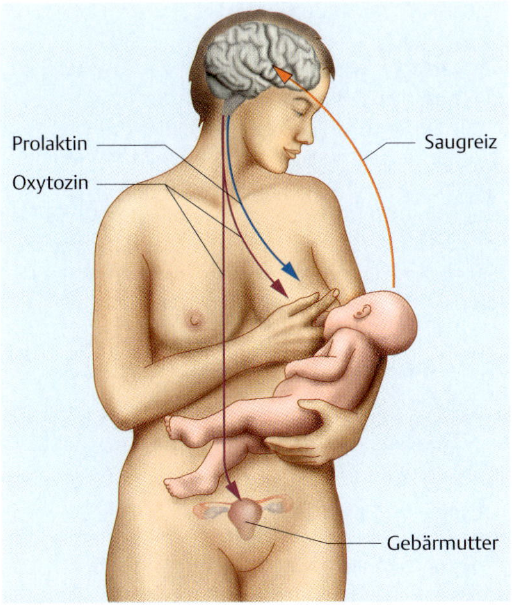


**Abb. 4.7** Bildungs- und Ausscheidungsreflex steuern die Produktion der Milch.

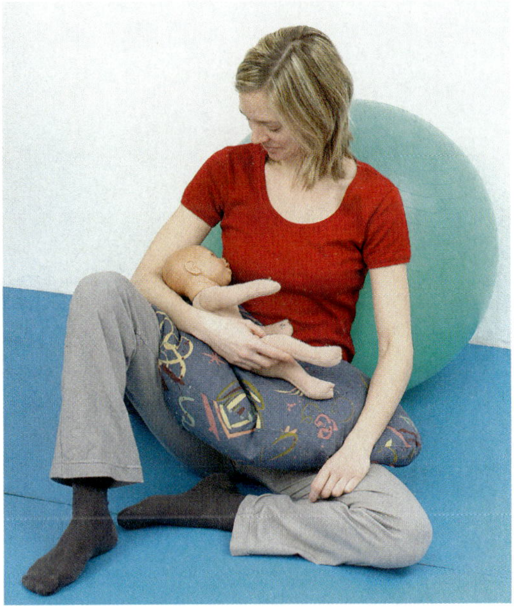

**Abb. 4.8** Beispiel für eine gute Stillhaltung.

Das Neugeborene sollte an beiden Brüsten jeweils mindestens 15 min trinken, um den Milchspendereflex („let down reflex“) auszulösen. Die Brust ist in der ersten postpartalen Phase oft geschwollen, gerötet und berührungsempfindlich, was sich nach einigen Tagen ändert, wenn Mutter und Kind aufeinander eingespielt sind (siehe auch Kap. Brustoperationen S. 10). Die Milchmenge richtet sich nach der Nachfrage des Kindes, d. h. häufiges Anlegen erhöht die Milchmenge. Nach der Geburt verlieren gestillte Kinder ca. 10 % ihres Geburtsgewichts und sollten dieses nach 10 Tagen wieder aufgeholt haben.

Viele Stillprobleme lassen sich durch die richtige Anlegetechnik und bequeme Stillposition vermeiden (**Abb. 4.8, Abb. 4.9**):

- Die Mutter sollte bequem sitzen und das Gewicht des Kindes auf geeigneten Hilfen (z. B. Stillkissen) ablegen können;
- das Kind soll die Brustwarze und den Brustwarzenhof mit dem Mund gut umfassen und nicht nur vorne an der Brustwarze nuckeln;
- das Kind soll „Bauch an Bauch“ mit der Mutter liegen, d. h. in Seitlage mit dem Kopf in Nullstellung zur Brustwarze.

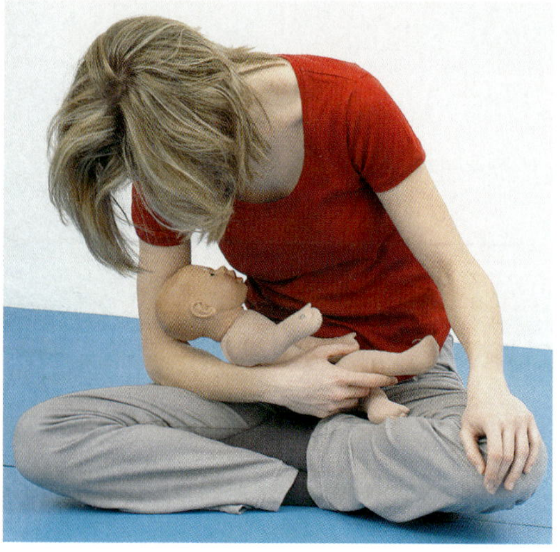

**Abb. 4.9** Falsche Stillhaltung.

### *Normale Veränderungen durch Schwangerschaft, Geburt und Wochenbett*

Folgende Checkliste gibt einen Überblick.

## Checkliste

| | |
|---|---|
| **Schwangerschaft** | ▪ Rektusdiastase<br>▪ Haltungsveränderungen<br>▪ statische Beschwerden<br>▪ Gewichtszunahme<br>▪ Hautverfärbungen<br>▪ Dyspnoe<br>▪ Darmträgheit, Hämorrhoiden<br>▪ hämodynamische Veränderungen<br>▪ Drangblase, Dranginkontinenz, Stressinkontinenz<br>▪ generalisierte Ödeme |
| **Geburt** | ▪ Scheiden-, Labien-, Klitorisrisse (**Abb. 4.10 a–d**)<br>▪ Dammriss (**Abb. 4.10 a–d**)<br>▪ Dammschnitt<br>▪ nervale Verletzungen<br>▪ Lockerung des Beckenrings<br>▪ Hämatome<br>▪ Hämorrhoiden<br>▪ lokale Ödeme |
| **Wochenbett** | ▪ Rückbildung der Gebärmutter<br>▪ Laktationsbeginn<br>▪ Baby-Blues<br>▪ erhöhte Transpiration<br>▪ Obstipation<br>▪ Entleerungsprobleme der Blase, erhöhte Diurese |

## 4.2.1 Störungen im Wochenbett

### Rückbildungsstörungen des Uterus

Rückbildungsstörungen sind durch einen Hochstand des Fundus uteri und durch einen abnormen Lochialfluss (zu viel oder zu wenig) gekennzeichnet:

- *Subinvolutio uteri:* Die Ursache einer mangelnden Verkleinerung der Gebärmutter liegt oft in einer Überdehnung nach Mehrlingsschwangerschaften, sehr großem Kind oder vermehrtem Fruchtwasser (Hydramnion). Narben nach einer Schnittentbindung verursachen eine Kontraktionsschwäche der Muskulatur. Der Fundusstand (s. S. 56) verringert sich nicht. Die Behandlung besteht in der Gabe von Kontraktionsmitteln (Oxytozin).
- *Lochialstauung*: Bei dieser Störung steht der Fundus uteri ebenfalls zu hoch. Der Uterus ist druckempfindlich und der Lochialfluss gering bis fehlend. Blutgerinnsel und Eihautreste versperren den Muttermund teilweise oder vollständig. Ein verminderter Lochialfluss ist auch bei Wöchnerinnen zu beobachten, die zu früh und zu häufig aufstehen oder sich nicht genügend bewegen.

### Verstärkte vaginale Blutungen

In der *postpartalen Frühphase* (Nachgeburtsphase und in den ersten 24 Stunden nach der Geburt) sind verstärkte Blutungen eine ernste Gefahr für die Wöchnerin.

Verursacht werden sie durch Zervix-, Vaginal- oder Dammrisse oder Dammschnitte, Plazentareste in der Gebärmutter oder eine Atonie des Uterus.

In der *postpartalen Spätphase* (nach 24 Stunden) können ebenfalls Blutungen auftreten. Die Ursachen dieser Blutungen sind ähnlich wie in der Frühphase. Zusätzlich kommen eine Infektion der vorherigen Plazentahaftstelle (Endometritis puerperalis) oder verbliebene Plazentareste in Frage.

### Thromboembolische Komplikationen

Im Wochenbett besteht für die Wöchnerin ein erhöhtes Thromboserisiko. Die Strömungsgeschwindigkeit des Blutes ist durch die vorangegangene Schwangerschaft vermindert und die Blutzirkulation verlangsamt. Häufiges Liegen und mangelnde Bewegung können die Entstehung von oberflächlichen und tiefen Beinvenenthrombosen, Lungenembolien und Thrombophlebitis begünstigen.

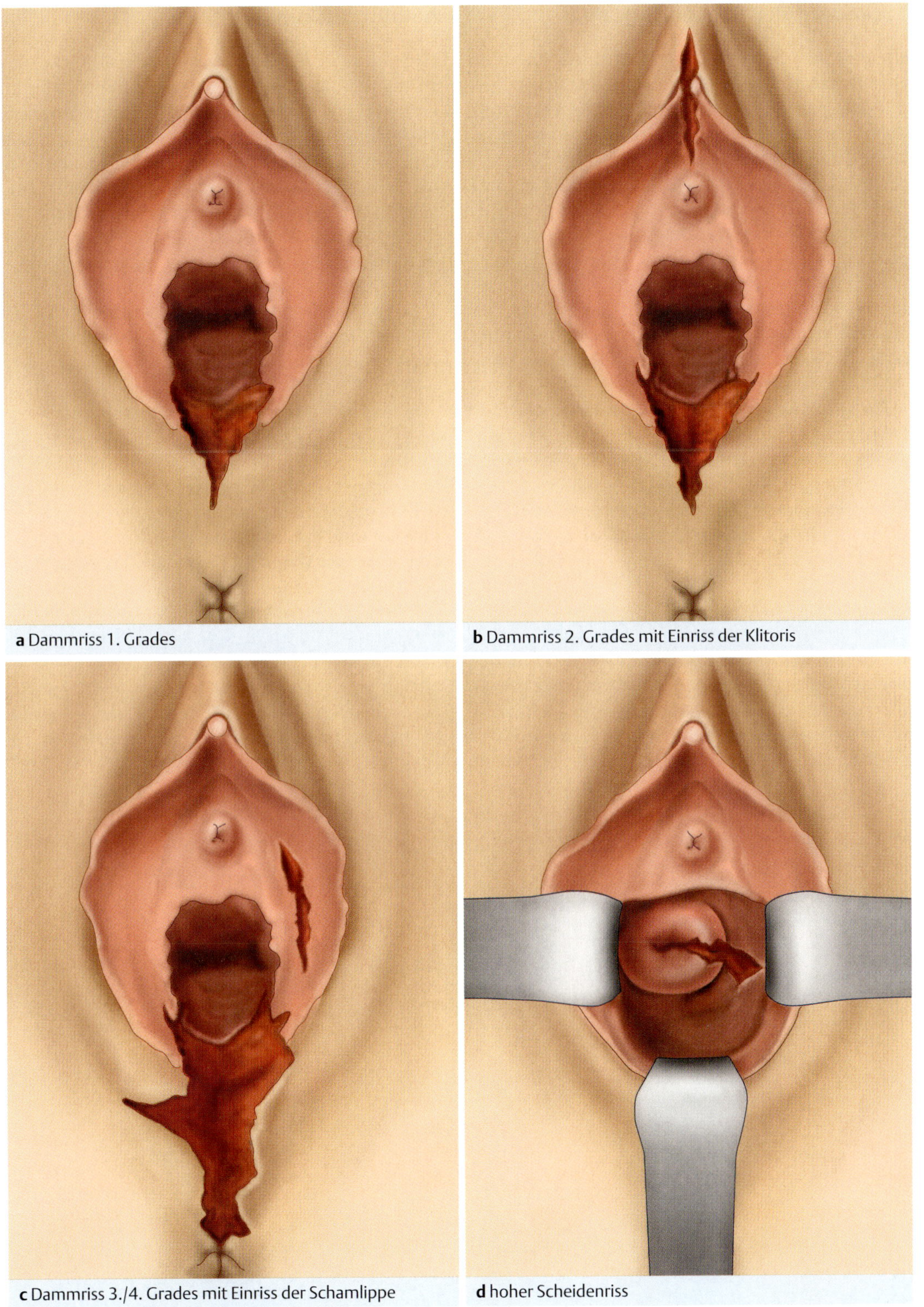

**a** Dammriss 1. Grades

**b** Dammriss 2. Grades mit Einriss der Klitoris

**c** Dammriss 3./4. Grades mit Einriss der Schamlippe

**d** hoher Scheidenriss

**Abb. 4.10 a–d** Verletzungen der Scheide, des Dammes, der Vulva.

## Lockerung des Beckenringes

Um dem Kind bei der Geburt etwas mehr Raum im Geburtskanal zu geben, lockern sich die gelenkigen und knorpeligen Verbindungen des Beckengürtels durch hormonelle Einflüsse. Trotzdem kann es zu Läsionen dieser Beckenstrukturen, einer Symphysenlockerung, seltener zur Symphysenruptur kommen (**Abb. 4.11 a–b**).

Schwangere und Wöchnerinnen klagen über Schmerzen (peri partum pelvic pain = pppp oder pelvic girdle pain) im Symphysen- und Ileosakralfugenbereich bei Abduktion im Hüftgelenk, bei asymmetrischen Beinbewegungen unter Belastung (z. B. Treppensteigen), bei allen „Scherbewegungen" im Hüftgelenk.

Zur diagnostischen Abklärung werden der Einbeinstand, der Vorlauftest, die Sonografie oder/und Röntgenaufnahme eingesetzt. Mit stabilisierender Physiotherapie über 1/2 Jahr im Anschluss an das frühe Wochenbett und dem Tragen eines Symphysengürtels ist die Schmerzproblematik in den Griff zu bekommen.

## Steißbeinläsion (Coccygodynie)

Bei großen Kindern, vaginal operativer Entbindung mit der Zange, liegender und halbsitzender Position, die keine passive Bewegung der Steißbeinspitze zulässt, kann sich das Steißbein in alle Richtungen (nach dorsal, ventral, lateral) verschieben. Schmerzen beim Sitzen und Funktionseinbußen der Beckenbodenmuskulatur können die Folge sein.

## Miktionsstörungen

Nach einer PDA, dem Einsatz geburtshilflicher Instrumente, Dammriss oder Dammschnitt kann im Frühwochenbett Harnretention (Harnverhalten) mit einer Überlaufblase auftreten. Die Wöchnerin spürt keinen Harndrang und entleert keinen oder nur wenig Urin. Nach einer geburtsbedingten mechanischen Reizung kann ein lokales Ödem um die Harnröhre entstehen. Die Wöchnerin spürt Harndrang, kann die Blase aber aufgrund des verengten Lumens der Harnröhre nicht entleeren.

Im Spätwochenbett kann sich bei einer Wöchnerin nach einer vaginalen Geburt eher eine Speicherstörung (Stressinkontinenz) der Blase entwickeln.

## Defäkationsstörungen

Im Frühwochenbett kann eine Entleerungsstörung des Darmes (Obstipation mit einer verlängerte Passagezeit und Stuhleindickung) nach vorangegangenen schweren vaginalen Geburten, Unterdrückung des Stuhldranges bei Schmerzen, ballaststoffarmer Ernährung, Flüssigkeitsmangel und Immobilität vorkommen.

Im Spätwochenbett steht als Störung die anale Inkontinenz im Vordergrund. Sie wird durch Beckenbodenverletzungen (Sphincter ani externus, M. puborectalis, N. pudendus), insbesondere bei operativer Geburtsbeendigung (Sultan et al. 1993) ausgelöst und äußert sich in Speicherstörungen als Wind- und Stuhlinkontinenz.

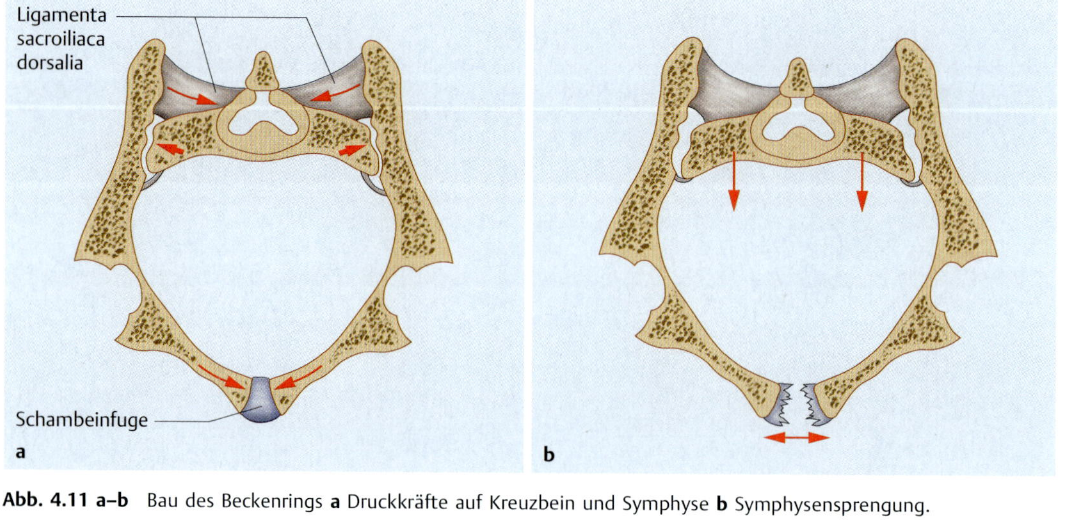


**Abb. 4.11 a–b** Bau des Beckenrings **a** Druckkräfte auf Kreuzbein und Symphyse **b** Symphysensprengung.

### Störungen der Laktation

- *Wunde Mamillen (Rhagaden)*: Gerötete und eingerissene Brustwarzen werden vor allem durch die falsche Anlegetechnik, ungünstige Stillpositionen und falsches Saugen („Saugverwirrung") des Neugeborenen hervorgerufen. Eine Laktationsberatung und die Versorgung der defekten Hautstellen sind therapeutisch notwendig.
- *Milchstau*: Knoten in der Brust, empfindliche Stellen und Rötung, auch Fieber deuten auf diese Störung hin. Verspäteter oder sehr starker Milcheinschuss, mangelnde Entleerung der Brust, falsche Anlegetechnik, Rhagaden sowie Stress lösen diese Störung aus.
- *Milchmenge nicht ausreichend*: Die Ursache für ein unzufriedenes, die Brust suchendes Kind kann eine nicht ausreichende Milchmenge sein. Die Mutter-Kind-Interaktion ist noch nicht optimal aufeinander abgestellt oder zeitweise gestört.
- *Milchmenge zu reichlich*: Spannung und Schwellung der Brust erschweren dem Neugeborenen zu Stillbeginn das Saugen. Die Mutter-Kind-Interaktion ist noch nicht optimal aufeinander abgestellt oder zeitweise gestört.
- *Mastitis puerperalis*: Eine Infektion der Brust im Wochenbett, die sich durch Fieber, Schmerzen, Rötung und Schwellung der Brust ankündigt, kann durch mangelhafte Hygiene, Rhagaden als Eintrittspforte für Keime, Milchstau, falsche Anlegetechnik und psychische und soziale Störfaktoren ausgelöst werden. Geht nach einem Tag symptomatischer Therapie das Fieber nicht herunter, müssen Antibiotika eingesetzt werden.
- *Psychische Störungen*: Neben der kurzzeitigen Wochenbettverstimmung (Baby-Blues) kann sich eine postnatale Depression oder sogar Psychose entwickeln. In diesem Fall fühlt sich die Mutter den Anforderungen des Kindes und der Arbeit zu Hause nicht gewachsen und neigt zu übersteigerten Reaktionen. Die enorme postpartale hormonelle Umstellung ist ebenfalls als Ursache im Gespräch. Es besteht Suizidgefahr und Lebensgefahr für das Kind. Bei diesen Anzeichen ist unbedingt engmaschige Betreuung, begleitende häusliche Hilfe sowie das Hinzuziehen eines Facharztes oder die Einweisung in eine psychiatrische Klinik erforderlich.

### Kaiserschnittentbindung (Sectio caesarea)

Bis zur Geburt des Kindes wird bei einer leichten Vollnarkose oder Periduralanästhesie sehr schnell operiert, um eine Übertragung der Narkosemittel über die Plazenta zum Kind zu vermeiden.

Da bei dieser Verfahrensweise der Saugreflex nicht herabgesetzt ist, können die Säuglinge nach einem Kaiserschnitt ebenso wie nach einer Spontangeburt gestillt werden. Die normale Verweildauer von Mutter und Kind in der Klinik liegt bei ca. 5–10 Tagen.

Die physiotherapeutische Behandlung gleicht der nach abdominalen Operationen. Sicherlich ist diese Patientengruppe belastbarer, da die Frauen in der Regel jünger als 40 Jahre sind. Zusätzlich müssen Therapieziele aus der normalen Wochenbettbehandlung bedacht werden.

Nach einer Periduralanästhesie oder Vollnarkose kann es zu einer vorübergehenden Entleerungsstörung, zur Harnretention kommen. Dabei hat die Wöchnerin trotz gefüllter Blase keinen Harndrang und entleert keine oder nur eine geringe Menge Urin.

### Normabweichende Situationen

Schwangerschaft und Geburt verlaufen trotz Schwangerenvorsorge, Pränataldiagnostik und modernster Entbindungstechnik nicht immer wunschgemäß.

Das Neugeborene kann verletzt, krank oder behindert oder im schlimmsten Fall tot geboren sein. Diese „glücklosen Schwangerschaften" sind in der heutigen Gesellschaft tabuisiert. Zum Beispiel werden Mütter von totgeborenen Kindern im Regelfall von der Entbindungsstation auf die gynäkologische Chirurgie verlegt.

Es gibt junge Mütter, die ihr Neugeborenes zur Adoption freigeben.

Der behandelnde Physiotherapeut sollte über die veränderte Situation informiert sein und dieses Wissen im Verhalten gegenüber der Wöchnerin zum Ausdruck bringen können. Behutsame Kontaktaufnahme, Anteilnahme und praktische Hilfestellung statt „so tun, als ob alles in Ordnung ist" ist für alle Beteiligten die sinnvollste Umgehensweise (Lothrop 1998, Fritsch, Sherokee 1995).

### 4.2.2 Ärztliche Diagnostik und Therapie

Nach einer Klinikgeburt führt der Arzt regelmäßige Kontrolluntersuchungen an der Wöchnerin und dem Neugeborenen durch (**Tab. 4.2, Abb. 4.12**). Im Anschluss an die Entlassung kann eine Hebamme die Nachsorge übernehmen. Bei Hausgeburten untersucht die Hebamme Mutter und Kind.

Bei Störungen sind zusätzlich folgende Untersuchungen und Therapien nötig (**Tab. 4.3**):

Sechs Wochen nach der Geburt sollte die Wöchnerin die letzte Schwangerenvorsorge im Mutterpass bei ihrer behandelnden Gynäkologin durchführen lassen. Bei bestehenden Störungen wird befundorientiert behandelt.

### 4.2.3 Physiotherapeutische Untersuchung der Wöchnerin

Am ersten Tag post partum beginnt üblicherweise die Wochenbettgymnastik als Einzelbehandlung oder in der Gruppe. Neben der allgemeinen Anamnese stehen zusätzlich eine Befragung der Wöchnerin über den vorangegangenen Schwangerschafts- und Geburtsablauf sowie die Inspektion und Palpation als Grundlage für die Behandlung im Vordergrund.

**Tabelle 4.2** Untersuchungen im Frühwochenbett (bis 10. Tag)

| *Mutter* | *Kind* |
|---|---|
| Blutdruck | Apgar-Schema |
| Puls | Blutuntersuchung |
| Temperatur | U 1 (Erstuntersuchung nach der Geburt |
| Schmerzen | U 2 (Untersuchung am 3.–10. Lebenstag des Kindes) |
| Fundusstand | Temperatur |
| Muttermundkontrolle | Hautfarbe (Neugeborenenikterus?) |
| Farbe, Menge und Geruch des Lochialflusses | Guthrie-Test (Stoffwechselerkrankung) |
| Rektusdiastasentext | Trinkverhalten |
| Blasen- und Darmentleerung | Prophylaxen: |
| Laktationsbeginn | Crede |
| Zustand der Wundheilung | Vitamin K, Vitamin D |

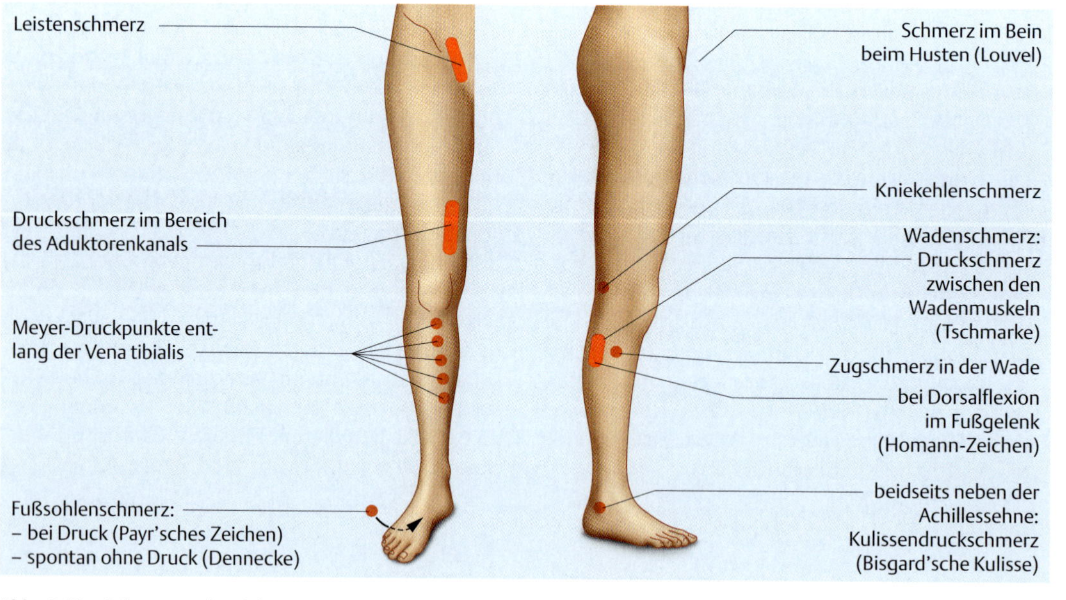


**Abb. 4.12** Schmerzpunkte (Thrombosedruckpunkte) und Früherkennungszeichen.

**Tabelle 4.3** Störungen im Wochenbett

| *Störung* | *Untersuchung* | *Therapie* |
|---|---|---|
| Symphysenlockerung/ -ruptur<br>Steißbeinläsion | Sonografie<br>Röntgenkontrolle | Symphysengürtel (**Abb. 4.13 a–b**)<br>Schmerzmittel<br>stabilisierende Physiotherapie<br>Laxanzien |
| thromboembolische Komplikationen | Sichtbefund: Hautfärbung, Schwellung<br>Tastbefund: Überwärmung<br>Waden-Zeichen (Meyer-Zeichen)<br>Fußsohlenkompressionsschmerz (Payr-Zeichen)<br>Wadenschmerz bei Dorsalextension des Fußes (Homann-Zeichen)<br>Thrombosedruckpunkte<br>Sonografie<br>farbkodierte Dopplersonografie<br>Phlebografie<br>Laboruntersuchung | Kompressionstrümpfe<br>Mobilisierung<br>Hochlagerung<br>Antikoagulation mit Heparin<br>Bettruhe |
| psychische Störungen | psychiatrische Untersuchung | psychiatrische Betreuung<br>Klinikeinweisung<br>Neuroleptika |
| Laktationsstörungen | Anlegetechnik<br>Saugverhalten des Kindes<br>Stillposition | Stillberatung<br>Kühlung<br>Stressabbau<br>Antibiotika |
| | Laboruntersuchung<br>Mammasonografie bei Abszessverdacht<br>Keimnachweis durch Abstrich von Muttermilch und Mamille | Abstillen:<br>Prolaktinhemmer<br>Abpumpen<br>Antibiotika |
| Endometritis puerperalis<br>Puerperalsepsis | Temperaturkontrolle<br>Kreislaufüberwachung<br>Hautfarbe<br>Kontrolle der Urinmenge<br>Laboruntersuchung<br>Keimnachweis durch Abstrich | Heparin<br>Antibiotika<br>fiebersenkende Mittel<br>Kürettage |
| Lochialstau<br>Uterusatonie | Fundusstand<br>Sonografie | kontraktionsfördernde Mittel<br>Mobilisierung<br>therapeutische Bauchlage<br>Beckenbodentraining<br>Eröffnung des Muttermundes<br>Kürettage<br>Eisblase<br>regelmäßige Blasen- und Stuhlentleerung |
| Wundinfektion an Dammnähten | Keimnachweis<br>Temperaturkontrolle | Eisanwendung<br>Antiphlogistika<br>Stuhlregulierung<br>Sitzbäder<br>Sekundärnaht |

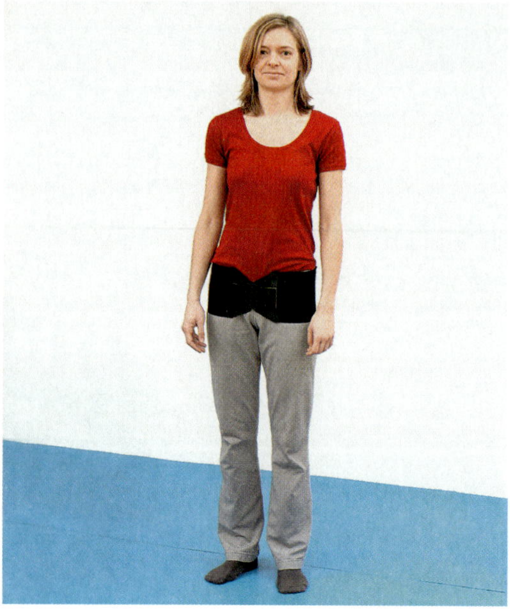

**Abb. 4.13** Der Gürtel wird passgerecht angelegt.

## Spezielle Anamnese

Die Wöchnerin wird zur Schwangerschaft, Geburt und zu ihrem Kind befragt. Die folgende Checkliste fasst den gesamten Fragenkatalog zusammen.

### Checkliste

| | |
|---|---|
| **Schwangerschaft** | ▪ Probleme<br>▪ Störungen<br>▪ Gewichtszunahme<br>▪ Teilnahme an der Geburtsvorbereitung |
| **Geburt** | ▪ Spontangeburt<br>▪ Dammschnitt (median, mediolateral)<br>▪ Dammriss (Gradzahl)<br>▪ sonstige Verletzungen<br>▪ Forzepsentbindung<br>▪ Vakuumextraktion<br>▪ Kaiserschnitt (welcher?)<br>▪ Gebärposition<br>▪ Länge der Austreibungsphase |
| **Kind** | ▪ Gewicht<br>▪ Geschlecht<br>▪ Kopfumfang<br>▪ Größe<br>▪ Parität (wievieltes Kind?)<br>▪ Zustand des Kindes<br>▪ Apgar-Score |

## Spezielle Befunde im Wochenbett

Die folgende Checkliste stellt die Befundaufnahme vor.

### Checkliste

| | |
|---|---|
| **Befragung/ Kurveneinsicht** | ▪ Körpertemperatur<br>▪ Blutdruck<br>▪ Puls<br>▪ Transpiration<br>▪ Nachwehe<br>▪ Lochialfluss (Farbe, Menge, Geruch)<br>▪ Operationstechnik: herkömmlich oder Misgav Ladach<br>▪ Art der Narkose: Vollnarkose oder PDA<br>▪ Wundschmerzen<br>▪ Beckenboden:<br>– Schmerzen<br>– Hämorrhoiden<br>– Stuhlgang (ob möglich, Schmerzen, Ausgangsstellung)<br>– Wasserlassen (ob möglich, Schmerzen, Ausgangsstellung)<br>▪ Schmerzen: Brust, Beckenring, Beine<br>▪ Laktation (ab 2. Tag)<br>▪ Milcheinschuss<br>▪ Trinkverhalten des Kindes |
| **Sichtbefund/ Inspektion** | ▪ Haut: Verfärbungen aus der Schwangerschaft<br>▪ Brust (gerötet, prall)<br>▪ Beine: Hautfarbe, Gefäßzeichnung, Ödeme<br>▪ Atmung: Atembewegung, -richtung, -frequenz<br>▪ Bauchform<br>▪ Haltungsstatus<br>▪ Bewegungsübergänge (RL, SL, Sitz, Stand, Gang)<br>▪ Gangbild<br>▪ Bewegungsverhalten im Alltag |
| **Tastbefund/ Palpation** | ▪ Uterus: Fundusstand<br>▪ Beine: Thrombosedruckpunkte, Temperatur<br>▪ Bauchmuskulatur: Funktionelle Untersuchung<br>▪ Rectusdiastase (Breite, Länge)<br>▪ Sensibilität im Bereich der Narbe<br>▪ Beckenring: Symphysentest, pppp-Test<br>▪ Druckschmerz Symphyse, ISG, Steißbein<br>▪ Vorlauftest ISG |

### 4.2.4 Physiotherapeutische Behandlung der Wöchnerin

Die frischgebackene Mutter ist nach den Strapazen der Geburt und dem Gewöhnungsprozess an das Neugeborene nicht immer begeistert, sich gezielt am 1. Tag p. p. bewegen zu müssen. Behutsame

Hinweise auf Folgen mangelnder muskulärer Stabilität, ohne gleich „Horrorszenarien" zu entwickeln, können manche Wöchnerin zur Teilnahme an Gymnastikstunden bewegen. Mit der Wochenbettgymnastik, einzeln oder in der Gruppe, werden Veränderungen und/oder Störungen auf Grund von Schwangerschaft, Geburt und Wochenbett befundorientiert mit geeigneten Maßnahmen behandelt. Eine konsequent und dauerhaft durchgeführte Behandlung/Gymnastik ist das beste Mittel gegen Stressinkontinenz, unter der häufig auch junge Patientinnen nach der ersten Geburt leiden.

Das Anleiten zum selbstständigen Üben, z. B. durch ein Übungsprogramm für zu Hause, ist neben der Motivationsförderung ein wichtiger Gesichtspunkt während der Behandlung in der Klinik. Die übliche Verweildauer in der Klinik liegt bei 3–4 Tagen. Die Rückbildungsgymnastik im späten Wochenbett, wie sie Physiotherapeuten und Hebammen anbieten, wird von den Wöchnerinnen im Vergleich zur Geburtsvorbereitung leider seltener wahrgenommen.

## Übungsbedingungen

- Beim Üben im Bett für feste Unterlage sorgen und Kopfteil flach stellen;
- gute Belüftung des Raumes (keine Zugluft);
- bequeme Kleidung der Wöchnerin;
- feste Schuhe oder barfuß zum Aufstehen und Gehen (keine „Schlappen");
- 20–30 min ungestörte Übungszeit;
- Hygienevorschriften beachten;
- beim Stillen nicht stören;
- Besucher aus dem Zimmer schicken;
- Fernseher, Radio, Telefon abstellen lassen.

*Beim Üben in der Gruppe individuelle Problematik berücksichtigen!*

### *Kontraindikationen für die normale Wochenbettgymnastik*

Bei einer Körpertemperatur über 38 °C, Schmerzen, einer tiefen Becken- oder Beinvenenthrombose oder Blutungen ist die normale Wochenbettgymnastik kontraindiziert.

Eine befund- und diagnosebezogene Physiotherapie ist aber sinnvoll und sollte verordnet werden.

## Ziele und Maßnahmen

Ein normaler Wochenbettverlauf beinhaltet folgende Therapieziele und Maßnahmen (**Tab. 4.4**):

**Tabelle 4.4** Therapieziele und Maßnahmen

| ***Therapieziele*** | ***Maßnahmen*** |
|---|---|
| Anregen des Stoffwechsels | Thromboseprophylaxe, Pneumonieprophylaxe, Atmung vertiefen |
| Darm- und Blasenfunktion normalisieren | korrekte Miktions- und Defäkationshaltung, gezielte Anspannung und Entspannung der Beckenbodenmuskulatur, Kolonmassage, Ernährungsberatung, Anregen der Rückbildung des Uterus, Anregen der Laktation |
| Mobilisieren | Üben der Aktivitäten des täglichen Lebens (ADL) in einer günstigen Körperhaltung, z. B. Stehen am Wickeltisch, Heben und Tragen des Kindes, Treppensteigen |
| Kräftigen insuffizienter Muskulatur | funktionelles Trainieren speziell der Bauch- und Beckenbodenmuskulatur |
| Schmerzen lindern | physikalische Therapie: z. B. Massage, Güsse, Wickel; schnelles Lagern, entlastende und entstauende Positionen, Haltungskorrektur, korrekte Stillpositionen |

Im Folgenden werden typische Maßnahmen im frühen Wochenbett vorgestellt.

### *Therapeutische Bauchlage*

Während der Schwangerschaft hat sich die Gebärmutter aus ihrer normalen anteflektierten und antevertierten Position aufgerichtet, um dem wachsenden Kind adäquaten Raum zu bieten. Im Wochenbett soll sich dieser Prozess innerhalb von 2 Wochen umkehren. Aus diesem Grund sind statt der üblichen Rückenlage die therapeutische Bauchlage (**Abb. 4.14**) – mit Kissenunterlagerung unter dem Bauchnabel – oder Knie-Ellenbogen-Lage (**Abb. 4.15**) und Vierfüßlerstand (**Abb. 4.16**) hilfreich. Zudem regt der Kissendruck in Bauchlage die Uteruskontraktionen an, fördert den Lochialfluss, die Involution der Gebärmutter und wirkt schmerzlindernd. Wenn der Milcheinschuss einsetzt, kann diese Ausgangsstellung durch den Unterarmstütz angepasst werden.

Die Wöchnerin sollte diese Position 3 × täglich/20–30 min einnehmen, gern auch häufiger.

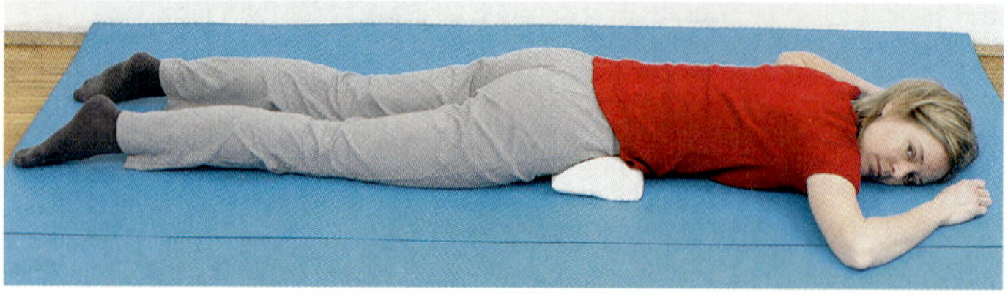

**Abb. 4.14** Therapeutische Bauchlage.

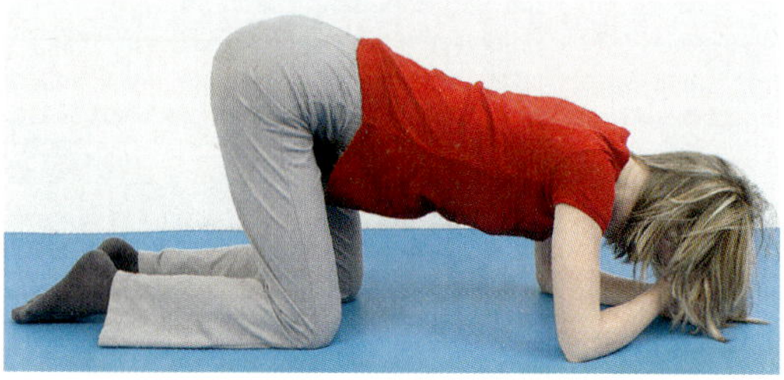

**Abb. 4.15** Knie-Ellenbogen-Lage.

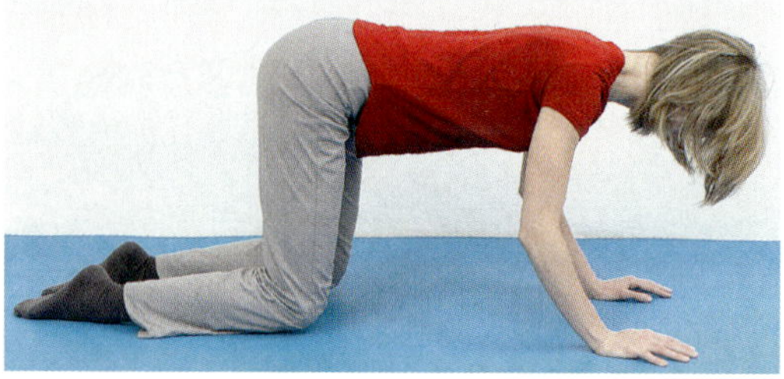

**Abb. 4.16** Vierfüßlerstand mit angehobenen Knien zur verstärkten Bauchmuskelaktivierung.

## *Maßnahmen zur Schmerzlinderung*

Jede Geburtsverletzung wie ein Riss der Zervix, Vagina, Labien, Klitoris und der Muskulatur (Dammschnitte oder/und Dammrisse 1–4, **Abb. 4.10**) muss genäht werden (Fleming et al. 2001). Durch die Dammnaht spürt die Wöchnerin Schmerzen und ist in ihren Aktivitäten kurzfristig oder langfristig beeinträchtigt. Vermutet wird auch eine Abhängigkeit von der Nahttechnik und vom verwendeten Nahtmaterial (Gordon et al. 1998, Grant et al. 2001). Die physiologische Wundheilung wird zusätzlich durch angepasstes Aktivieren des Beckenbodens (s. a. funktionelles Beckenboden-Training) und Atemreize unterstützt.

Empfehlungen:

- Miktion unter der Dusche oder bei gleichzeitigem Überspülen mit Kamillentee;
- Kurzeis oder gekühlte Kirschkernsäckchen;
- Trockenhalten durch Luftbäder oder kalten Föhnwind;
- Traubenzucker auf die Dammnaht;
- Sitzen auf einem weichen Pezziball;
- entlastende und entstauende Ausgangsstellungen (Bauchlage, Stehbauchlage, Knie-Ellenbogen-Lage, Seitlage).

*Nicht sinnvoll ist das längere Sitzen auf einem Sitzring oder Schwimmring, da es zu Ödemen und Wundheilungsstörungen führt sowie ein Sitzbad, da die Dammnaht unnötig aufgeweicht wird.*

## *Funktionelles Beckenbodentraining*

Schon in der Schwangerschaft muss die Beckenbodenmuskulatur durch das steigende Gewicht des Uterus Höchstleistungen vollbringen. Inkontinenzprobleme und Schmerzen (peri partum pelvic pain) sind nicht selten. Das primär auf Verschluss ausgerichtete Beckenbodensystem musste unter der Geburt eine extreme Durchlassfunktion erfüllen. In der Regel ist der Beckenboden damit überfordert und Mikrotraumen (okkulte Verletzungen), Dammrisse und Traktionsneuropathien des N. pudendus sind die Folge. Die physiologische Wundheilung soll durch adäquate Reize unterstützt werden. Gleichzeitig soll die Wöchnerin den Beckenboden bei Belastung gezielt anspannen können.

Die verschiedenen Phasen des Beckenbodentrainings werden auf die Situation im Wochenbett angepasst und erst im späten Wochenbett in Richtung Hypertrophietraining (Einsatz der Maximalkraft) gesteigert. Wöchnerinnen, die an einem Geburtsvorbereitungskurs mit integriertem/oder Beckenbodentraining teilnahmen, verfügen postpartal über eine größere Beckenbodenkraft als diejenigen, die dieses Angebot nicht wahrnehmen (Morkved et al. 2001).

Rückbildungsgymnastik verringert die Prävalenz einer Urininkontinenz, auch bei gefährdeten Wöchnerinnen (Einsatz von Forzeps und Vakuumextraktion, Geburtsgewicht > 4000 g) (Morkved, Bø 1997, Chiarelli, Cockburn 2001). Die Kombination von Gruppentherapie und häuslichem Eigentraining über einen Zeitraum von mindestens

8 Wochen ist bei obigem Therapieziel der üblichen Ausgabe eines Übungsblattes deutlich überlegen und ist im follow up von einem Jahr sichtbar (Morkved, Bø 2000, Chiarelli, Cockburn 2001).

Ist das Therapieziel in der 1. Phase auf Erlernen, Wahrnehmen, Steuern und Kontrollieren von Bewegungsabläufen ausgerichtet, so werden hohe Wiederholungszahlen (> 30 pro Serie) bei niedriger Belastungsintensität durchgeführt (0–30% der Maximalkraft). Relativ schnell treten Verbesserungen der intermuskulären Koordination durch Anpassungen auf neuronaler Ebene auf, die auch die Patientin spürt. Hauptsächlich werden Slow-twitch-Fibres angesprochen.

Ist das Therapieziel darauf ausgerichtet, die Durchblutung zu verbessern und den Stoffwechsel zu steigern, so wird die Intensität in Abhängigkeit von der Belastungstoleranz der insuffizienten Strukturen erhöht (Anzahl > 30) bis durch die hohen Wiederholungszahlen bei mittlerer Intensität eine lokale Ermüdung eintritt (30–60% der Maximalkraft). Der Beckenboden kann auch solange wie möglich gehalten werden, bis 20–30 s erreicht werden können (Markwell, Sapsford 1998). Es werden hauptsächlich Slow-twitch-Fibres angesprochen.

***Phasen des Beckenbodentrainings***

- Information;
- wahrnehmen;
- aktivieren und trainieren,
- üben in funktionellen Muskelketten und unter angepasster Belastung;
- integrieren in Alltagsaktivitäten.

Bildhafte Vorstellungen erleichtern es den Wöchnerinnen, sich die Beckenbodenaktivität in verschiedenen Ausgangsstellungen (Bauchlage, Sitz, Seitlage, Vierfüßler, Knie-Ellenbogen-Lage) bewusst zu machen. Die Bilder werden mit der Atmung kombiniert. Eine stimmhafte Ausatmung als „Summen", „Puh", „chch" oder „fffff" stimuliert gleichzeitig die Zwerchfellaktivität.

**Übungsbeispiele**, die besonders geeignet sind:

- Blüte: Die Wöchnerin stellt sich den Beckenboden als zarte Blüte vor, die sich mit der Ausatmung schließt (anspannt) und mit der Einatmung öffnet (entspannt).
- Gras zupfen: Die Wöchnerin stellt sich vor, mit der Beckenbodenmuskulatur Gras zu zupfen (kurzes und zartes Anspannen).
- Zwinkern: die Wöchnerin stellt sich vor, den After, die Scheide oder die Harnröhre zu öffnen und zu schließen.

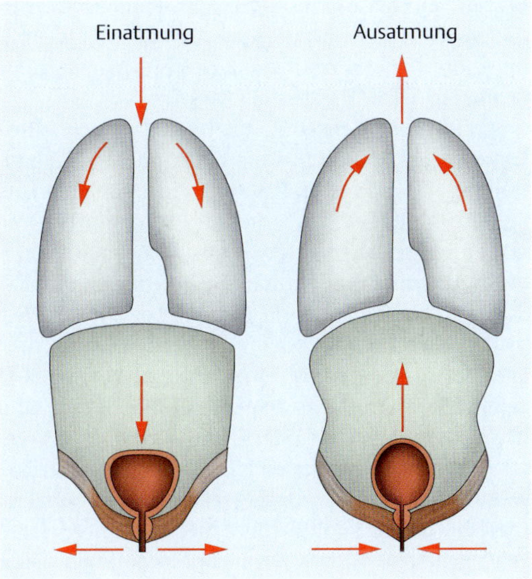


**Abb. 4.17** Einfluss der Atembewegung auf den Beckenboden.

- Seidentuch: Die Beckenbodenmuskulatur ist ein im Beckenausgang aufgespanntes Seidentuch, das sich mit der Ausatmung anhebt (Anspannen des Beckenbodens) und mit der Einatmung senkt (Entspannen des Beckenbodens, **Abb. 4.17**).

Durch Üben in entlastenden, teilbelastenden und belastenden Ausgangsstellungen wird die Belastung gesteigert. Die Beckenbodenmuskulatur wird bei Bauchmuskelkontraktionen synergistisch aktiviert (Sapsford 2001). Alltagsbelastungen müssen rückengerecht, unter leichter Beckenbodenspannung (20% der Maximalkraft) und Ausatmung, erlernt werden.

## *Funktionelles Bauchmuskeltraining*

Eine wichtige Aufgabe der lokalen und globalen Bauchmuskeln ist es, den Rumpf von ventral durch weiterlaufende und widerlagernde Muskelaktivität zu stabilisieren. Die Bauchmuskeln sind somit an allen Extremitätenbewegungen beteiligt. Zusätzlich reagieren sie auf intraabdominale Druckschwankungen und tragen zusammen mit den Beckenbodenmuskeln zur Funktion und Lagesicherung der Rekto-Uro-Genitalorgane bei. Gleichzeitig sind sie wichtige Ausatemhilfsmuskeln.

In der Schwangerschaft wird besonders der zweibäuchige M. rectus abdominis unter Hormoneinfluss hypoton gestellt, um dem wachsenden

Uterus Platz zu bieten. Die Muskelbäuche werden dünner und lateralisieren sich. Nach der Geburt muss die Funktionsfähigkeit dieser Muskelgruppe behutsam wiederhergestellt werden.

Die Rückenlage ist im Wochenbett die ungünstigste Ausgangsstellung für funktionelles Aufbautraining, da in dieser Position die Bauchmuskeln in „Ruhestellung" sind und die Gebärmutter sich nicht in ihre normale Position (Anteflexion/Anteversion) zurückbilden kann. Ihre Hauptaufgabe, die ventrale Stabilisation der Wirbelsäule in vertikalen Ausgangsstellungen, ist jetzt nicht gefragt. Funktionsgerechte Positionen sind vorzuziehen, in denen die Muskeln in vertikalen (Sitz, Stand) oder halbvertikalen (Vierfüßlerstand, Knie-Ellenbogen-Lage, Seitlage) Ausgangsstellungen stabilisierend, weiterlaufend und widerlagernd arbeiten müssen. Die Übungsserie sollte mit einer dynamisch-konzentrischen Muskelaktivität unter geringer Hubbelastung beginnen. Die Verkürzung der Bauchmuskeln durch das FBL-Prinzip „Oberbauch wird schmal" und „Unterbauch wird kurz" bei gleichzeitiger Ausatmung, lässt sich hier anwenden (FBL = Funktionelle Bewegungslehre). Anspruchsvoller sind dann dynamisch-stabilisierende, im späten Wochenbett dynamisch-exzentrische Muskelaktivitäten. Der alleinige Hub von kranial in Rückenlage („Sit ups") führt zu einem ungünstigen Druck auf den geschädigten Beckenboden und sollte vermieden werden.

Besondere Aufmerksamkeit kommt der segmentalen Aktivierung des M. transversus abdominis als lokal-stabilisierendem Bauchmuskel zu (Hodges 1997). Seine Slow-Twitch-Fibres müssen mit einer langsamen und zarten Kontraktion (im Bereich 20–30 % der Maximalkraft) im Ausdauerbereich über 20–30 s trainiert werden. Gleichzeitig werden so die Beckenbodenmuskeln synergistisch aktiviert (Sapsford 2001). Übergangsweise kann eine elastische Bauchbinde als hilfreicher propriozeptiver Reiz, besonders bei adipösen Wöchnerinnen und überbreiter Rektusdiastase, sinnvoll sein.

**Übungsbeispiele**, die besonders geeignet sind:

- 1. ASTE: Bauchlage mit Kissenunterlagerung.
  - Auftrag: Ziehe mit der Ausatmung dein Schambein zum Bauchnabel ohne Bewegung der Lendenwirbelsäule!
  - Auftrag: Lege deine Arme in U-Haltung neben den Kopf und drücke die Handflächen mit der Ausatmung in die Unterlage!

Eine Kombination beider Aufträge ist eine Steigerung!

- 2. ASTE: Vierfüßlerstand, auch in Knie-Ellenbogen-Lage möglich!
  - Auftrag: Hebe deinen Bauch aus meiner Hand heraus ohne Bewegung der Wirbelsäule!

*Hinweis: Behandlerhand liegt am Bauchnabel der Wöchnerin.*

- Auftrag: Ziehe deine Beckenknochen langsam zur Mitte hin zusammen! (Transversussaktivierung)
- Auftrag: Ziehe deine Rippenbögen zum Bauchnabel hin! Lass deine Rippenbögen schmal werden!
- Auftrag: Drücke deine Knie und Hände gleichzeitig in die Unterlage!
- Auftrag: Drücke dein rechtes Knie und deine linke Hand gleichzeitig in die Unterlage!

- 3. ASTE: seitlicher Unterarmstütz mit leicht gebeugten Knien.
- Auftrag: Hebe dein Becken an und stütze dich dabei auf deinen Unterarm ab (**Abb. 4.18**).

*Hinweis: Seitenwechsel, Bauch darf sich bei Anspannung nicht vorwölben.*

- 4. ASTE: korrekter Sitz auf dem Hocker; eine Hand der Wöchnerin auf dem Brustbein, eine auf dem Bauchnabel.
  - Auftrag: Bewege deinen Oberkörper etwas nach hinten ohne Veränderung des Abstandes zwischen deinen Händen! Spürst du die Anspannung der Bauchmuskel? (Klötzchenspiel, **Abb. 4.19b**).

*Hinweis: Bauch darf sich bei Anspannung nicht vorwölben.*

- Auftrag: Ziehe deinen Unterbauch ganz langsam und zart zur Wirbelsäule, als ob du das Innen-

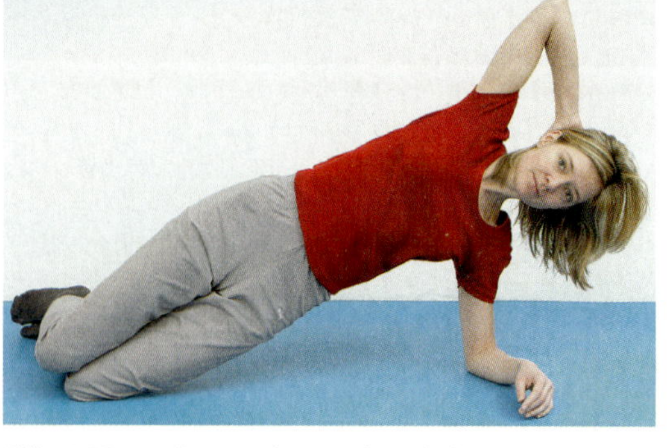

**Abb. 4.18** Kräftigung der Bauchmuskulatur im Seitstütz.

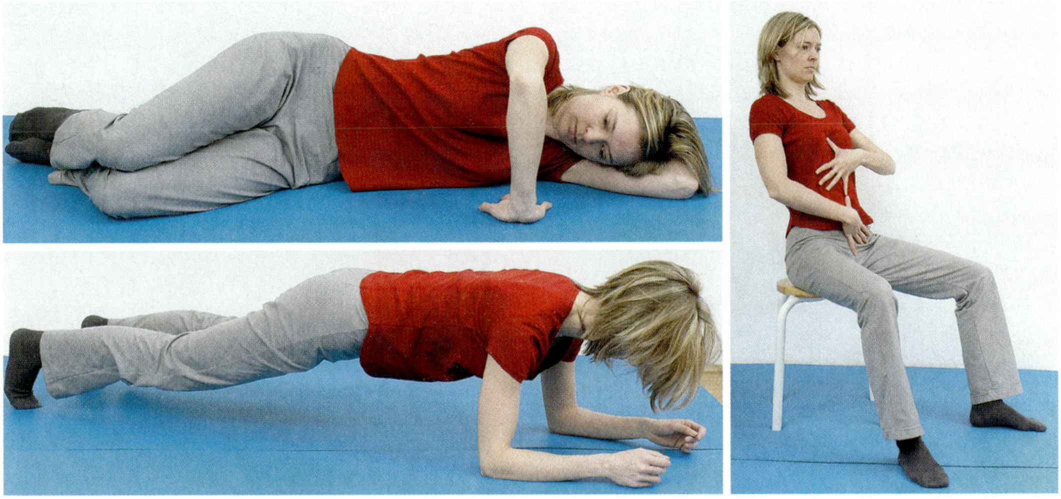

**Abb. 4.19 a–c** Arbeitsweise der Bauchmuskulatur **a** Seitlage: hubfreie Bauchmuskelarbeit **b** Sitz mit leichter Rückneigung der Körperlängsachse: hubarme Arbeit **c** „Brückenbauch": Muskelarbeit mit maximalem Hub (nach Klein-Vogelbach 1993).

futter eines Mantels vorsichtig ablöst! (Transversusaktivierung).

- 5. ASTE :Stand.
  - Auftrag: Spanne deine Bauch- und Beckenbodenmuskeln etwas an, verteile dein Körpergewicht auf einen Fuß und hebe den anderen Fuß hoch ohne zu wackeln.

## *Maßnahmen bei Stillproblemen*

Insbesondere im frühen Wochenbett können verschiedene Probleme auftreten, die häufig zum unnötigen frühzeitigen Abstillen führen (**Tab. 4.5**). Informationen, fachkundige Anleitung, Begleitung und Teamarbeit des Klinikpersonals legen die Grundlage für eine erfolgreiche Stillzeit. Ausgewählte physiotherapeutische Techniken und „Hausmittel" werden hier ausführlich vorgestellt, da sie leider teilweise in Vergessenheit geraten waren (siehe a. Milcheinschuss S. 60).

**Unterstützung der Laktation**: zur Anregung und auch bei Milchstau hilft:

- Kleiner Aufbau aus der BGM und Milchstrich um jedes Schulterblatt (10 ×);
- Manuelle Lymphdrainage (MLD) der beiden Brüste durch das Hals-Kurz-Programm (Lambelet 2000). Meist reicht eine Behandlung.
  - 1. Hals-Kurz-Programm (Dauer mindestens 3 min):
  - 2. rechte Seite;
  - Effleurage;
  - 5 stehende Kreise mit 8 Fingern seitlich am Thorax achselnah auf 3 Positionen;

**Tabelle 4.5** Ursachen und Maßnahmen bei Stillproblemen

| *Stillproblem* | *Ursache* | *Maßnahme* |
|---|---|---|
| Schwellung<br>Schmerzen<br>Spannungsgefühl<br>Milchstau | falsche Anlegetechnik<br>ungünstige Stillposition<br>falsches Saugen<br>Anlaufschwierigkeiten zwischen Mutter und Kind<br>Stress der Mutter | Laktationsberatung,<br>günstige Stillposition,<br>korrekte Anlegetechik,<br>Quarkumschläge,<br>Kohlblattumschläge,<br>Erwärmen der Brust vor dem Stillen<br>BGM<br>MLD<br>Abbau von Stressfaktoren |
| wunde Brustwarzen (Rhagaden) | falsches Saugen<br>zu langes „Nuckeln" | Rotlichtbestrahlung,<br>Luftbäder,<br>bestreichen der Brustwarzen mit Muttermilch,<br>korrekte Anlegetechnik,<br>günstige Stillposition |
| zu wenig Milch | zu kurze Anlegezeit (< 15 min),<br>zu wenig angelegt (< 8 × in 24 h),<br>mangelnde Flüssigkeitszufuhr der Mutter,<br>Stress | längere und häufigere Anlegezeiten,<br>erhöhte Flüssigkeitszufuhr,<br>Stressabbau,<br>BGM,<br>MLD |

- 5 stehende Kreise mit 8 Fingern an der Brustwand auf einer Position;
- 6 stehende Kreise im Wechsel mit 8 Fingern an der Brustwand auf einer Position;
- Pumpgriff und daumenbetonter Drehgriff im Wechsel auf 6 auf der Brustdrüse in Richtung Achsel;
- 5 stehende Räder in den Interkostalräumen auf 3 oder 4 Positionen;
- 5 stehende Kreise mit 8 Fingern seitlich am Thorax achselnah auf 3 Positionen;
- 3. linke Seite s. o.

Alle Griffe mehrere Male durchführen!

Bei Milchstau, Spannungsgefühl, Schmerzen und beginnender Brustentzündung helfen auf der betroffenen Brust

- Quarkumschlag;
- Kohlblattwickel aus leicht vorgekochten Kohlblättern.

*Beide Umschläge müssen mit einem feuchten Tuch abgedeckt und mit einem trocken Abschluss über 2 Stunden wirken. Ein Schuss Öl in den Quark verhindert das „Krümeln"!*

## *Besondere Maßnahmen nach Kaiserschnitt*

Der Zustand Kaiserschnitt entspricht dem nach einer abdominalen Schnittoperation. Neben den üblichen Veränderungen im Wochenbett leidet die Wöchnerin zusätzlich unter Schmerzen im Bauchbereich durch die Operationsnarbe. Nach etwa 6 Stunden sollte die Operierte das 1. Mal aufstehen. Am 7./8.Tag nach der OP werden die Fäden gezogen und die Wöchnerin entlassen. Im Vergleich zum normalen Wochenbett ist die Beckenbodenmuskulatur nicht verletzt und übungsstabil, während die Bauchmuskulatur im Rahmen der normalen Wundheilung aktiviert werden kann.

- Schmerzarmer Positionswechsel von der Rückenlage zum Stand unter Narbenfixation: Die Wöchnerin fixiert mit der oberen Hand die Narbe, dreht sich insgesamt auf die Seite, stützt sich mit der unteren Hand auf dem Bett ab und setzt sich über die Seitlage zum Sitz auf der Bettkante auf. Beim Sitz sollten die Füße Bodenkontakt haben. Bei stabilem Kreislauf, nach vorheriger Blutdruckkontrolle, kommt sie dann zum Stand hoch (**Abb. 4.20**).
- Abhustenhilfe durch Narbenfixation: Die Wöchnerin legt ihre Hände auf die Narbe oder schiebt das umliegende Gewebe mit den Händen etwas zusammen und hustet dann bei Bedarf ab, z. B. nach der Atemtherapie.

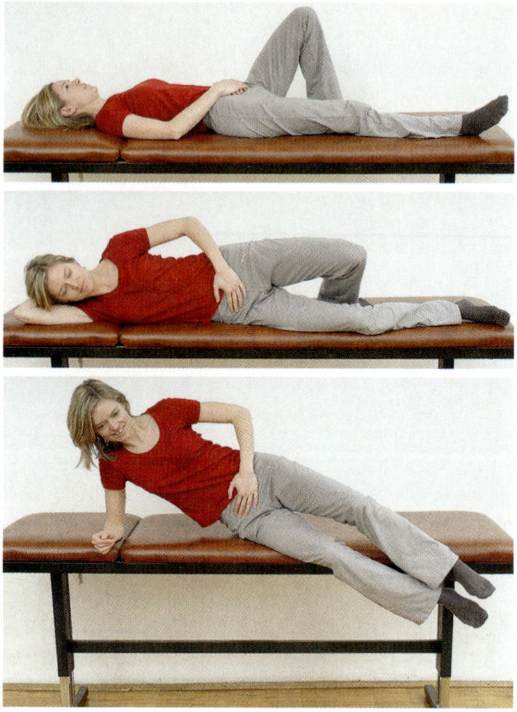

**Abb. 4.20** Enbloque-Aufstehen über die Seite nach Kaiserschnitt.

- Abgewandelte therapeutische Bauchlage: Die normale therapeutische Bauchlage ist oft erst etwa ab dem 5. bis 7. post OP-Tag bei schmerzfreier Streckung der Hüftgelenke möglich. Eine erleichternde Abwandlung und Vorübung ist der Stand mit abgelegtem Oberkörper und Kissenunterlagerung (Stehbauchlage) (**Abb. 4.21**).

**Fallbeispiel:** Eine Wöchnerin, 3 Tage post partum, soll im Zimmer behandelt werden.
**Allgemeiner Befund:** Puls70/min, RR120/80 mmHG, Temperatur 37,5 ° C
**Spezieller Befund:**
Geburt spontan ohne Episiotomie
Austreibungsphase < 30 min
Geburtsposition im Kniestand
Kind: 3.500 g, 2. Kind
Medikamente: keine
Schmerzen: Nachwehen beim Stillen
Stillen: Milcheinschuss, empfindliche Brüste
Aktivitäten: steht auf und versorgt ihr Kind selbst
Wochenfluss: normal bezüglich Menge, Farbe, Geruch
Atmung: Atemweg: abdominal, Atemfrequenz: 15/min, gleichmäßiger Atemrhythmus

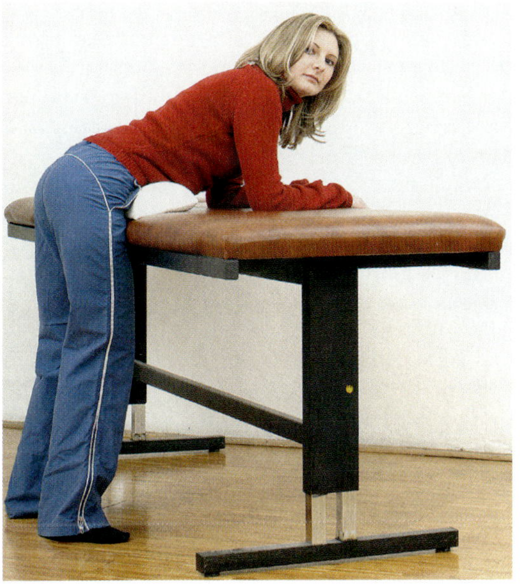

**Abb. 4.21** Bauchlagenstand.

Rektusdiastase: 2 QF oberhalb des Bauchnabels, 3 QF in Bauchnabelhöhe, 2 QF unterhalb des Bauchnabels, Länge: 12 cm
Fundusstand: 3 QF unterhalb des Nabels
Bauchmuskeltest: Die Wöchnerin kann ihre Bauchmuskeln in allen ASTEN konzentrisch aktivieren, die Einordnung ihrer Körperabschnitte in die Körperlängsachse fällt ihr im Sitz und Stand schwer, M. transversus abdominis kaum zu aktivieren, da Kind sich früh gesenkt hat
**Sichtbefund:**
Thorax und obere Extremität: Brüste geschwollen
Abdomen und untere Extremität: Striae am Unterbauch, Varizen
**Beckenboden:** Funktion: bekannt durch GV
Aktivierung: möglich (Test durch Palpation am Damm)
Blasenfunktion: Füllegefühl: vorhanden, Entleerung: ohne Probleme, keine Inkontinenz
Darmfunktion: Entleerung: ohne Probleme, keine Hämorrhoiden
**Momentanes Hauptproblem:** Aus Sicht der Wöchnerin: Bauchmuskeltraining
**Aus Sicht der Therapeutin:** Anregung der Laktation, Stillberatung, Bauchmuskeltraining, ADL
**Interpretation des Befundes:** Die Wöchnerin hat keine Abweichungen vom normalen Wochenbett. Die geschwollenen Brüste weisen auf einen erschwerten Milcheinschuss hin. Daher sollte die Laktation erleichtert werden. Die Bauchmuskeln, insbesondere der M. transversus abdominis, müssen funktionell aktiviert werden.
**Therapie:** Um die Laktation anzuregen, führt die Therapeutin den „Milchstrich" (siehe S. 73) aus. Zur Abschwellung der Brüste soll die Wöchnerin Quark auf die Brüste auftragen (siehe S. 74). Mit einer Babypuppe oder dem Neugeborenen demonstriert die Therapeutin die optimale Stillhaltung („Bauch an Bauch mit Mutter"), erklärt die Notwendigkeit, das Kind oft an die Brust „anzulegen" und bei Bedarf saugen zu lassen. Diese Maßnahmen verhindern eine zu „pralle" Brust und geben der Mutter die Sicherheit, stillen zu können.

Die therapeutische Bauchlage zur Anregung des Wochenflusses und zur mechanischen Unterstützung der Involution des Uterus muss wegen der schmerzenden Brüste abgewandelt werden. Eine Möglichkeit ist der Stand der Wöchnerin im Unterarmstütz seitlich auf dem erhöhten Klinikbett (Stehbauchlage). In dieser Position kann die Bauchmuskulatur durch Stütz- und Druckaktivität trainiert werden. Der Vierfüßerstand ist ebenfalls eine vorteilhafte Ausgangsstellung.

## 4.3 Spezielle Kenntnisse zur Rückbildungsgymnastik

Die Rückbildungsgymnastik im Spätwochenbett findet über 60 min – abhängig von der Raumgröße – jeweils in offenen oder geschlossenen Gruppen mit maximal 10–12 Frauen meist 10 × statt. Viele Frauen können die Rückbildungsgymnastik nicht wahrnehmen, weil sie für diese Zeit keine Betreuung für ihre Kinder haben. In diesem Fall sollten die Kinder mitgebracht werden können. Der Austausch mit anderen Müttern und auch die Möglichkeit, einmal Zeit für sich zu haben, schaffen einen sinnvollen Ausgleich für die anstrengende Zeit mit dem Baby.

Seit dem 1.5.2003 gibt es nicht nur für Hebammen, sondern auch für niedergelassene Physiotherapeuten eine Leistungsziffer bei den VDAK-Krankenkassen. Grundsätzlich kann mit diesem Kursangebot, wohl dosiert, jederzeit begonnen werden, empfehlenswert ist ein Beginn ab der 4. Woche post partum.

### 4.3.1 Ziele und Inhalte des Rückbildungskurses

Das Übungsprogramm hat eine ähnliche Zielsetzung wie im Frühwochenbett, kann jetzt aber hinsichtlich Dauer, Intensität und Umfang bis zu sportlichen Aktivitäten langsam gesteigert werden. Für viele Frauen liegt der Anreiz zur Teilnahme an der Gymnastik in dem Wunsch, schnell wieder die „alte" Figur vor der Schwangerschaft zu erreichen und in der Möglichkeit des Austausches unter gleichgesinnten jungen Müttern.

Besonders wichtig sind jedoch die Übungsangebote zur Kräftigung des Beckenbodens, die folgende Elemente beinhalten sollten:

- differenziertes Aktivieren verschiedener Beckenbodenanteile in deren Faserverlauf;
- Übungen in Verbindung mit der Atmung;
- angepasste Steigerung der Ausgangsstellungen und Übungsgeräte;
- spezifischer Kraftaufbau durch Training einzelner Kraftqualitäten;
- Koordinationstraining;
- Haltungskorrektur;
- Transfer in den Alltag.

Die Teilnehmerinnen müssen innerhalb des Kurses ein Hausübungsprogramm für ihr tägliches Training erlernen. Alltagsorientiertes Training hilft der Wöchnerin, Fehlbelastungen zu vermeiden. So gehört die Anleitung zum richtigen Bücken, Heben und Tragen ebenso in das Übungsprogramm wie die Korrektur der Haltung beim Stillen und dem Handling mit dem Säugling.

Der anstrengende Alltag mit dem Neugeborenen fordert von jeder Mutter seinen Tribut durch Verspannungen und Überlastungsschmerzen besonders im Schulter-Arm-Bereich. Bewusste Tastarbeit im Körper hilft Spannungen zu reduzieren und Schmerzen zu lindern.

Der Einsatz von Therapiegeräten (Pezziball, Theraband, Gymnastikbällen) und rhythmischer Musik sowie Partnerübungen erhöhen spielerisch die Belastungsgrenze und erlauben mannigfaltige Variationen.

Als Test für den Trainingszustand der Bauch- und Beckenbodenmuskulatur in der Gruppe bieten sich an:

- der Rektusdiastasentest;
- eine schwierige Bauchmuskelübung („Brückenbauch") (**Abb. 4.22**);
- der Trampolintest (**Abb. 4.23**);
- Anleitungen zur Selbstuntersuchung;
- Partnerübung Beckenboden (**Abb. 4.24**).

### 4.3.2 Kurseinheiten

Die zielorientierte Durchführung eines Kurses kann nach einem didaktischen Modell erfolgen, das die Durchführung erleichtert (z. B. die Einteilung nach dem 4-Phasen-Modell nach Petzoldt (Petzoldt 1998).

In den folgenden Tabelle einige Beispiele (**Tab. 4.6, 4.7**):

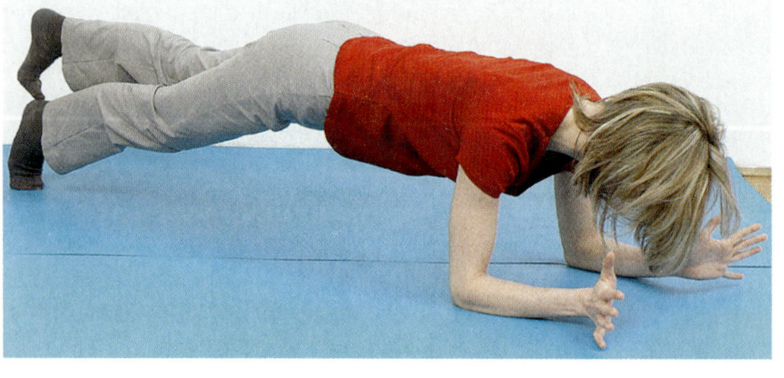

**Abb. 4.22** Brückenbauch.

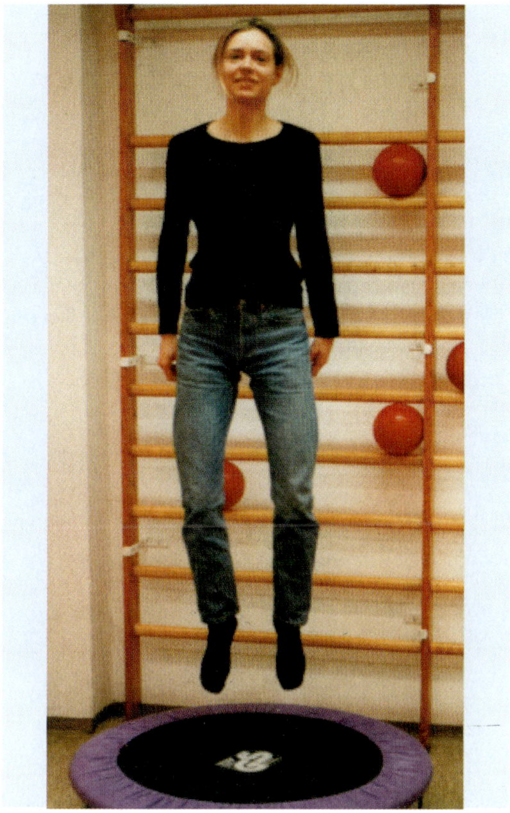

**Abb. 4.23** Der Trampolintest.

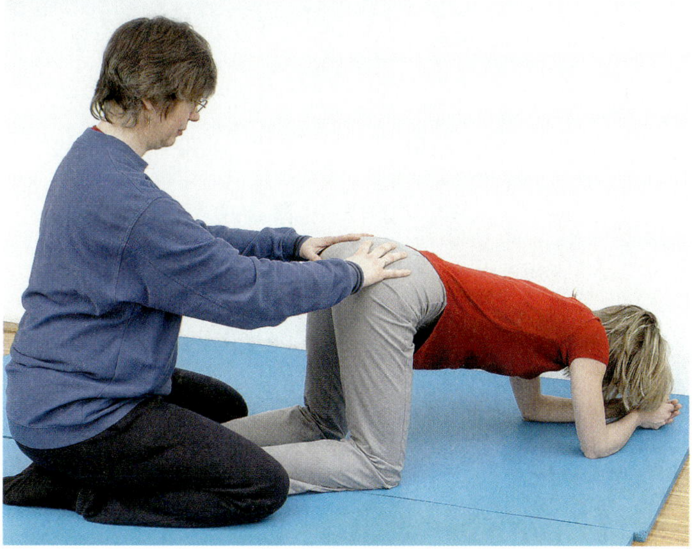

**Abb. 4.24** Partnerübung Beckenboden.

**Tabelle 4.6** Die Teilnehmer sollen ihren Beckenboden korrekt aktivieren und im Alltag gezielt einsetzen können

| *Phase* | *Zeit/min* | *Lernziel* | *Inhalt* | *Sozialform* | *Lehrform* | *Medien* |
|---|---|---|---|---|---|---|
| *Phase 1*<br>einsteigen<br>erwärmen | 10 | Die Teilnehmer sollen ihr Wissen über die Beckenbodenmuskulatur vervollständigen | Lage<br>Funktion<br>Faserstruktur<br>Synergisten<br>Dysfunktionen des Beckenbodens | Plenum | Vortrag | Beckenbodengrafik,<br>Beckenmodell |
| *Phase 2*<br>Neues<br>erarbeiten | 20 | Die Teilnehmer sollen ihren Beckenboden sicher lokalisieren und korrekt aktivieren können | Abtasten der knöchernen Beckenstrukturen im Kniestand<br>Kontraktion des Beckenbodens im Sitz<br>Kontrolle der korrekten Kontraktion durch Handkontakt am Damm | Eigenübung | Demonstration der Kursleiterin | Hocker<br>Pezziball |
| *Phase 3*<br>Neues<br>verarbeiten | 20 | Die Teilnehmer sollen die Beckenbodenaktivität erspüren können | Dynamische und statische ASTEN<br>therapeutische Übungen | Eigenübung | Aufgabenstellung | Pezziball<br>Trampolin |
| *Phase 4*<br>Transfer<br>Abschluss | 10 | Die Teilnehmer sollen Einsatzmöglichkeiten für den Alltag entwickeln | Tragen von Lasten<br>Bücken/Heben<br>Treppen steigen | Plenum | Aufgabenstellung | Tafel |

**Tabelle 4.7** Die Teilnehmer sollen ihre Bauchmuskeln funktionell trainieren können

| *Phase* | *Zeit/min* | *Lernziel* | *Inhalt* | *Sozialform* | *Lehrform* | *Medien* |
|---|---|---|---|---|---|---|
| *Phase 1*<br>Einsteigen<br>Erwärmen | 10 | Die Teilnehmer sollen ihr Wissen über die Bauchmuskulatur vervollständigen | Lage<br>Funktion<br>Veränderung in der Schwangerschaft | Plenum | Vortrag | Bauchmuskelgrafik<br>Skelett |
| *Phase 2*<br>Neues erarbeiten | 10 | Die Teilnehmer sollen den Zustand ihrer Bauchmuskeln beurteilen können | Rektusdiastasentest<br>Kontrollübung „der Brückenbauch“ | Eigenübung | Demonstration der Kursleiterin | |
| *Phase 3*<br>Neues<br>verarbeiten | 30 | Die Teilnehmer sollen die spezifischen Aktivitäten ihrer Bauchmuskeln kenne lernen | Therapeutische Übungen in verschiedenen ASTEN und Schwierigkeitsgraden | Eigenübung | Demonstration der Kursleiterin | Musik<br>Pezziball |
| *Phase 4*<br>Transfer<br>Abschluß | 10 | Die Teilnehmer sollen ein Hausübungsprogramm erarbeiten | Wiederholung von 5 therapeutischen Übungen durch einzelne Teilnehmer | Gruppenarbeit | Aufgabenstellung und Korrektur der Kursleiterin | Tafel |

## Literatur


Abramson D, Robert S ,Wilson P. Relaxation of pelvic joints in pregnancy. Journal of Surgery, Gynecology and Obstrectrics. 1934; 58:595–613.

Allen RE et al. Pelvic floor damage and childbirth: a neurophysiological study. British Journal of Obstectrics and Gynaecology. 1990; 97:770–779.

Arya LA, Jackson ND, Myers DL, Verma A. Risk of new-onset urinary incontinence after forceps and vacuum delivery in primiparous women. Am J Obstet Gynecol. 2001 Dec;185(6):1318–23; discussion 1323–4.

Chiarelli P, Cockburn J. Preventing urinary incontinence in postpartum women. Neurourol Urodyn. 2001; 20:448.

Donelley V, Fynes M, Campell D, Hohnson H, O'Conell R, O'Herlihy C. Obstrectric events leading to an anal damage. Obstet Gynecol. 1998; 92:955.

Fleming V, Hagen S, Poat A. Sollen Dammschnitte genäht werden oder nicht genäht werden? Die Hebamme. 2001;14,2:92–93.

Fritsch J, Sherokee I. Unendlich ist der Schmerz ... Eltern trauern um ihr Kind. München: Kösel; 1995.

Gardosi J, Sylvester S, B-Lynch C. Alternative positions in the second stage of labour: a randomized trial. Br J Obstet Gynaecol. 1996 ; 11:1290–1296.

Gordon B et al. The Ipswich childbirth-Study: (1) a randomised evaluation of two stage postpartum perineal repair leaving the skin unsutured. Br Jf Obstet Gynaecol. 1998,105:435–440.

Grant A et al. The Ipswich Childbirth-Study: one-year-follow up of alternative methods used in perineal repair. Br J Obstret Gynaecol. 2001;108:34–40.

Gupta J, Hofmeyr G. Position for women during second stage of labour. Cochrane Database Syst Rev. 2004;1: CD002006.

Hodges PW, Richardson CA. Feedforward contraction of transversus is not influenced by the direction of arm movement. Exp Brain Res. 1997; 114:362–370.

Kelly FW, Terry R, Naglieri R. A review of alternative birthing positions. J Am Osteopath Assoc. 1999 Sep;99(9): 470–4.

Lambelet P. Erfahrungsbericht über manuelle Lymphdrainage als Alternative zur Medikation mit Prolaktinhemmern bei Milchstau. Studie Evangelisches Krankenhaus Düsseldorf, Schule für Physiotherapie, Kirchfeldstr. 35, 40217 Düsseldorf, 2000.

Landon CR, Crofts CE, Smith ARB, Towbridge EA. Mechanical properties of fascia during pregnancy: a possible factor in the development of stress incontinence of urine. Contemp Rev in Obstet and Gynecol. 1990;2:40.

Lothrop H. Gute Hoffnung – jähes Ende. Fehlgeburt, Totgeburt und Verlust in der frühen Lebenszeit, Begleitung und neue Hoffnung für Eltern. München: Kösel; 1990.

Markwell S, Sapsford R. Physiotherapy Management of Pelvic floor Dysfunction in Women's Health. London: W. B. Saunders; 1998:383.

Morkved S, Bo K. The effect of postpartum pelvic floor muscle exercise in the prevention and treatment of urinary incontinence – one year follow up. Br J Obstet Gynecol. 2000; 107:1022.

Morkved S, Salvesen K, Schei B, Bo K. Prevention of urinary incontinence during pregnancy. A randomised controlled trial of primiparous women. Int Urogynocol J. Abstract ; 2001.

Morkved S, Bo K. The effect of postpartum pelvic floor muscle exercise in the prevention and treatment of urinary incontinence. Int Urogynecol J. 1997; 8:217.

Nichols DH, Randall CL. Types of Prolapses. In: Nichols DH, Randall CL. Eds. Vaginal Surgery. 4.ed. Baltimore: Wiliams and Wilkins; 1996.

Percy JP, Neill ME, Sawash H, Parks AG. Electrophysical study of motor nerve supply of the pelvic floor. Lancet; 1991:16–17.

Petzodt HG. Integrative Supervision, Meta-Consulting und Organisationsentwicklung. Paderborn: Jungfermann 1998.

Sangwan YP et al. Unilateral pudendal neuropathy. Impact on outcome of anal sphincter repair. Diseases of Colon and Rectum. 1996; 39:686–689.

Sapsford R, Hodges PW, Richardson CA, Cooper DH, Markwell SJ, Jull GA. Co-activation of the Abdominal and Pelvic Floor Muscles during Voluntary exercises, Neurourology and Urodynamics. 2001; 20, 3–11.

Schulz HS, Benedicic C, Arikan MG, Haas J, Petru E. Spontaneus vaginal delivery in the birth chair versus conventional dorsal position: a matched controlled comparison. Klein Wochenschr. 2001; Sept.17;113(17-18): 695–697.

Snooks SJ et al. Effect of vaginal delivery on the pelvic floor. 5 year follow up. British Journal of Surgery. 1990; 77:1358–1360.

Snooks SJ et al. Injury of the innervation of pelvic floor sphincter musculature in childbirth. Lancet. 1990; 2:546–550.

Sultan AH et al. Anal sphincter disruption during vaginal delivery. New England Journal of Medicine. 1993a; 329:1905–1911.

Sultan AH et al. Anal sphincter trauma during instrumental delivery. Int J Gynecol Obstet. 1993 b:; 43:263–270.

Sultan AH et al. Pudendal nerve damage during labour: a prospective study before and after childbirth. Br J Obstet Gynaecol. 1994; 101:22–28.

Sultan AH, Jephanson RB, Carter JE. Occult sphincter trauma following randomised forceps and vaccum delivery. Int J Gynecol Obstet. 1998; 61:113.

Sunderland S. Nerves and nerve injuries. 2nd ed. Edinburgh, London, New York: Churchill Livingstone; 1978.

Viktrup L, Lose G. Epidural anethesia during labour and stress incontinence after delivery. Obstectrics and Gynecology. 1993; 82:984–986.

Wynne JM et al. Disturbed anal sphincter function following vaginal delivery. GUT. 1996; 39:120–124.

*4 Millionen Menschen leiden in Deutschland an Stuhlinkontinenz*



*Der Miktionsprozess unterliegt der Kontrolle des gesamten Nervensystems*



*Physiotherapie ist bei Speicher- und Entleerungsstörungen der Blase und des Darms wirksam*

*Inkontinenz kann auch neurologische Ursachen haben!*

# 5 Anatomie und Physiologie des Beckenbodens

## 5.1 Einführung

Bei vierfüßigen Säugetieren wird die Hauptlast der inneren Organe von den Bauchmuskeln getragen, während die Beckenbodenmuskulatur eher eine „schwanzbewegende" Funktion hat (Schröder, Bender 1992). Der aufrechte Gang des Menschen erforderte im Laufe der Evolution eine Anpassung an die Statik eines „Zweibeiners", da nun die Hauptlast von der Beckenbodenmuskulatur übernommen werden musste. Gleichzeitig hat sie die übrigen Funktionen zu sichern, woraus Anpassungen entstanden, die auch zu Komplikationen führen können. Denn zum einen muss dieses komplexe Muskel- und Fasersystem die inneren Organe sicher tragen – auch die in der Schwangerschaft um ca. 8–10 kg anwachsende Gebärmutter. Zum anderen muss die Muskulatur unterschiedliche Durchgänge und Öffnungen ermöglichen und die zugehörigen Funktionen unterstützen und kontrollieren. Die damit verbundenen Veränderungen, besonders der knöchernen Anteile, der bindegewebigen und muskulären Strukturen des Beckens zu mehr vertikaler Stabilität, führten unter anderem zu einer Verengung des Beckenausgangs.

Vor allem in den letzten 20 Jahren sind durch neuere Untersuchungen viele anatomische und neurophysiologische Zusammenhänge im Bereich Beckenboden und angrenzender Organsysteme erkannt worden, aber einiges ist noch unklar.

Der Beckenboden der Frau hat wichtige Funktionen: er stützt die inneren Organe, er ist wichtig bei der Ausscheidung von Urin und Stuhl, spielt eine „tragende" Rolle während Schwangerschaft und Geburt, unterstützt die Sexualität und stabilisiert das Becken in Gang und Stand.

Schmerz (peri partum pelvic pain, pelvic girdle pain), Genitalsenkung (Descensus genitalis), Speicher- und Entleerungsstörungen der Blase und des Rektums und sexuelle Dysfunktionen haben vielfältige Ursachen und treten in jedem Alter auf.

Die differenzierte physiotherapeutische Behandlung dieser Störungen im weiblichen Intimbereich orientiert sich an der ärztlichen Diagnose, der möglichen Ursache, dem Funktionsdefizit und dem physiotherapeutischen Befund.

Die Körperregion des Beckenbodens fällt in das Gebiet von mindestens 3 Facharztgruppen: Gynäkologen, Urologen und Proktologen. Die Urogynäkologie versucht 2 Fachrichtungen zum Vorteil der Patientin zu verbinden. Im Ausland existiert noch die Neurourologie.

> *Die Wirksamkeit wissenschaftlich fundierter Physiotherapie ist für einige Störungsbilder bewiesen. Leider steht der „Gold-Standard" für das optimale Beckenbodentraining noch aus.*

## 5.2 Struktur und Funktion

Die Bauch- und Beckenhöhle wird knöchern durch die Wirbelsäule und den Beckenring, und muskulär durch das Zwerchfell, den Beckenboden und die Bauchmuskeln begrenzt.

In der Beckenhöhle befinden sich 3 verschiedene Organsysteme (**Abb. 5.1**):

- Vesika (Blase) und Urethra (Harnröhre);
- Analkanal und Rektum;
- Uterus (Gebärmutter) und Vagina (Scheide).

Der Ausgang der Beckenhöhle wird durch mehrere gestaffelt angeordnete, quergestreifte Muskelschichten abgeschlossen, deren einzelne Muskeln unterschiedliche Funktionen haben (**Abb. 5.2 a–b, 5.3 a–f**).

### Die tiefe Beckenbodenschicht (oder Muskeln am Beckenboden)

Die wesentliche Komponente dieser Muskelschicht ist das Diaphragma pelvis, das sich aus 2 Muskelgruppen zusammensetzt, dem M. levator ani und dem M. ischiococcygeus.

#### *M. levator ani (Schwanzheber)*

Zu dieser Muskelgruppe gehören 3 Muskeln (M. pubococcygeus, M. iliococcygeus, M. puborectalis), die unterschiedlich funktionieren.

Der am weitesten kranial gelegene paarige *M. pubococcygeus* entspringt an der Innenfläche des oberen Schambeinastes und zieht mit dem M. pu-

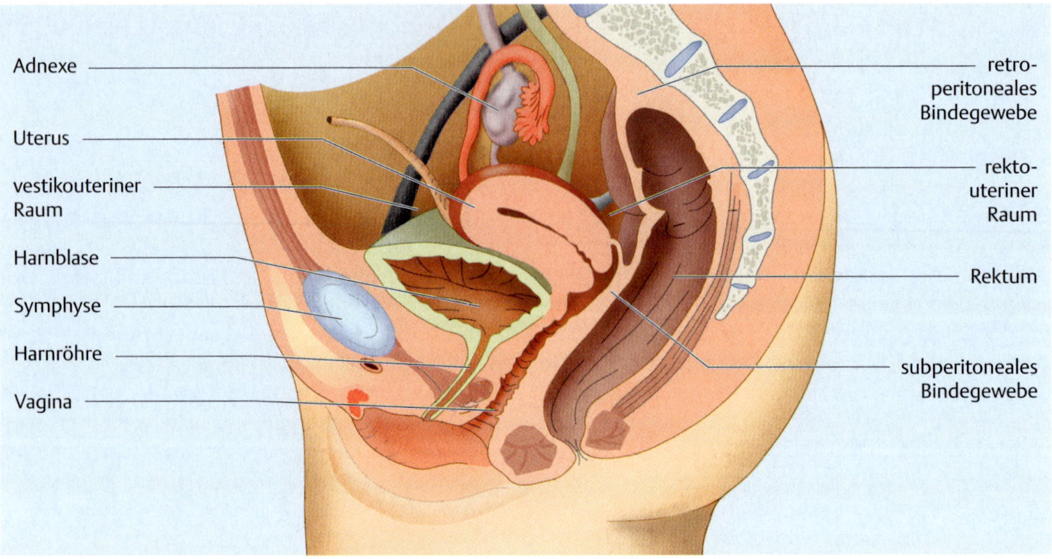


**Abb. 5.1** Weibliche Beckenorgane.

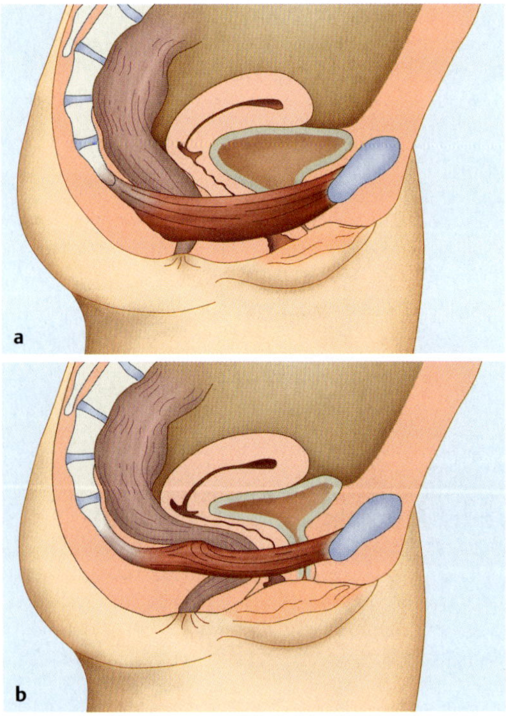


**Abb. 5.2 a–b** Funktion der Beckenbodenmuskulatur **a** in Ruhe **b** bei Beckenbodenkontraktion als „Sicherheitsgurt" bei Husten, Niesen,Lachen.

borectalis zusammen nach dorsal. Er setzt an den unteren Sakralwirbeln und den Steißbeinwirbeln an.

Man nimmt an, dass er nicht direkt an einer Organhebung beteiligt ist, sondern ein statisches muskuläres Widerlager bildet (Pescher, DeLancey 2002).

Der paarige *M. puborectalis* hat seinen knöchernen Ursprung unterhalb des M. pubococcygeus an der Innenfläche des Os pubis. Er hat keinen knöchernen Ansatz. Die Mm. puborectali beider Seiten verflechten sich dorsal vom Rektum und bilden auf diese Weise eine nach ventral offene Muskelschlinge in Höhe der Flexura anorectalis. Der M. puborectalis wird über direkte Äste aus dem Plexus sacralis und zusätzlich über den N. pudendus innerviert (Roberts et al. 1988). Er zieht die Organe nach ventral, hebt sie kranialwärts und schließt die Vagina und das Rektum.

Der paarige *M. iliococcygeus* schließt sich dorsal an den M. pubococcygeus an. Er entspringt an der Faszie über dem M. obturatorius internus (Arcus tendineum musculi levator ani), die sich bis zur Spina ischiadica erstreckt und zieht zu den unteren Steißbeinwirbeln. Er kann das Steißbein jeweils zu einer Seite ziehen und das Rektum anheben, das auf der Levatorplatte aufliegt. Innerviert wird er von den direkten Ästen aus dem Plexus sacralis (S2-4).

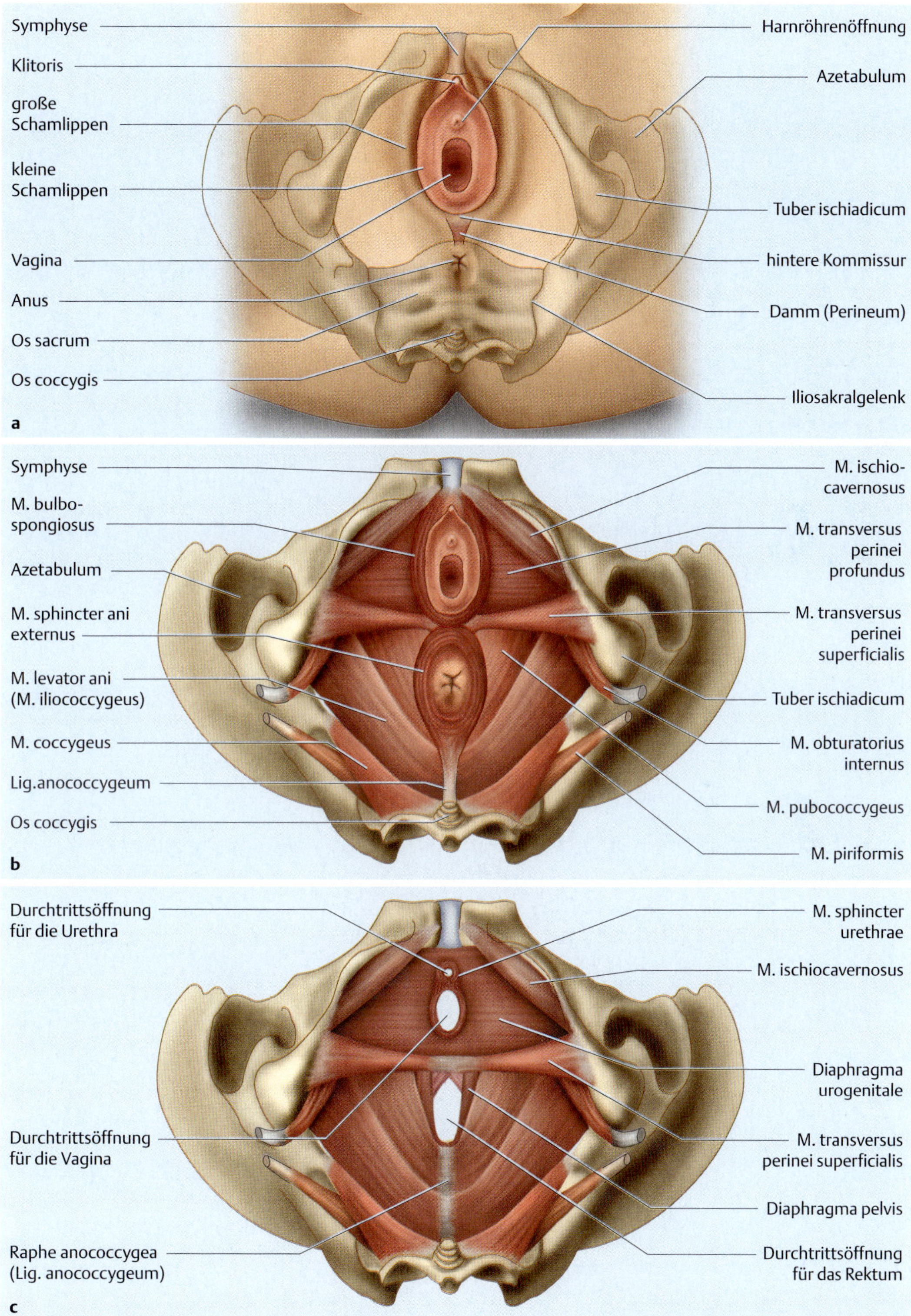


**Abb. 5.3 a–f** Schichten des Beckenboden (Ansicht von kaudal). **a** Knöcherne Strukturen und Lage der äußeren Geschlechtsorgane. **b** Schließmuskeln des Urogenital- und Darmtraktes. **c** Hintere und seitliche Begrenzung des Diaphragma urogenitale (M. transversus perinei superficialis und M. ischiocavernosus). Fortsetzung siehe nächste Seite

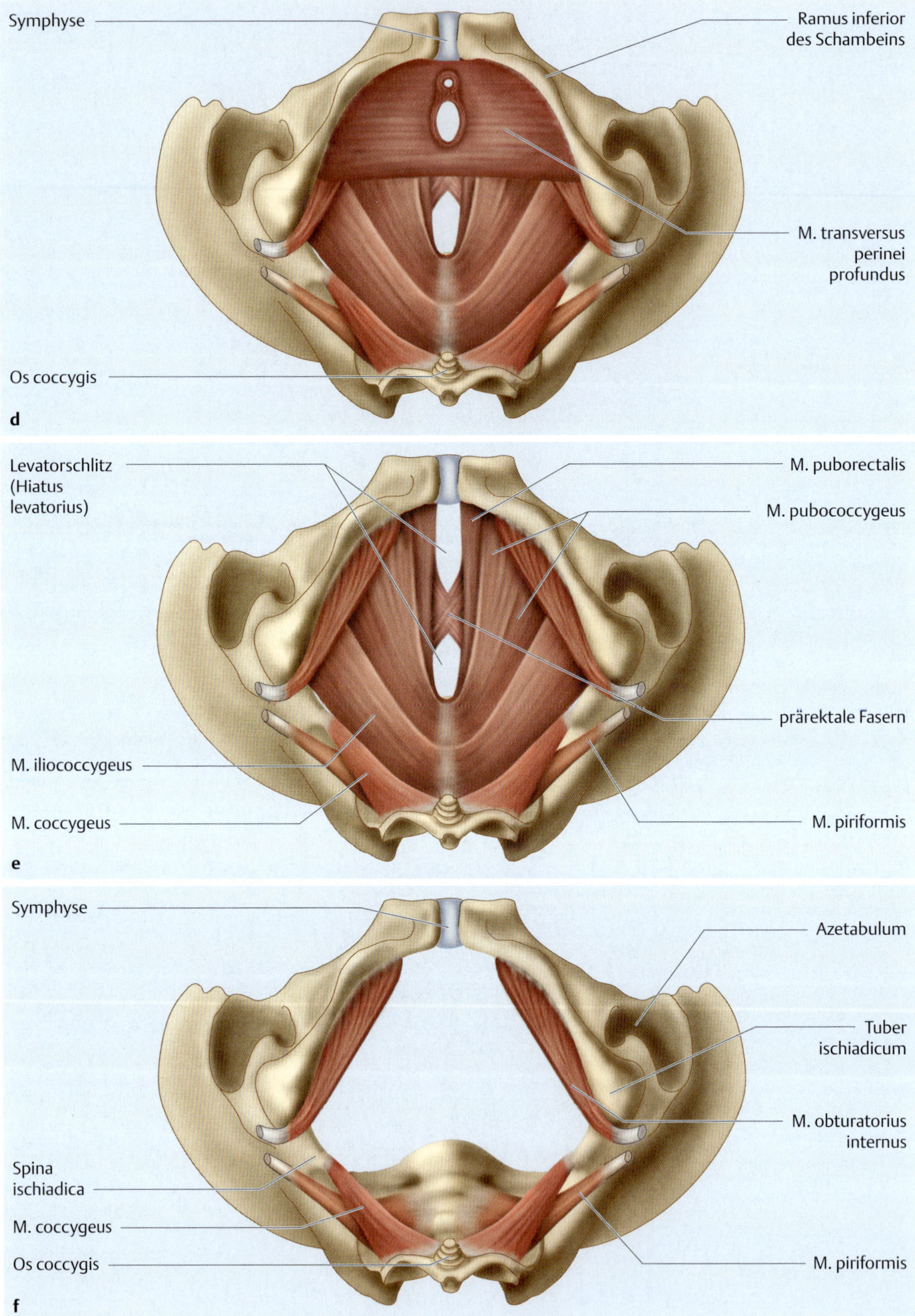


**Abb. 5.3 a–f** **d** Hauptmuskel des Diaphragma urogenitale (M. transversus perinei profundus, obere und untere Muskelfaszie entfernt) **e** Muskulatur des Diaphragma pelvis: M. levator ani (Mm puborectalis, pubococcygeus und iliococcygeus. **f** Muskeln der Beckenwand: M. obturatorius internus und M. piriformis.

Die Levatorplatte ist eine Kombination von M. pubococcygeus und M. iliococcygeus. Der Hiatus levatoris ist die Öffnung zwischen den beiden Schenkeln des M. puborectalis, durch den Urethra, Rektum und Vagina nach kaudal ziehen.

#### *M. ischiococcygeus*

Der paarige *M. ischiococcygeus* kann als kranialer Teil des Levator ani gesehen werden oder als separater Muskel. Er entspringt an der Spina ischiadica und dem Ligamentum sacrospinale. Er setzt seitlich an den Steißbeinwirbeln an. Die Ausbildung dieses Muskels ist unterschiedlich, er kann vorhanden sein oder nur rudimentär angelegt sein. Er wird von den direkten Ästen aus dem Plexus sacralis (S2-4) innerviert. Er unterstützt den Bauchinhalt und hilft mit bei der Stabilisierung des Iliosakralgelenks.

### Die oberflächliche Beckenbodenschicht (oder Muskeln unter- bzw. oberhalb des Beckenbodens)

Die oberflächlichen Muskeln außerhalb des Beckenbodens bilden als äußerste Schicht die Regio perineale, die in eine Regio urogenitalis und Regio analis unterteilt wird. Zwischen dem Hiatus urogenitalis und Hiatus ani liegt ein fester bindegewebiger Keil (Corpus perineale oder Centrum perineum), an dem einige Beckenbodenmuskeln zusammentreffen (**Abb. 5.4**).

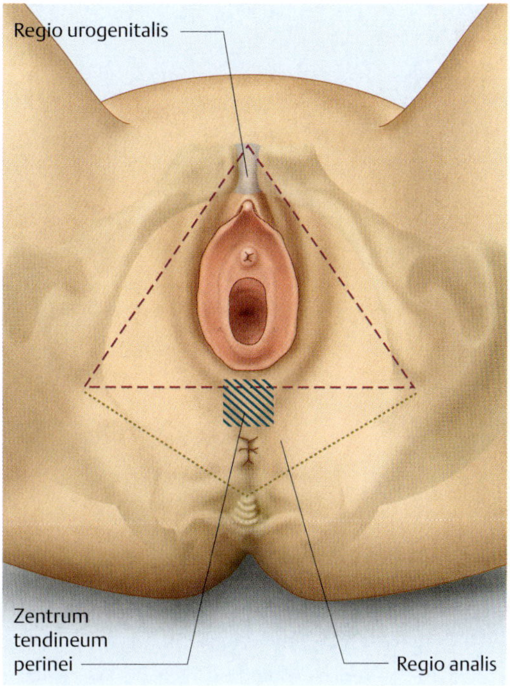


**Abb. 5.4** Die perineale Region unterteilt in Regio urogenitalis und Regio analis bei einer Frau, die geboren hat (nach Richter et al.).

#### *Regio urogenitalis*

Der paarige M. transversus perinei superficialis entspringt über dem M. ischiocavernosus am Ramus ossis ischii, um transversal verlaufend am Perineum (Damm) anzusetzen. Er hebt die oberflächliche Beckenbodenschicht an, was am Centrum perineum von außen tastbar ist.

Der paarige *M. ischiocavernosus* entspringt etwas unterhalb der gleichen Stelle (Ramus ossis ischii) und zieht zur Klitoris. Er soll bei sexueller Erregung die Erektion der Klitoris aufrechterhalten.

Der paarige *M. bulbospongiosus* entspringt am Corpus perineale, umrundet die Vagina und Urethra und setzt an der Klitoris an. Seine wesentliche Funktion ist die Verengung des Introitus (Scheideneingangs), auch bei sexueller Erregung. Der M. ischiocavernosus und der M. bulbospongiosus werden deshalb als „Schwellkörpermuskeln" bezeichnet. Zusammen mit dem M. sphincter ani externus bildet er die horizontal liegende Acht der äußeren Beckenbodenmuskeln.

Neben der tiefen und oberflächlichen Schicht wurde bisher von einer mittleren Beckenschicht, dem Diaphragma urogenitale, ausgegangen. Neuere Forschungsergebnisse (Oelrich 1983) bezweifeln das Vorhandensein dieser Muskelschicht.

Im weiblichen Becken wird insbesondere die Existenz des M. transversus perinei profundus, das Diaphragma urogenitale, kontrovers diskutiert. Dieser Muskel ist wahrscheinlich eine bindegewebige Schicht (Fritsch 2004), aus der der kaudale Anteil des quergestreiften *M. sphincter urethrae externus*, der *M. compressor urethrae*, entspringt.

Entgegen früheren Vorstellungen von einem isolierten glattmuskulären *M. sphincter urethrae internus* und einem quergestreiften *M. sphincter urethrae externus* geht man heute von einer nicht trennbaren Verbindung zwischen den beiden Muskelgruppen aus (Oelrich 1983).

Die glatte Muskulatur des *M. sphincter urethrae internus* im proximalen Drittel der Harnröhre setzt sich entlang des Blasenhalses fort, ist aber nicht mit ihr verbunden und besteht zu 95 % aus „Slow-twitch"-Fasern (langsamen Fasern) (Gosling et al. 1981). Die zirkuläre Muskelschicht ist nur schwach entwickelt, die Längsschicht hat mehr Substanz und ihre Funktion besteht vermutlich in

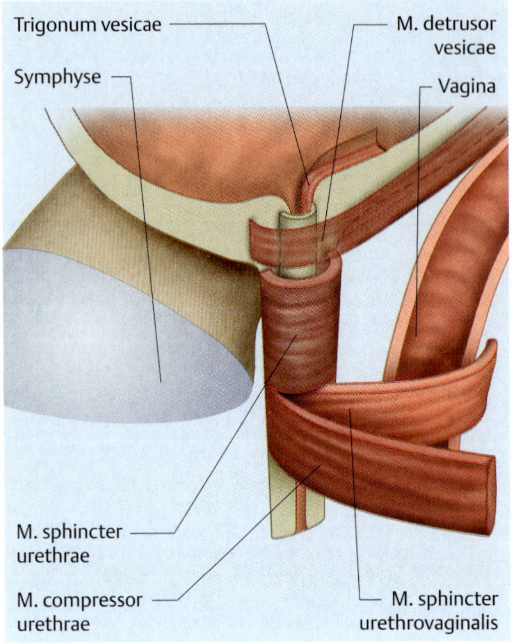


**Abb. 5.5** Die Komponenten des internen und externen Sphinkter-Mechanismus.

der Verkürzung der Harnröhre und dem Verschluss des Blasentrigonums während der Miktion (DeLancey 1994).

Die gestreifte Muskulatur des urogenitalen Sphinkters, die den äußeren Verschluss der Blase bildet, wird von Oelrich (1983) in 3 Segmente unterteilt (**Abb. 5.5**):

- Der quergestreifte *M. sphincter urethrae* umgibt die Harnröhre hufeisenförmig, ventral im mittleren Drittel der Harnröhre. Diesen Muskel nennt man auch Rhabdosphinkter (Gosling et al. 1981). Er besteht vor allem aus „Slow-twitch"-Fasern (langsamen Fasern), daher ist er für die passive Kontinenz besonders befähigt (Gosling 1979).
- Der *M. compressor urethrae* setzt den urethralen Sphinkter nach kaudal hin fort. Er setzt am Ramus ischiopubis an, zieht fächerförmig nach vorne und zur Mitte, um sich über den vorderen Teil der Harnröhrenoberfläche zu wölben.
- Der *M. sphincter urethrovaginalis* geht in den über ihm liegenden M. compressor urethrae über und hat seinen Ursprung am hinteren Teil der Harnröhre. Er verläuft posterior entlang der Harnröhre und der Vagina, um sich posterior an der Vagina in den gegenüberliegenden Muskeln und das Perineum einzufügen.

Alle 3 Muskeln bestehen zu 1/3 aus schnellen und zu 2/3 aus langsamen Fasern und verkürzen oder verlängern die Urethra. Der Ruhetonus dieser Muskulatur ist auch im Schlaf in der Lage, die Kontinenz zu gewährleisten. Neueste Forschungsergebnisse (Fritsch et al. 2004) stellen die Existenz des M. sphincter urethrovaginalis in Frage. Nach Fritsch handelt es sich um Anteile des M. puborectalis.

Die beiden unteren Muskeln sind wahrscheinlich mit verantwortlich für das gewollte Unterbrechen des Harnstrahls, was allerdings nur als neurologischer Test, nicht als tägliches Training benutzt werden sollte.

Bei Nulliparae werden im Durchschnitt 2 s benötigt, um den Mittelstrahl zu unterbrechen, bei Multiparae 4,4 s (Sampsell, DeLancey 1992).

### *Regio analis*

Eine direkte Verbindung mit dem M. puborectalis hat der *M. sphincter ani externus*, der motorisch vom N. pudendus innerviert wird. Er schließt sich analwärts an die Puborektalschlinge an und ist da-

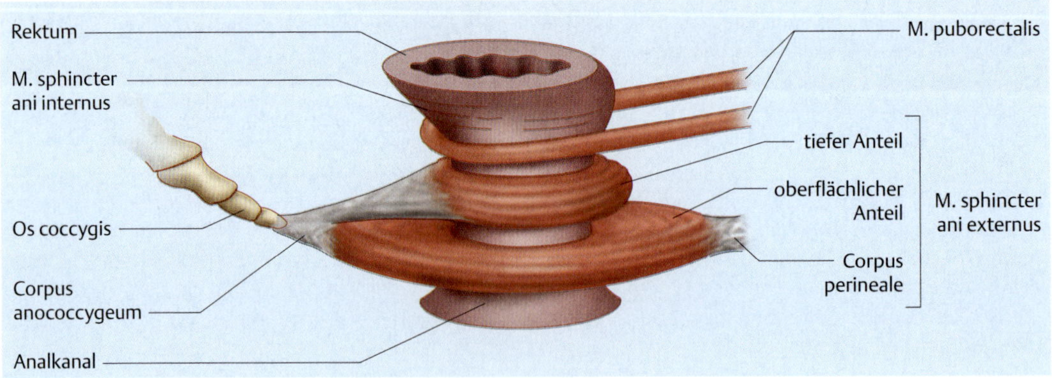


**Abb. 5.6** Muskulatur im Bereich des Analkanals.

bei zunächst kreisförmig um den Analkanal gelegen. Ventral gehen die offenen Enden eine Muskelschlinge mit dem M. puborectalis ein. Die knöcherne Befestigung am Steißbein entsteht über eine bindegewebige Verdickung, dem Corpus anococcygeum. In der weiteren Abfolge bildet der M. sphincter ani externus einige zirkuläre Touren um den Analkanal.

Man unterscheidet einen tiefen Anteil und einen oberflächlichen Anteil (Peschers et al. 1997), die durch eine bindegewebige Schicht voneinander getrennt sind. Beide zirkulär verlaufende Anteile sind bindegewebig mit dem Corpus anococcygeum des Os coccygis verbunden. Dieser Muskel unterstützt den glatten *M. sphincter ani internus*, der die oberen 3/4 des Analkanals umfasst, zu 30% bei der Aufrechterhaltung des analen Verschlussdrucks (Lestar et al. 1989). Im Schlaf ist er nur gering aktiv (Floyd, Walls 1953). Bei intraabdominaler Druckerhöhung und willentlicher Anspannung muss diese Muskulatur mit dem M. puborectalis optimale Kraft entfalten (**Abb. 5.6**). Der M. sphincter ani externus und der M. puborectalis formen einen doppelten Wulst (double bump) in der sagittalen Ebene.

## Innervationssysteme am Beckenboden

### *Somatische Innervation*

Das somatische Nervensystem innerviert motorisch (Efferenzen) die quergestreifte Beckenbodenmuskulatur (**Tab. 5.1**). Die somatisch motorischen Nervenfasern gehen aus den Segmenten S2–4 hervor, ziehen zunächst in den Plexus sacralis und gelangen dann über kurze direkte Äste (aus S 3,4) zum M. levator ani oder zum N. pudendus (aus S 2-4) und dessen Ästen (Jünemann et al. 1988) an die übrigen Muskeln. Die oberflächlichen Muskeln werden über den N. pudendus innerviert, der M. levator ani sowohl über den N. pudendus als auch über die direkten Äste des Plexus sacralis (**Abb. 5.7**).

Die durchschnittliche Grenze für die Elastizität von Nerven des Beckenbodens ohne Funktionseinbuße ist zwischen 6 und 22% (15%) (Sunderland 1978).

Die Afferenzen des somatischen Nervensystems werden über die Haut (Druck, Berührung, Temperatur, Schmerz) oder aus der Tiefe des Körpers (Gelenkstellung, Muskelspannung) weitergeleitet.

**Tabelle 5.1** Anteile des Beckenbodens, ihre Funktion und Innervation

| *Beckenbodenschicht* | *Muskel* | *Funktion* | *Innervation* |
|---|---|---|---|
| Oberflächlich (außerhalb des Beckenbodens gelegen) | M. sphincter ani externus | 30% des analen Verschlussdrucks | N. pudendus (S2) |
| | M. ischiocavernosus | Aufrechterhaltung einer Erektion der Klitoris | N. pudendus (S2) |
| | M. bulbospongiosus | Erektion der Klitoris, Verengen des Scheideneingangs | N. pudendus (S2) |
| | M. transversus perinei superficialis | Verschluss des Scheideneingangs, Anheben der oberflächlichen Beckenbodenschicht | N. pudendus (S2) |
| | M. sphincter urethrae externus, M. compressor urethrae, M. urethrovaginalis | Harnröhrenverschluss | sensorisch: N. clitoris, N. pudendus motorisch: N. pudendus (S3), direkte Äste aus Plexus sacralis (S2,3) |
| Tiefe Beckenbodenschichten | M. levator ani: M. puborectalis | Organhebung, Verschluss von Vagina und Rektum | Plexus sacralis (S3), N. pudendus |
| | M. iliococcygeus | Anheben des Rektums, einseitige Bewegung des Steißbeins | Plexus sacralis (S3,4) |
| | M. pubococcygeus | muskuläres Widerlager, Unterdrückung von Detrusoraktivität | Plexus sacralis (S3,4), N. pudendus |
| | M. ischiococcygeus | Stabilisierung des ISG | Plexus sacralis (S3,4) |

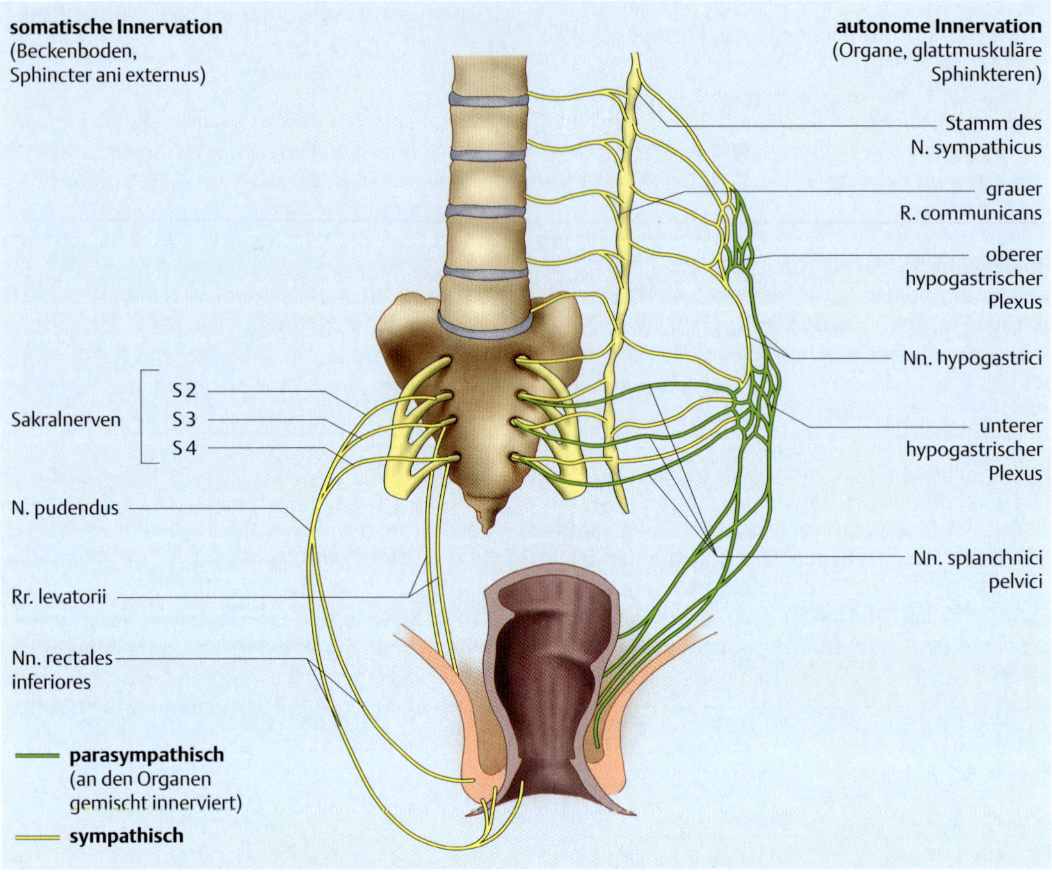


**Abb. 5.7** Nervensysteme am Beckenboden,somatisch,linke Bildhälfte, und vegetativ, rechte Bildhälfte.

Diese Empfindungen aus der Dammregion werden über den N. pudendus zum Spinalkanal geleitet.

## *Vegetative Innervation*

Das vegetative (autonome) symphatische und parasymphatische Nervensystem innerviert am Beckenboden motorisch die glatte Muskulatur der Gefäß- und Organwände, die glattmuskulären Sphinkter (ani internus, urethrae internus) und die sekretorischen Drüsen in der Dammregion.

Die sympathischen Ursprungsneurone für die Beckenorgane und den Beckenboden stammen aus den Rückenmarkssegmenten Th10–L2. Die Axone dieser Nerven gelangen zunächst über Rami communicantes zum sympathischen Grenzstrang und dessen Ganglien. Von dort ziehen Nerven zu den Ganglien, die meist entlang von Gefäßen inmitten eines dichten Nervengeflechts (Plexus mesentericus inferior, Plexus hypogastricus inferior, Plexus hypogastricus superior) liegen. Hier vermischen sich die sympathischen und parasympathischen Anteile (Baljet, Drukker 1980).

Die parasympathischen Ursprungsneurone für diesen Bereich stammen aus den Rückenmarkssegmenten S2-4. Sie gelangen als Nn. splanchnici zu den oben genannten Nervenplexi. Der Plexus hypogastricus inferior (Plexus pelvicus) liegt bei der Frau lateral der Zervix und des Fornix vaginae, wo er als Plexus uterovaginalis bezeichnet wird. Aus diesem Plexus gehen verschiedene Äste (Plexus medius und inferior, Plexus vesicalis, Plexus deferentialis, Nn. clitoridis) zur Versorgung der Beckenorgane hervor. In den pelvinen Ganglien unterscheiden sich die synaptischen Transmitter, um den verschiedenen Zielorganen gerecht zu werden (deGroat, Booth 1993).

### ***N. pudendus***

Obwohl der N. pudendus als somatischer Nerv aus dem Plexus sacralis zieht, nimmt man auf Grund seiner örtlichen Nähe mit den Nn. splanchnici pel-

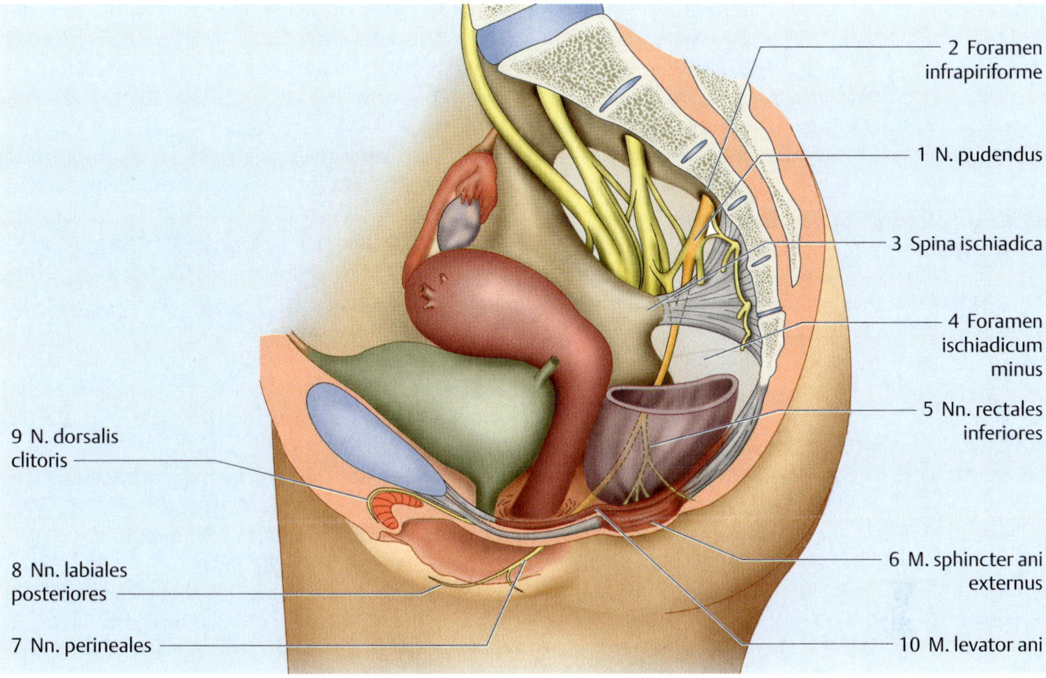


**Abb. 5.8** 1 N. pudendus 2 Foramen infrapiriforme 3 Spina ischiadica 4 Foramen ischiadicum minus 5 Nn. rectales inferiores 6 M sphincter ani externus 7 Nn. perineales 8 Nn. labiales posteriores 9 N. dorsalis clitoris 10 levator ani.

vici einen parasympathischen Faseraustausch an. Die sympathischen Anteile erhält er aus den Nervengeflechten um die Gefäße, die er begleitet. Er unterteilt sich in verschiedene Äste (Nn. rectales inferior, Nn. perineales, Nn. labiales posterior, N. dorsalis clitoridis). Auf Grund des Verlaufes können Schädigungen des N. pudendus nicht nur zu motorischen Störungen, sondern auch zu Schmerzen am Beckenboden führen. Die inzwischen überholte Pudendusblockade sollte unter der Geburt das Schmerzempfinden und den Spannungszustand der Muskulatur reduzieren (**Abb. 5.8**).

## Struktur der Muskulatur

Die Beckenbodenmuskulatur ist eine relativ dünne Muskelschicht. Die Dicke des M. levator ani variiert von ca. 8–11 mm in Ruhe mit einem Anstieg um rund 2 mm während einer Kontraktion (Klarskov et al. 1991). Der M. iliococcygeus ist etwas dünner als der M. puborectalis (Singh et al. 2002), dem mehr eine schließende Funktion als eine stabilisierende Funktion zugesprochen wird.

**Tabelle 5.2** Anteile der ST-Fasern am Beckenboden

| ***Muskel*** | ***ST-Fasern*** |
|---|---|
| M. pubococcygeus | 67–76 % (Gilpin et al. 1989) |
| M. puborectalis | 75 % (Swash 1992) |
| M. sphincter ani externus | 78 % (Swash 1992) |
| periurethraler Levator ani | 95 % (Gosling et al. 1981) |

*Muskeln, die ausdauernd die aufrechte Haltung gegen die Schwerkraft stabilisieren sollen, enthalten einen großen Anteil von „Slow-twitch"-(ST-)Fasern.*

Die Beckenbodenmuskulatur besteht zu 70–95 % aus ST-Fasern (Gosling et al. 1981) (**Tab. 5.2**), zu einem geringeren Anteil aus „Fast-twitch"-(FT-)Fasern. Insbesondere die Sphinkter (ani externus und urethrae externus) sind damit für ihre Ausdauerfunktion optimal ausgestattet.

*Die FT-Fasern am Beckenboden aktivieren sich hauptsächlich bei plötzlichen Druckereignissen von kranial z. B. beim Husten, Niesen oder Lachen (Constantinou, Govan 1982).*

In der Faszie des M. levator, nicht am Muskel selber, konnten Östrogenrezeptoren identifiziert werden (Bernstein et al. 1995). Die Östrogenreduktion während der Stillzeit, der 2. Zyklushälfte und im Alter kann beeinträchtigend auf die Kontinenzorgane und die Sexualität wirken.

## Bindegewebige Strukturen am Beckenboden

Die endopelvine Faszie, ein fibromuskuläres Gewebe mit vielen glatten Muskelfasern, umgibt die Beckenorgane und verankert sie. Innerhalb dieser Faszie werden die Nerven und Gefäße geführt.

## Muskuläre Funktionszusammenhänge/ Co-Kontraktion/Synergismus

*Neuere Untersuchungen beweisen eine Interaktion zwischen Beckenboden- und Bauchmuskulatur (**Abb. 5.9**) (Bø, Stein 1994, Sapsford et al. 2001). Eine gezielte Aktivität des M. transversus abdominis führt zu einer Aktivierung des Beckenbodens und umgekehrt.*

Während einer maximalen Beckenbodenkontraktion werden bei trainierten Frauen alle Bauchmuskeln isometrisch aktiv. In LWS-Extension wurde eine höhere Aktivität des M. transversus abdominis gemessen als des M. rectus abdominis und der Mm. obliqui externi. In Flexionsstellung der LWS waren die Mm. obliqui externi am aktivsten. Bei einer submaximalen Beckenbodenkontraktion ist der M. transversus abdominis in allen Ausgangsstellungen (LWS-Flexion/-Extension/-Nullstellung) der aktivste Bauchmuskel, vor allem in Neutral-Nullstellung der LWS.

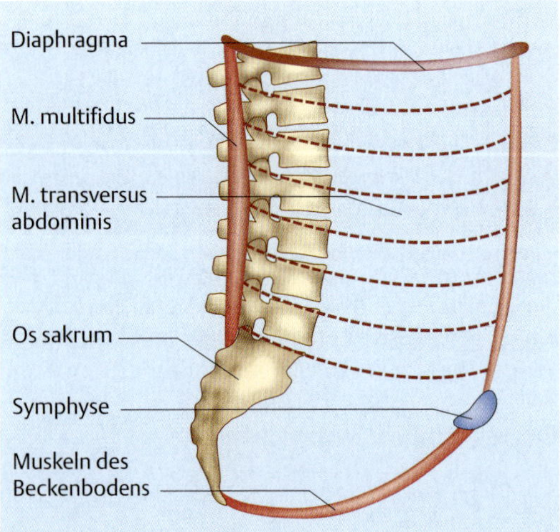


**Abb. 5.9** Schematische Darstellung der Funktionseinheit der primär stabilisierenden Muskulatur.

Im Normalfall reagiert der M. transversus abdominis vor der Aktivität von Extremitätenbewegungen (Hodges, Richardson 1997). Dieser „Feed-forward"-Mechanismus auf niedrigem tonischen Niveau zur Stabilisation der LWS und zum Schutz der rektourogenitalen Organe wird auch dem Beckenboden zugesprochen (Constantinou, Govan 1982, Thind et al. 1990, Hemborg et al. 1985). Eine leichte Beckenbodenkontraktion sollte ohne Bauchmuskelbeteiligung erfolgen (Bø et al. 1990b).

Das Training der Bauchmuskeln fördert die Ko-Kontraktion des M. transversus abdominis mit dem M. pubococcygeus (Sapsford, Hodges 2000, Sapsford et al. 2001) und verbessert damit gleichzeitig die Stabilisation der LWS.

Die enge funktionelle Verbindung des Diaphragma pulmonale (Zwerchfell) mit dem M. transversus abdominis ist bereits anatomisch durch die dicht beieinander liegenden Ursprünge im Bereich der Innenseite der Rippen vorgegeben. Diaphragma pulmonale, M. transversus abdominis und Diaphrama pelvis (M. levator ani) sind Rumpfstabilisatoren. (Richardson et al. 1999, Hodges, Gandieva 2000).

Die Hüft- und Rumpfmuskeln, die am Becken ansetzen und auf das Becken einwirken, sind ebenfalls Synergisten des Beckenbodens. Im Stand muss der Beckenboden den Beckenring stabilisieren. Im Gang sollte er auf der Standbeinseite stabilisieren und auf der Spielbeinseite stoßdämpfend wirken (Spitznagle, Van Dillen 2001).

Der M. levator ani wird direkt über den Fettkörper der Fossa ischioanalis durch den M. glutaeus maximus unterstützt. Morphologisch sind beide Muskeln durch kräftige Bindegewebssepten verbunden, die das Fettgewebe der Fossa ischioanalis kreuzen (Janßen et al. 2001). M. levator ani, Fossa ischioanalis und M. glutaeus maximus bilden einen morphologisch und funktionell verzahnten Komplex (LFG-Komplex= Levator/Fossa/Glutaeus-Komplex), der für die funktionelle Integrität des hinteren Kompartiments von großer Bedeutung ist (**Abb. 5.10**).

## Funktion der Beckenbodenmuskulatur

- Unterstützung der Beckenorgane;
- Rumpfstabilisator;
- Stabilisieren von Steißbein und Kreuzbein;

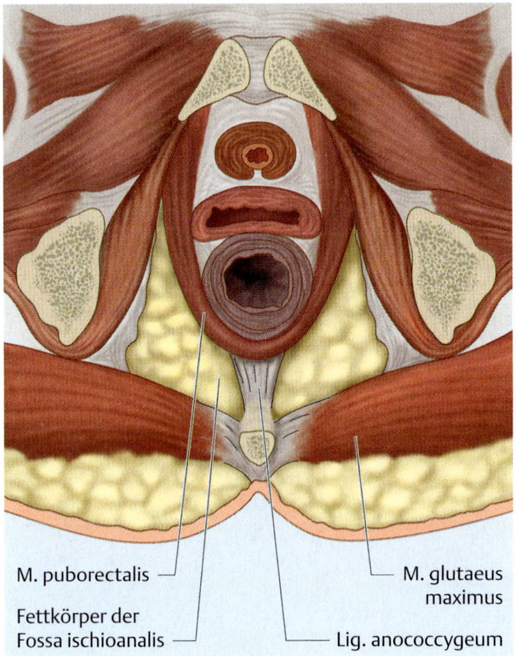


**Abb. 5.10** Levator ani/Glutaeus-maximus-Komplex.

- Erhalten bzw. Verkleinern des anorektalen Winkels;
- Stütze des Rektums während der Defäkation;
- Erhalten des urethralen und analen Verschlussdruckes bei verschiedenen Aktivitäten;
- Unterdrücken von Detrusoraktivität während der Speicherphase der Blase;
- Mitwirken bei sexuellen Aktivitäten;
- Entspannung in der Entleerungsphase, während der Geburt.

## Zusammenfassung

- Während bei Säugetieren auf vier Beinen die Bauchmuskeln die Last der inneren Organe tragen, trifft diese Aufgabe beim Zweibeiner Mensch die Beckenbodenmuskulatur.
- Der Beckenboden der Frau hat wichtige Funktionen: er stützt innere Organe, ist wichtig bei der Ausscheidung von Urin und Stuhl, spielt eine „tragende“ Rolle während Schwangerschaft und Geburt, unterstützt die Sexualität und stabilisiert zusammen mit anderen Muskelgruppen das Becken in Gang und Stand.
- Zusammen mit dem Zwerchfell und den Bauchmuskeln begrenzt der Beckenboden muskulär die Bauch- und Beckenhöhle.
- Die Beckenbodenmuskulatur gehört zur quergestreiften Muskulatur und gliedert sich in eine tiefe und eine oberflächliche Schicht. Sie wird vom somatischen Nervensystem aus den Segmenten S2–4 innerviert.
- In der Beckenhöhle liegen Blase, Harnröhre, Analkanal und Rektum und – bei der Frau – Uterus und Vagina. Das vegetative sympathische und parasympathische Nervensystem innerviert motorisch die glatte Muskulatur der Gefäß- und Organwände, die glattmuskulären Sphinkter (ani internus, urethrae internus) und die sekretorischen Drüsen in der Dammregion.
- Die Beckenbodenmuskulatur ist eine relativ dünne Muskelschicht. Sie muss bei aufrechter Körperhaltung ausdauernd gegen die Schwerkraft stabilisieren und enthält deshalb einen großen Anteil von Slow-twitch-Fasern (70–95 %). Die Fast-twitch-Fasern aktivieren sich hauptsächlich bei plötzlichen Druckereignissen von kranial z. B. beim Husten.
- Neuere Untersuchungen beweisen eine Interaktion zwischen Beckenboden- und Bauchmuskulatur. Eine gezielte Aktivität des M. transversus abdominis führt zu einer Aktivierung des Beckenbodens und umgekehrt. Dies muss in der Physiotherapie berücksichtigt werden.

## Literatur

Siehe Kap. 9.

# 6 Wichtige Funktionssysteme am Beckenboden

## 6.1 Speicher- und Entleerungsfunktion der Blase

Das Erlernen einer normalen Blasenfunktion ist ein wichtiger Bestandteil der kindlichen Entwicklung. Störungsbilder können in jeder Altersgruppe auftreten. Einen unwillkürlichen Urinverlust (Inkontinenz) erleben die Betroffenen als besonders peinlich und als Rückschritt in die frühe Kindheit.

### 6.1.1 Die Organe des unteren Harntrakts

#### Vesica urinaria (Blase)

Die Harnblase ist ein hohles muskuläres Speicherorgan, das sich im Becken befindet und auf halber Symphysenhöhe in die Harnröhre mündet (**Abb. 6.1**). Über die Harnleiter (Ureter) wird die Blase mit dem in den Nieren produzierten Urin gefüllt. Die Tagesurinproduktion beträgt 1–2 l. Die Urinmenge und somit der Füllungsgrad der Blase hängen von der Höhe der Flüssigkeitszufuhr, der Umgebungstemperatur, der Einnahme von Medikamenten und psychologischen Faktoren ab. Kaffee, Tee, Alkohol und Zitrussäfte sind besonders harntreibend. Stress kann die Nierenproduktion erhöhen (Tortora, Anagnostakos 1987). Wenn die Blase gefüllt ist, kann sie bis maximal 5 cm über der Schambeinkante getastet werden. Perineale Ultraschallstudien haben gezeigt, dass der Blasenhals durch eine maximale willkürliche Beckenbodenkontraktion um 8,5 mm gehoben werden kann (Wise et al. 1992).

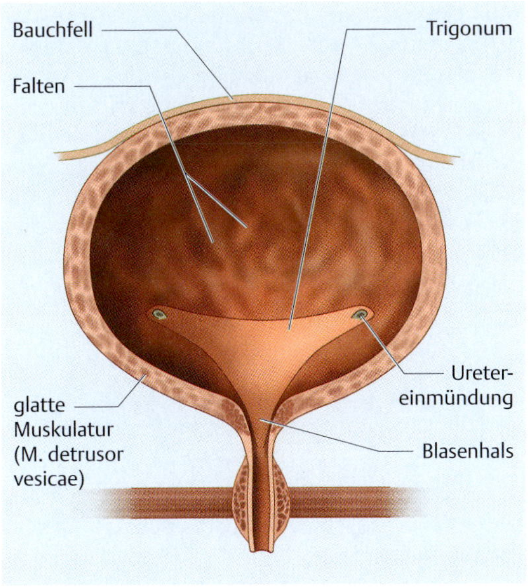


**Abb. 6.1** Blase und Blasenwand.

#### *Trigonum vesicae*

Die Blase hat 2 Einmündungen, die Ureteren (Harnleiter) von den Nieren kommend, und eine Ausmündung, die Urethra (Harnröhre). Das hiervon gebildetete Dreieck wird Trigonum vesicae genannt. Die beiden Harnleiter durchqueren die Muskelwand der Blase schräg nach oben und verhindern einen Rückfluss des Urins während der Entleerungsphase in Richtung Nieren.

#### *Aufbau der Blasenwand*

Die Blasenwand hat 3 Hauptschichten: die Mukosa, die Muskelschicht und fibröse Adventitia. Die Schleimhautschicht ist faltig, wenn die Blase leer ist, und glatt und flach, wenn sie gefüllt ist. Die 3-lagige Muskulatur der Blase besteht aus miteinander verwobenen glatten Muskelfasern, dem M. detrusor vesicae. Durch die elastischen Eigenschaften der Blasenwand ist die Blase in der Lage, große Mengen Urin ohne deutlichen Anstieg des Innendrucks zu speichern. Während der Speicherphase liegt der intravesikale Druck normalerweise bei $< 10$ cm $H_2O$.

#### *Faszien und Ligamente der Blase*

Die Blase wird durch die Beckenbodenmuskulatur, verschiedene Bänder und Faszien gestützt und stabilisiert. Der Blasenhals ist durch die *Ligamenta pubourethralia* seitlich gespannt. Das *Ligamentum umbilicale* erstreckt sich von der Blasenkuppel bis zum Nabel. Die *Ligamenta pubovesicalia* ziehen von der Symphyse zur Blase.

Die endopelvine Faszie, ein fasermuskulöses Gewebe mit einem hohen Anteil an glatten Muskelzellen, umgibt die Beckenorgane und stützt sie durch ihre Anbindung an den seitlichen Beckenwänden.

Man unterscheidet im urogenitalen Bereich:

- Die *pubozervikale Faszie* unterstützt die Blase und besteht aus der Bedeckung der vorderen Vaginalwand und den Befestigungen an den seitlichen Beckenwänden.
- Die *suburethrale Faszie* ist mit dem Arcus tendineus fascia pelvis und dem mittleren Rand des M. levator ani verbunden (DeLancey 1994).

## Urethra (Harnröhre)

Die Harnröhre ist eine dünnwandige muskuläre Röhre, die den Urin von der Blase aus dem Körper ableitet. Für ein kurzes Stück, 15 % der Gesamtstrecke, liegt die Harnröhre im Gewebe der Blasenwand (DeLancey 1994) (**Abb. 6.2**).

Bei Frauen ohne Beckenbodenschwäche liegt in Rückenlage die urethrovesikale Verbindung in Höhe oder etwas oberhalb der oberen Grenze der Symphyse (Schambeinfuge).

Bei der Frau ist die Harnröhre 2,5–4 cm lang, hat einen Durchmesser von 6–8 mm und die unteren 2/3 sind bindegewebig fest mit der vorderen Scheidewand verwachsen. In Ruheposition ist die proximale Urethra 3 cm oberhalb der inneren Kante des Schambeins (Parks et al. 1962). Das untere Drittel der Urethra ist mobil und unter willkürlicher Kontrolle (Müellner 1951, Peschers, DeLancey 2002).

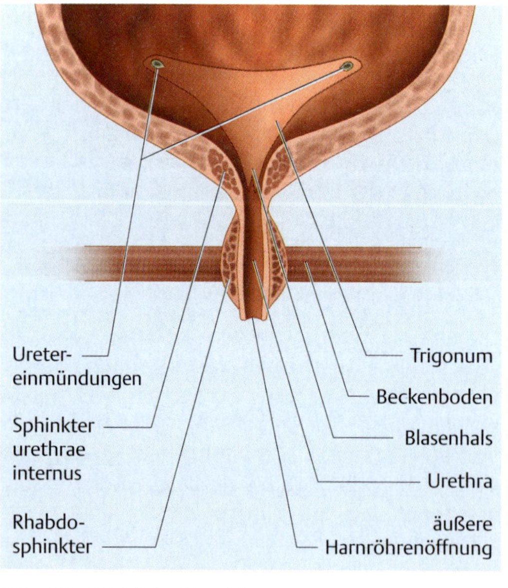


**Abb. 6.2** Weibliche Harnröhre.

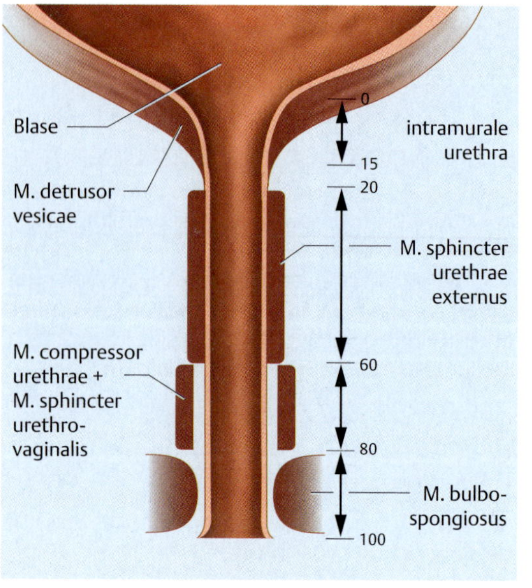


**Abb. 6.3** Die Harnröhrenmuskulatur, die am urethralen Verschlussdruck beteiligt ist.

70 % des urethralen Verschlussdruckes wird durch den M. levator ani und den M. sphincter urethrae externus (Rhabdosphinkter) produziert, die verbleibenden 30 % durch den M. sphincter urethrovaginalis und den M. compressor urethrae (Jünemann et al. 1988) (**Abb. 6.3**).

Das urethrale Epithel reagiert auf Östrogen und ist somit während des Klimakteriums, bei langem Stillen und in der 2. Zyklushälfte störanfällig. Die Submucosa ist stark mit Blutgefäßen (Plexus venosus cavernosus) durchsetzt und sorgt zusammen mit den periurethralen Drüsen (bulbus vestibuli) für eine ausreichende Schwellfähigkeit des Gewebes, was zum urethralen Verschluss beiträgt. Elastische Fasern des umgebenden Bindegewebes üben eine kontinuierliche Spannung aus und tragen mit geringem Energieaufwand zum statischen Verschluss bei. Dieser viscoelastische Verschlussmechanismus ist ein wichtiger Faktor bei der Verhinderung von Urinverlust (Lose et al. 1989).

### 6.1.2 Innervation des unteren Harntraktes

Die Zusammenarbeit zwischen vielen Bestandteilen des Nervensystems ist Voraussetzung für eine gute Blasenkontrolle:

- autonomes Nervensystem;
- sensorisches System;

- somatisches System;
- zentrales Nervensystem;
- limbisches System;
- Skelettmuskelsystem.

## Einfluss des autonomen Nervensystems

Die Blasenfunktion gehört zu den vegetativ gesteuerten Körperfunktionen, die durch das autonome Nervensystem (sympathisch und parasympathisch) gesteuert werden. Die sympathischen Nervenfasern treten efferent von TH10–L2 aus dem Rückenmark aus. Von dort ziehen sie, umgeschaltet in paravertebralen Ganglien, über den Plexus hypogastricus superior und von dort zur Blase.

> *Der Sympathikus hemmt die Blase und sorgt für Kontinenz.*

Der Parasympathikus kommt aus dem Sakralmark S2–S4 und gelangt über den Plexus hypogastricus inferior zur Blase. Seine Aufgabe ist die Entspannung der Blase bei der Entleerung. In der Blase gibt es unterschiedlich angeordnete Rezeptoren, die unterschiedliche Effekte auf die Blasenfunktion haben.

Die *Rezeptorverteilung* in der Blase (**Abb. 6.4**):

- Die Ausschüttung des postganglionär parasympathischen (cholinergen) Transmitters Acetylcholin regt muskarinerge Rezeptoren im Blasenkörper an und führt dadurch zur Blasenkontraktion;
- der postganglionäre sympathische Transmitter Noradrenalin hat 2 Aufgaben:
  - er erregt Beta-adrenerge (sympathisch) Rezeptoren im oberen Anteil des Blasenkörpers, die die Detrusoraktivität hemmen;
  - er erregt Alpha-adrenerge (sympathisch) Rezeptoren im Blasenhals, die zur Kontraktion des M. sphincter urethrae internus führen;
- Die Ausschüttung des postganglionären sympathischen Transmitters Adrenalin bewirkt bei den Beta-adrenergen (sympathisch) Rezeptoren eine Relaxation des Detrusors.

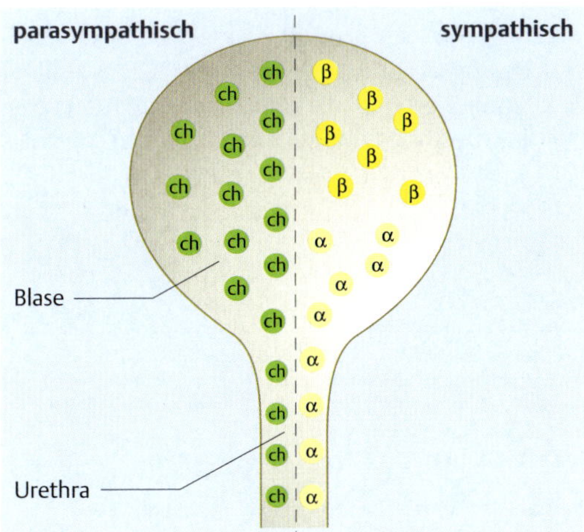


**Abb. 6.4** Rezeptorverteilung in der Blase und Harnröhre. ch = cholinerge Rezeptoren (überwiegend im Blasenkörper, weniger in der Urethra); β = beta-adrenerge Rezeptoren (vorwiegend im Blasenkörper); α = alpha-adrenerge Rezeptoren (vorwiegend am Blasenboden und in der proximalen Urethra).

## Die sensible Steuerung der Blasenfunktion

In der Blasenwand liegen afferente sensible Nervenendigungen, die ihre Informationen über den Füllungsgrad, Schmerzen und Temperatur über den Plexus hypogastricus inferior zum thorakolumbalen (Th10–L2) Anteil des Rückenmarks leiten. Der Harnblasenboden und der glattmuskuläre Detrusor der Harnblase werden hingegen vom sakral aus dem Rückenmark austretenden Parasympathikus über die Nn. splanchnici pelvici (S2–S4) innerviert.

Die Innervation der Urethra ist ähnlich. Impulse aus den sensiblen Nerven des Beckenbodens, der Genitalhaut, der urethralen Mukosa und aus dem Analkanal werden über die N. pudendus in das sakrale Miktionszentrum geleitet (**Abb. 6.5, 6.6**).

## Somatische Steuerung der Blasenfunktion

Die oberflächliche Muskulatur des Beckenbodens und der quergestreiften urethralen Sphinkter stehen unter somatischer Kontrolle des N. pudendus. Der Beckenboden entspannt sich bei der Entleerung und gewährleistet in der Speicherphase, besonders in der Nacht, die Kontinenz. Auf Grund der Vernetzung des N. pudendus zu den parasympathischen Nn. splanchnici ist es möglich, den M. detrusor vesicae über eine willentliche Kontraktion der Beckenboden- und urethralen Sphinktermuskulatur zu hemmen.

Perineale Ultraschallstudien haben gezeigt, dass der Blasenhals durch eine maximale willkürliche Beckenbodenkontraktion auf 8,5 mm gehoben werden kann (Wise et al. 1992).

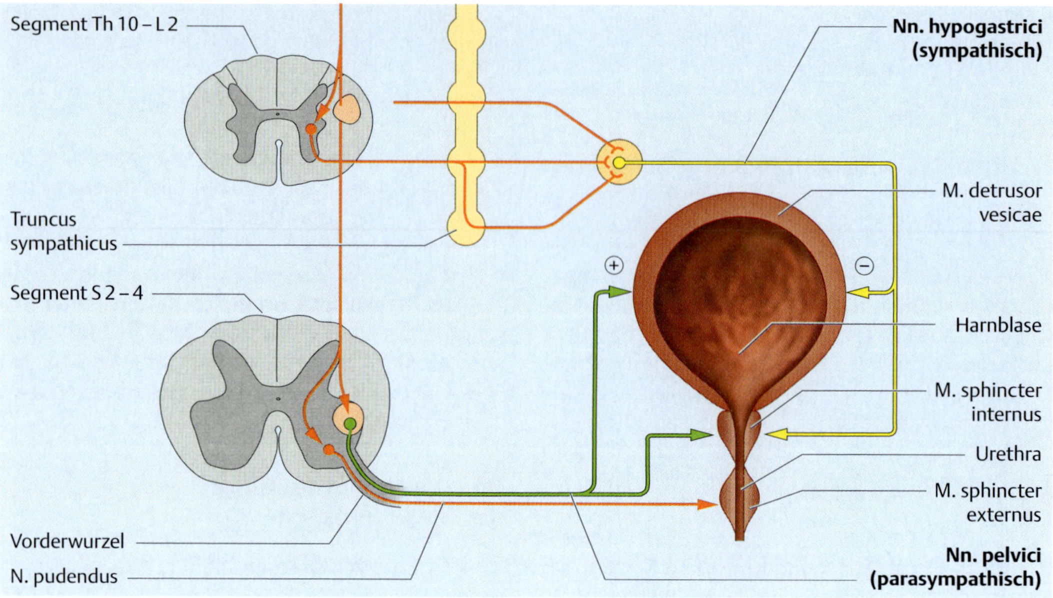


**Abb. 6.5** Efferentes Nervensystem der Blase, der Harnröhre und der Beckenbodenmuskulatur.

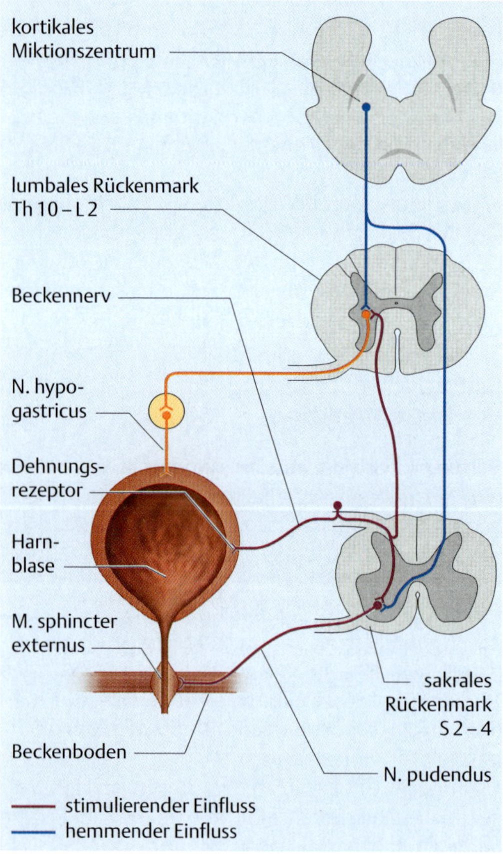


**Abb. 6.6** Afferente Nerven in Blase, Harnröhre und Beckenboden.

## Koordinationszentren

Die wichtigen Koordinationszentren für die Miktion liegen im Hirnstamm (Formatio reticularis der Pons), im Zerebellum, im limbischen System, im Hypothalamus und im Kortex.

Die Speicher- und Entleerungsprozesse der Blase werden von einer Reihe von Reflexen kontrolliert, dem Sammeln von Urin, dem Harn-Aufhalten, dem Auslösen der Miktion, der Aufrechterhaltung der Detrusorkontraktion und der Entspannung des Sphinkters für die vollständige Entleerung, die Unterbrechung der Miktion und die Wiederaufnahme der Speicherphase (Mahoney et al. 1977) (**Tab. 6.1**).

**Tabelle 6.1**

| *Miktionszentrum* | *Funktion* |
|---|---|
| Kortikales Miktionszentrum (Hypothalamus, limbisches System, Kortex) | Koordination der willentlichen Kontrolle des Miktionsreflexes |
| Pontines Miktionszentrum (Formatio reticularis) | Koordination der Blasenentleerung |
| Sakrales Miktionszentrum (S2–S4) | Willentliche Steuerung und Koordination der Beckenbodenmuskulatur einschließlich der quergestreiften urethralen Muskulatur und der Blasenmuskulatur |

Durch die Ausschüttung von Dopamin an das pontine Miktionszentrum hemmt das kortikale Miktionszentrum eine verfrühte Entleerungsphase. Durch zerebrale Erkrankungen, Demenz oder bei psychischen Reaktionen ist die dopaminerge Regulation unzureichend. Dopaminmangel reduziert die Hemmung des Schließmuskels der Blase und aktiviert den Detrusor.

### *Voraussetzungen für eine Harnblasenkontrolle (Kontinenz)*

- Der Detrusor muss stabil sein, um eine Blasenfüllung bis zu einem durchschnittlichen Volumen von 300–400 ml zu ermöglichen, ohne dass es zu einem sprunghaften oder kontinuierlichen Druckanstieg (nicht über 10 cm $H_2O$) während der Füllung kommt.
- Ein adäquater, stabiler urethraler Verschlussdruck muss gehalten werden, der höher als der Druck der uringefüllten Blase liegt und weder in Ruhe noch unter Provokation schwankt.
- Unter körperlicher Belastung muss der erhöhte intravesikale Druck durch passive Drucktransmission auf die Harnröhre übertragbar sein, um die Kontinenz zu gewährleisten.
- Bei abrupten Druckereignissen, z. B. Husten, muss die quergestreifte Sphinkter- und Beckenbodenmuskulatur reflektorisch aktivierbar sein, um den Harnröhrenverschluss durch aktive Drucktransmission zu gewährleisten.
- Die anatomischen Strukturen der Harnröhre müssen intakt sein, wie die glatte und quergestreifte Muskulatur, kollagene und elastische Bindegewebsfasern und die Schleimhaut mit dem submukösen Gefäßpolster, die während der Speicherphase Urinabgang verhindern.
- Die neurologische Kontrolle über die Speicher- und Entleerungsprozesse muss störungsfrei funktionieren.

## 6.1.3 Die Speicherphase der Blase

Auf Grund ihrer Dehnbarkeit füllt sich die Blase ohne nennenswerte Druckerhöhung (< 10 cm $H_2O$) mit dem über die Niere produzierten Urin. Während dieser Phase bleibt die Harnröhre verschlossen. Der intraurethrale Druck ist dann höher als der intravesikale Druck.

Der urethrale Verschlussdruck wird in urodynamischen Studien gemessen als Differenz zwischen dem intravesikalen und intraurethralen Druck in Höhe des M. sphincter urethrae (Rhabdosphinkter). Der Tonus der glatten und quergestreiften Urethramuskulatur, der quergestreiften Beckenbodenmuskulatur, der Turgor des paraurethral gelegenen venösen Plexus und der Aufbau des Urethralepithels sind für den Urethradruck in Ruhe verantwortlich (Asmussen, Ulmsten 1983).

Der urethrale Verschlussdruck verstärkt sich zum einen bei einer Erhöhung des Bauchinnendrucks, z. B. Lachen, Niesen, durch eine Beckenbodenkontraktion (*aktive Transmission*). Diese hebt den Blasenhals höher in die Druckzone des Abdomens. Zum anderen kann durch Übertragung des Bauchdrucks auf die Harnröhre (*passive Drucktransmission*) der Verschlussdruck erhöht werden.

Wenn die Blase zu ca. 70–75 %, d. h. mit 350–500 ml Urin, gefüllt ist, werden die sensiblen intravesikalen Dehnungsrezeptoren stimuliert und über den sakralen Reflexbogen S2–4 wird der Blasenmuskel zur Kontraktion angeregt.

Dadurch wird ein starker Harndrang wahrgenommen. Der erste Harndrang entsteht bei ca. 40 %, also 200 ml, und kann normalerweise kortikal so gehemmt werden, dass die Blase weiter speichert bis zur normalen Füllung (Wyndaele 1990). Die normale obere Blasenkapazität wird mit 600 ml angegeben. Der Normaltonus des M. pubococcygeus hemmt das sakrale Miktionszentrum und damit die Aktivierung des M. detrusor vesicae. Die Speicherphase der Blase ist gesichert (Mahoney 1977).

### *Voraussetzungen für eine normale Speicherphase*

- Gute Dehnbarkeit (compliance) der Blase;
- Blasenstabilität ohne verfrühte Detrusorkontraktionen (angemessene Blasensensibilität, d. h. intakte Strukturen im zentralen und peripheren Nervensystem);
- keine Obstruktion zwischen Niere und Blase;
- positiver Harnröhrenverschluss in Ruhe und Belastung.

## 6.1.4 Entleerungsphase der Blase

*Die Entleerung wird durch die Entspannung der gestreiften Beckenbodenmuskulatur unter bewusster Kontrolle ausgelöst und als Reflex weitergeführt.*

Der Miktionsprozess vollzieht sich im Einzelnen folgendermaßen:

- die Frau setzt sich oder hockt sich hin;
- die Beckenbodenmuskulatur und die periurethralen Sphinkter entspannen sich;

- der Blasenhals senkt sich ab;
- Zwerchfell und Bauchwand kontrahieren sich minimal;
- das Trigonum vesicae öffnet durch Kontraktion der Längsmuskelfasern des M. detrusor vesicae den posterioren Blasenhals und verschließt dabei die Harnleiteröffnungen. Der posteriore urethrovesikale Winkel flacht ab;
- der Blasenhals formt sich zu einem Trichter, in den Urin fließt (Vesikalisation);
- der Detrusor kontrahiert sich und die Harnröhre wird geöffnet, wobei sie kürzer und weiter wird. Der intravesikale Druck steigt an. Der posteriore Winkel zwischen Blase und Urethra wird aufgehoben (**Abb. 6.7**);
- der Urin fließt, bis die Blase entleert ist. Die normale Harnflussrate(Q) liegt bei 20 ml/s;
- dann entspannt sich der Blasenmuskel, der urethrale Verschlussdruck wird durch Aktivität der periurethralen Sphinkter und des Beckenbodens wiederhergestellt;
- das Trigonum vesicae bekommt seinen normalen Tonus und der normale posteriore vesikale Winkel entsteht wieder.

### *Voraussetzung für eine normale Entleerungsphase*

- Intakte nervale Steuerung;
- angemessene Detrusorleistung (**Abb. 6.8a–b**);
- kein erhöhter Blasenauslasswiderstand durch Obstruktion;
- angepasste Beckenbodenrelaxation.

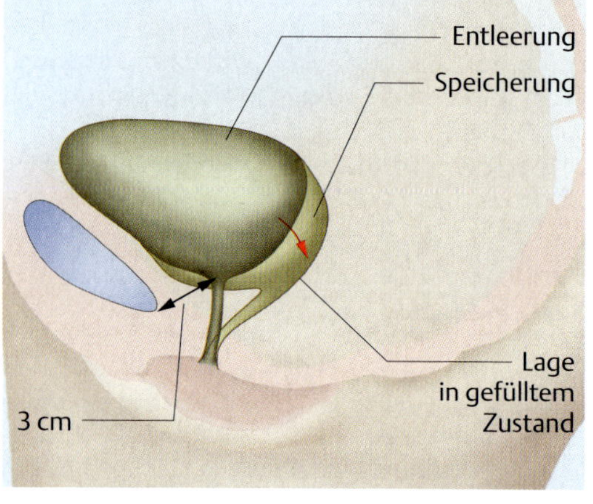


**Abb. 6.7** Beweglichkeit des Blasenbodens und der proximalen Urethra während der Speicher- und Entleerungsphase.

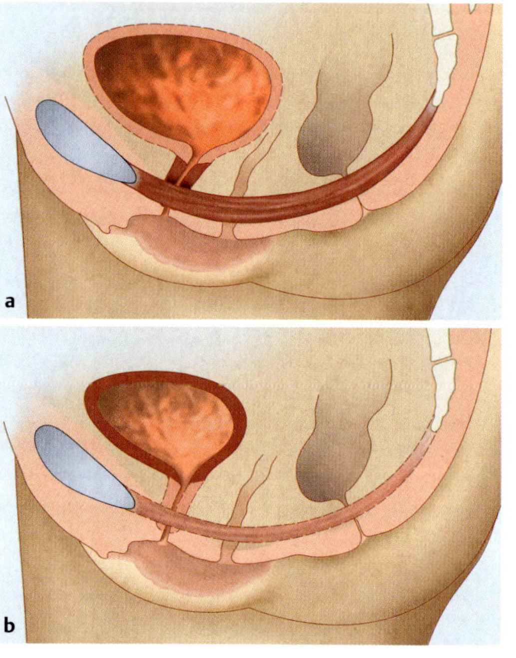


**Abb. 6.8** Zusammenwirken von Detrusor und Verschlussapparat während **a** Füllungs- und **b** Entleerungsphase.

## 6.2 Speicher- und Entleerungsfunktion des Rektums

Die Kontrolle über die Ausscheidungsprodukte des Darmes ist, wie die Blasenfunktion, eine Errungenschaft der frühen Kindheit. Der unwillkürliche Verlust von Darminhalt (Stuhl, Flüssigkeit, Gas), gilt wegen der Geruchsbelästigung in allen Altersgruppen als besonders peinliche Inkontinenz.

Weniger bekannt sind die Verstopfung (Konstipation) und der Durchfall (Diarrhoe) als ernsthafte Funktionsstörungen mit weitreichenden Folgen.

### 6.2.1 Die Organe des unteren Verdauungstraktes

Alle Organe und Drüsen, die an der Verwertung aufgenommener Nahrung beteiligt sind, gehören zum Verdauungstrakt des Menschen (**Abb. 6.9**). Die Verdauung beginnt im Mund mit dem Kauen unter Hinzufügen von Speichel und Gleitmitteln. Im Magen und in den Därmen wird der Prozess

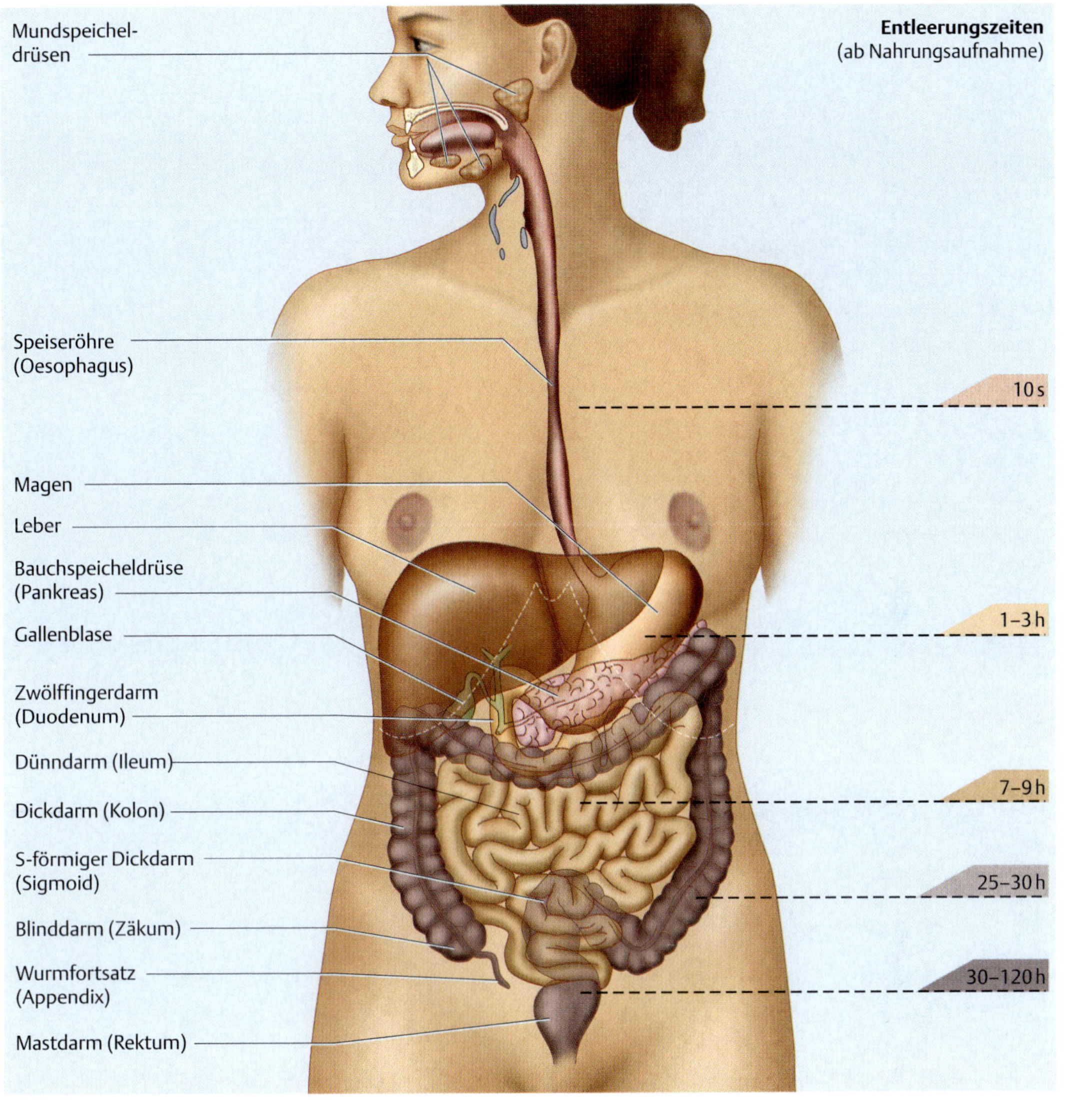


**Abb. 6.9** Verdauungstrakt (nach Silbernagl, Despopoulos).

fortgesetzt, so dass die Nahrung schließlich in kleinen Bausteinen aufgenommen und unverdaute Bestandteile, zusammen mit Zellen und Bakterien, mit dem Stuhl (Faezes) ausgeschieden werden kann. Speicher- und Entleerungsstörungen des Rektums können ihre Ursache in allen Bereichen des Verdauungstraktes haben (**Tab. 6.2**) (**Abb. 6.10**).

Die normale Transitzeit für Nahrung liegt bei Frauen bei 47 Stunden, Männer brauchen nur 33 Stunden (Bassotti et al. 1995). Kaffeehaltige Getränke und Stress beschleunigen die Passagezeit, Progesterone verlangsamen sie in der Schwangerschaft und in der 2. Zyklushälfte. Mangelnde Bewegung verlängert die Passagezeit.

Zum *Verdauungskanal* (**Tab. 6.2**) gehören:

- Mund (Cavum oris)- und Rachenhöhle (Pharynx);
- Speiseröhre (Oesophagus);
- Magen (Gaster);
- Dünndarm (Duodenum, Jejunum, Kolon);
- Dickdarm (Rektum) (**Abb. 6.11**);

Zu den Verdauungsdrüsen gehören:

- Mundspeicheldrüsen;
- Leber (Hepar);

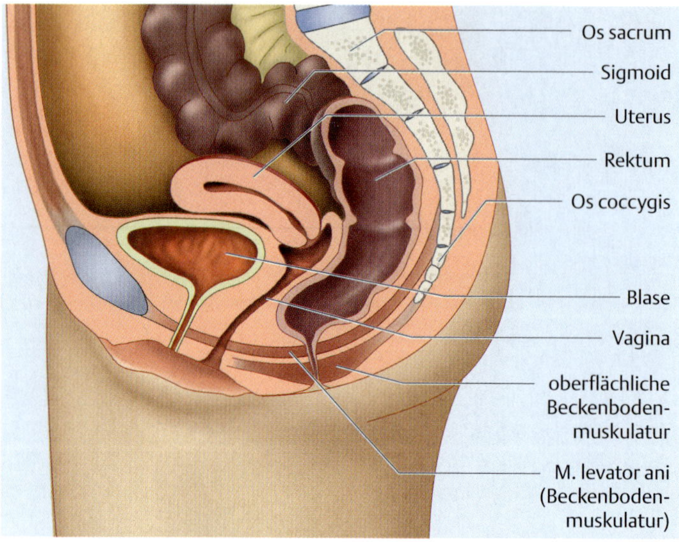


**Abb. 6.10** Lage des Rektums im Beckenbereich.

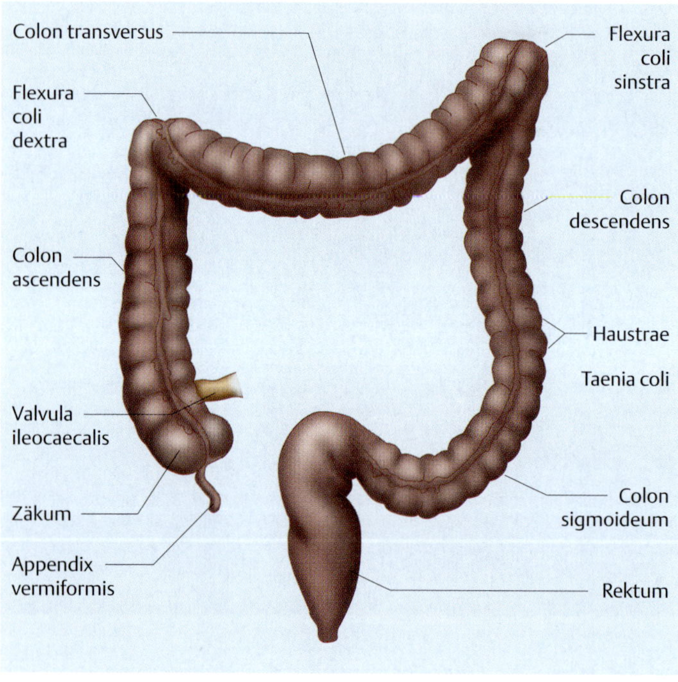


**Abb. 6.11** Dickdarm.

- Gallenblase;
- Bauchspeicheldrüse.

Besondere Bedeutung bei kolorektalen Dysfunktionen hat der *Dickdarm* mit seinen verschiedenen Abschnitten.

Der Dickdarm (Kolon) ist ca. 1,5 m lang und wird in Blinddarm (Appendix), aufsteigenden Teil (colon ascendens), querverlaufenden Teil (colon transversus), absteigenden Teil (colon descendens), S-förmigen Teil (colon sigmoid) und Mastdarm (Rektum) mit dem Analkanal (ampulla rectalis) eingeteilt.

Das *Rektum* ist der fixierte letzte Teil des Dickdarms. Er ist 12–15 cm lang, beginnt etwa in

**Tabelle 6.2**

| *Teil des Verdauungstraktes* | *Funktion* |
|---|---|
| Mundhöhle | Mechanische Zerkleinerung der Nahrung<br>Hinzufügen von Speichel<br>Beginn der Aufspaltung von Kohlehydraten |
| Speiseröhre | Nahrungstransport |
| Magen | Lagerung von Nahrung<br>Aufnahme von Vitamin B 12<br>Beteiligung an körpereigener Abwehr und Immunität |
| Dünndarm | Verdauung von Nahrung<br>Beteiligung an körpereigener Abwehr und Immunität |
| Dickdarm | Wasserresorption<br>Aufnahme von Vitamin K, C, B<br>Defäkation |

Höhe S3, folgt dem Verlauf des Kreuz- und Steißbeins und endet etwas unterhalb der Spitze des Os coccygeum.

Ventral grenzt das Rektum bei Frauen an die Vagina, bei Männern an die Blase und Prostata.

Der *Analkanal*, der letzte Teil des Rektums, beginnt an der Kreuzbeinspitze, an der anorektalen Flexura, durchquert den Hiatus ani und endet mit dem Ausgang des Analkanals (Anus). In Rückenlage ist diese Kante ungefähr 2 cm oberhalb einer Linie zwischen den Tuberositas ischiadicae (Womack et al. 1986). Der Analkanal ist 2,5–4,5 cm lang und kann durch willkürliche Kontraktionen des M. sphincter ani externus und M. puborectalis verlängert werden. Wenn das Rektum gefüllt ist, verkürzt er sich.

Das Innere des Analkanals ist in seinen oberen 2/3 mit Schleimhaut (Mucosa) ausgekleidet und im unteren Drittel mit Haut. Die Trennlinie zwischen Schleimhaut und Haut ist als weiße Linie (linea anocutanea) unterschiedlich deutlich sichtbar.

Die beiden submukösen Venenpolster (Plexus venosus rectalis internus und externus) verbessern den rektalen Verschlussdruck.

### 6.2.2 Anorektale Muskulatur (siehe Kap. 5, Abb. 5.10)

Im Hiatus ani treffen quergestreifte und glatte Muskelsysteme zusammen, die für die Funktion des Rektums von Bedeutung sind. Der glattmuskuläre *M. sphincter ani internus*, im Innern des oberen Anteil des Analkanals, ist ungefähr 30 mm lang, 2–3 mm dick und eine Verdickung der zirkulären Muskulatur, die den gesamten Darmtrakt bedeckt.

Zwischen den beiden Sphinkteren bildet der *M. puborectalis* eine nach ventral offene Schlinge um diesen Abschnitt. Weiter kaudal schließt sich der quergestreifte *M. sphincter ani externus* mit einigen zirkulären Touren an. Man unterscheidet einen tiefen Anteil und einen oberflächlichen Anteil, die durch eine bindegewebige Schicht voneinander getrennt sind (Peschers et al. 1997).

Durch die Verflechtung von Muskelfasern des M. puborectalis mit Fasern des M. sphincter ani externus ist diese Muskulatur indirekt am Beckenring befestigt. Beide Anteile sind bindegewebig mit dem Corpus anococcygeum des Os coccygis verbunden. Der tiefe Anteil des M. sphincter ani externus und der M. puborectalis formen einen charakteristischen „double Bump" (doppelten Wulst) in der sagittalen Ebene.

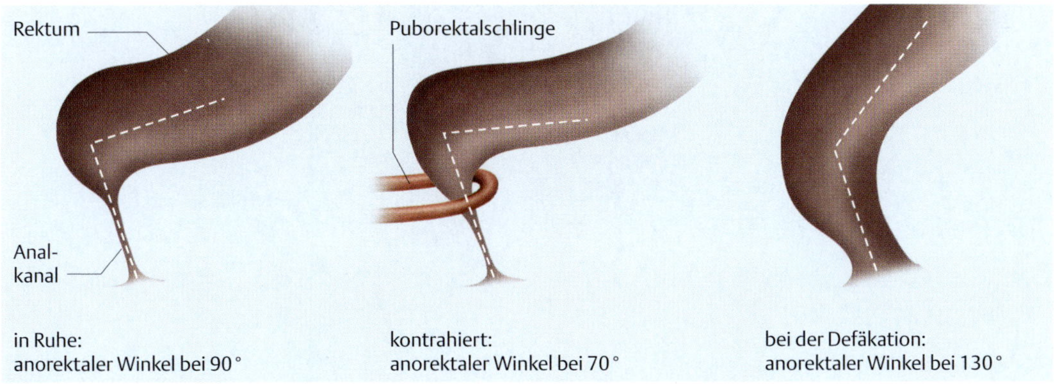


**Abb. 6.12** Der anorektale Winkel in Ruhe, kontrahiert und während der Defäkation.

Bei Frauen ist der M. sphincter ani externus anterior etwas kürzer als posterior (Aronson et al. 1990). Dieser Muskel unterstützt den glatten M. sphincter ani internus, der die oberen 3/4 des Analkanals umfasst, zu 30 % bei der Aufrechterhaltung des analen Verschlussdrucks (Lestar et al. 1989). Im Schlaf ist er nur gering aktiv (Floyd, Walls 1953). Bei intraabdominaler Druckerhöhung und willentlicher Anspannung können beide Muskeln den anorektalen Winkel verkleinern und so Stuhlinkontinenz verhindern (**Abb. 6.12–6.14**).

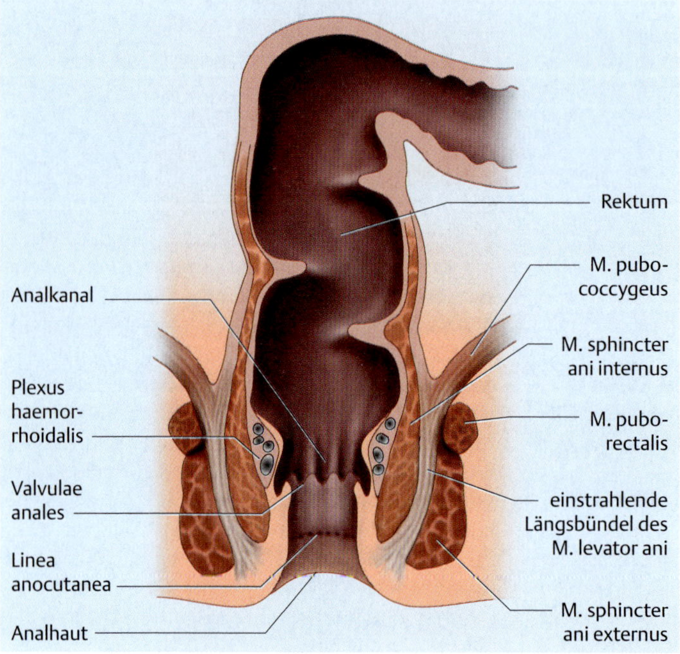


**Abb. 6.13** Der Analkanal.

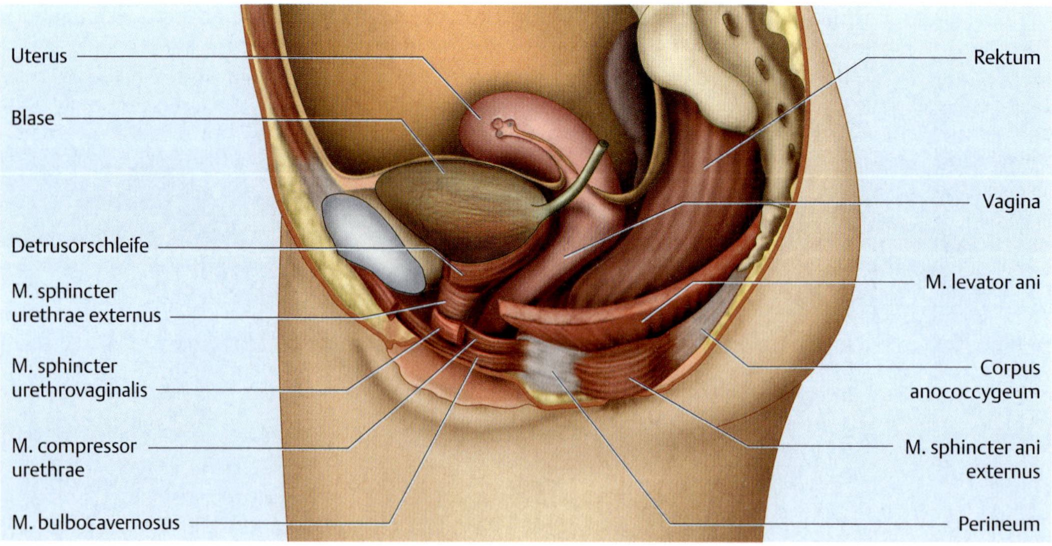


**Abb. 6.14** Seitansicht der Beckenorgane und ihre Beziehung zum Beckenboden.

### 6.2.3 Innervation des Rektums

Die anale Schleimhaut, die sich bis zur Linea anocutanea ausbreitet, ist hinsichtlich Schmerz, Temperatur, Druck und Spannungserhöhung (Cherry, Rothenberger 1988) sensitiv. Die sensiblen Fasern führen von den Nn. rectales inferior des N. pudendus zu den Sakralsegmenten 2–4. Der M. sphincter ani externus wird motorisch über den N. pudendus (S2-4) versorgt, der M. puborectalis sowohl über die direkten Äste aus dem Plexus sacralis als auch über die Nn. rectales inferior des N. pudendus. Die Motoneurone für die quergestreiften Sphinkter liegen in den entsprechenden Segmenthöhen und werden Onuf-Kern genannt.

Der M. sphincter ani internus wird vegetativ innerviert. Die symphathischen Efferenzen kommen aus den Segmenten Th6–L2 und die parasympathischen Efferenzen aus den Segmenten S2–4 (Nn. splanchnici). In den Onuf-Kernen wurden auch Ansammlungen von Nervenzellen für die glattmuskulären Sphinkter nachgewiesen (Yamamoto et al. 1978). Damit wurde bewiesen, dass die Kerngebiete der glatten und quergestreiften Muskulatur nicht auseinander zu halten sind.

Die autonomen Nerven führen über den Plexus hypogastricus inferior zum Rektum und Analkanal. Beide Organe verfügen neben diesem extramuralen Nervensystem ebenso wie die kranial gelegenen Kolonabschnitte über ein intramurales Nervensystem (Wedel et al. 1999). Die glatte Darmmuskulatur verfügt über mehr cholinerge als anticholinerge Nervenrezeptoren (Christensen 1994) (**Abb. 6.15**).

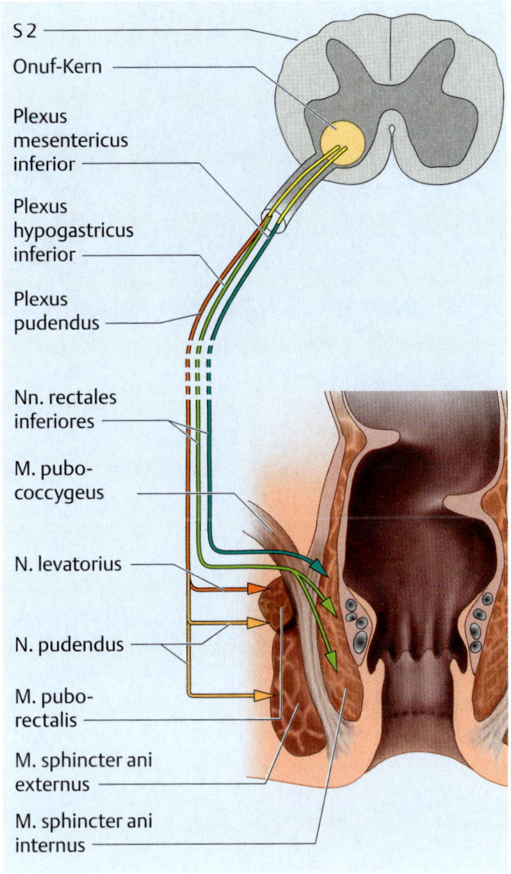


**Abb. 6.15** Innervation anorektaler Komplex.

### 6.2.4 Funktion des Rektums

Der Dickdarm (Kolon) nimmt die Speisereste aus dem Dünndarm auf, entnimmt Vitamine, entzieht Wasser und scheidet den Rest als Stuhl (Fäzes) aus (s. **Abb. 6.11**). Das Kolon weist nur geringe Darmbewegungen auf. Langsame rhythmische Kontraktionen der zirkulären Muskulatur bringen die Schleimhaut besser mit dem Inhalt in Kontakt, was die Wasserresorption und den Weitertransport fördert. Im Rektum schieben die Darmbewegungen den Stuhl rückwärts in Richtung Colon sigmoid und damit weg vom Anus.

Diese Aktivität ist in der Nacht größer als am Tage (Rao, Welcher 1994) und verhindert damit nächtliche Darmentleerung. Eine halbe Stunde nach einer Mahlzeit (gastrokolischer Reflex) ruhen diese Aktivitäten und die rektale Ampulle kann sich füllen, Stuhldrang tritt auf und eine Darmentleerung (Defäkation) ist möglich. Im Rektum wird der Stuhl gespeichert und meist täglich ausgeschieden. Die Menge differiert auf Grund der Nahrungszusammensetzung und Flüssigkeitszufuhr. Ballaststoffreiche Kost, die unverdauliche Bestandteile enthält, vergrößert die Stuhlmenge. Gase (Flatus), die sich immer im Kolon befinden, können über den Anus entweichen.

Der Stuhl besteht aus:

- unverdauten Speiseresten;
- Gärungs- und Verrottungsprodukten;
- Abbauprodukten aus der Galle;
- Ausscheidungsprodukten des Dickdarms;
- Wasser und Salzen.

### 6.2.5 Die Speicherphase des Rektums

Die ungestörte Füllungsphase des Rektums ist abhängig vom Muskeltonus der analen Schließ-

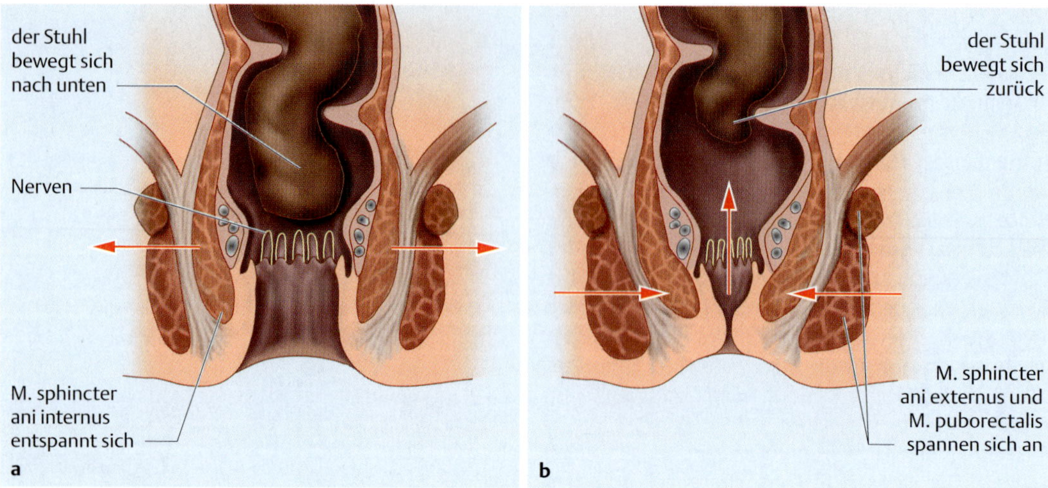


**Abb. 6.16** Die Sicherung der Kontinenz während der Füllungsphase des Rektums **a** Stuhl bewegt sich nach unten **b** M. sphincter ani externus und M. puborectalis spannen sich an.

muskeln, dem Zustand der arteriovenösen Schwellkörper (Plexi venosi externi und interni) und einer angemessenen Sensibilität der analen Schleimhaut (passive Kontinenz):

- der Inhalt des Rektums (Stuhl, Gas, Flüssigkeit) aktiviert Dehnungsrezeptoren an der Darmwand;
- ein Dranggefühl wird bewusst;
- der innere Schließmuskel entspannt sich bei Kontakt mit Darminhalt;
- der M. sphincter ani externus kontrahiert sich (Reflexaktivität);
- die Kontinenz ist gesichert (**Abb. 6.16a–b**).

*Zur Verhinderung einer Defäkation kann der rektoanale Winkel willkürlich durch den M. sphincter ani externus und M. puborectalis verkleinert werden (aktive Kontinenz).*

## 6.2.6 Die Entleerungsphase des Rektums (Defäkation)

Die Defäkation unterliegt wie die Miktion einem neuronalen Regelkreis, der im Einzelnen noch nicht vollständig geklärt ist. Ein differenziertes Zusammenspiel zwischen Darmperistaltik, Entspannung der analen Sphinkter und Beckenboden sowie der Kontraktion der Bauchmuskulatur und des Zwerchfells ist für die vollständige Entleerung des Rektums notwendig:

- die Darmperistaltik schiebt den Darminhalt in das Rektum;
- der innere Schließmuskel entspannt sich bei Kontakt mit Darminhalt;
- der M. sphincter ani externus kontrahiert sich (Reflexaktivität);
- M. puborectalis und M. sphincter ani externus halten den analen Verschlussdruck bis zur Entleerung;
- Dehnungsrezeptoren aktivieren ein bewusstes „Völlegefühl", den Drang bei entsprechendem Volumen zu defäzieren;
- an einem geeignetem Ort und zur gewünschten Zeit sitzt oder hockt sich der Mensch hin;
- der Beckenboden entspannt sich;
- durch Erhöhung des intraabdominalen Drucks (IAP: durch M. obliquii, M. transversus abdominis und Diaphragma pulmonale) senkt sich der Beckenboden um 1–2 cm;
- durch die Entspannung des M. sphincter ani externus und M. puborectalis öffnet sich der anorektale Winkel und der Analkanal senkt sich ab und wird kürzer (**Abb. 6.17**);
- Wenn die Defäkation beginnt, drückt der IAP das Rektum gegen den aktiv stützenden M. pubococcygeus (Lubowski et al. 1992);
- das Rektum entleert sich ohne Mühe vollständig durch die Darmperistaltik oder/und durch Erhöhung des IAP (intraabdominalen Drucks) (**Tab. 6.3**);
- Nach der Entleerung baut sich der normale anale Schlussdruck durch Reflexaktivität wieder auf und die Speicherung beginnt wieder.

Die Fähigkeit, den Darminhalt (Gas, Flüssigkeit, Stuhl) wahrzunehmen, zurückzuhalten und zu

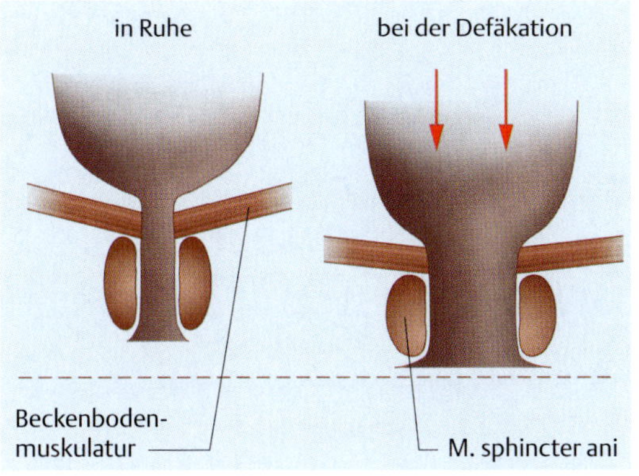


**Abb. 6.17** Beckenboden und Sphinkteraktivität während der Speicherung und Entleerung des Rektums.

**Tabelle 6.3** Füllungsmenge des Rektums und Wahrnehmung (gemessen durch analen Ballonkatheter)

| *Füllungsvolumen des Ballons* | *Wahrnehmung* |
|---|---|
| < 30 ml | geringste wahrnehmbare Füllungsmenge |
| 80–120 ml | normales Dranggefühl |
| 180–240 ml | starkes Füllungsgefühl, sehr starkes Dranggefühl, Schmerzen |

einer akzeptablen Zeit an einem gewünschten Ort zu entleeren (Kuijpers 1990), bezeichnet man als Stuhlkontinenz.

### *Voraussetzungen für eine Stuhlkontinenz*

- Ein adäquater, stabiler analer Verschlussdruck, der höher liegt als der Druck des anorektalen Traktes und weder in Ruhe noch unter Provokation schwankt;
- bei abrupten Druckereignissen, z. B. Husten, muss die quergestreifte Sphinkter- und Beckenbodenmuskulatur reflektorisch aktivierbar sein, um den analen Verschlussdruck durch Verringerung des anorektalen Winkels zu gewährleisten;
- intakte anatomische Strukturen des Funktionssystems Rektum, wie die glatte und quergestreifte Muskulatur, elastische Bindegewebsfasern und die Schleimhaut mit dem submukösen Gefäßpolster;
- störungsfreie Verdauungsvorgänge im gesamten oberen Verdauungstrakt;
- angemessene Darmperistaltik;
- ein ungestörter rektaler Speicherprozess, der geformten Stuhl entstehen lässt;
- eine intakte neurologische Kontrolle.

### *Voraussetzungen für eine optimale Defäkation*

- Eine intakte neurologische Kontrolle über den Speicher- und Entleerungsprozess;
- angemessene Darmperistaltik;
- normale Reservoirfunktion des Rektums;
- geformter Stuhl (s. Bristol Stool-Form-Scale);
- Sphinkter- und Beckenbodenrelaxation während der Entleerung;
- intakte anatomische und neurologische Strukturen des anorektalen Traktes und des Verschlussapparates.

## Zusammenfassung

- Die Speicher- und Entleerungsfunktionen von Blase und Rektum gehören zu den wichtigen Funktionssystemen des Beckenbodens.
- In der Harnblase ist ein hohles muskuläres Speicherorgan. Über Harnleiter wird sie mit dem in den Nieren produzierten Urin gefüllt, pro Tag werden 1–2 l produziert.
- Durch die hohe Dehnbarkeit der Blase geschieht das Speichern ohne nennenswerte Druckerhöhung. Erst wenn die Blase zu ca. 70–75 % (350–500 ml Urin) gefüllt ist, werden die sensiblen intravesikalen Dehnungsrezeptoren stimuliert. Über den sakralen Reflexbogen S2–4 wird der Blasenmuskel zur Kontraktion angeregt, Harndrang wird wahrgenommen.
- Die Entleerung wird durch die Entspannung der Beckenbodenmuskulatur bewusst ausgelöst und als Reflex weitergeführt.
- Der Miktionsprozess unterliegt der Kontrolle des gesamten Nervensystems. Die wichtigen Koordinationszentren für die Miktion liegen im Hirnstamm, im Zerebellum, im limbischen System, im Hypothalamus und im Kortex. Auch biomechanische Kriterien, wie z. B. die Sitz- oder Hockhaltung der Frau sind entscheidend z. B. für die Relaxation des Beckenbodens. Zwerchfell und Bauchmuskulatur kontrahieren sich minimal.
- Speicher- und Entleerungsstörungen des Rektums können ihre Ursache in allen Bereichen des Verdauungstraktes haben.

- Die normale Transitzeit der Nahrung durch den Verdauungstrakt liegt bei Frauen bei 47, bei Männer bei 33 Stunden.
- Das Rektum (12–15 cm lang) ist der fixierte letzte Teil des Dickdarms. Der Analkanal (2,5–4,5 cm lang) ist der letzte Teil des Rektums und endet mit dem Anus.
- Die ungestörte Füllungsphase des Rektums ist abhängig vom Muskeltonus der analen Schließmuskeln, vom Zustand der arteriovenösen Schwellkörper und von einer angemessenen Sensibilität der analen Schleimhaut.
- Die Defäkation unterliegt wie die Miktion einem – im Einzelnen noch nicht vollständig geklärten – neuronalen Regelkreis.

## Literatur

Siehe Kapitel 9.

# 7 Funktionsstörungen an Organsystemen im Beckenbereich

## 7.1 Urethrovesikale Dysfunktionen

Die Blasenfunktion verändert sich im Laufe des Lebens. Kinder lernen mit etwa 3 Jahren tagsüber die Blase zu kontrollieren. Durch die vaginale Geburt entstehen häufig vorübergehende oder bleibende Störungen bei der erwachsenen Frau. Der Östrogenmangel reduziert die Blasenfunktion bei postmenopausale Frauen.

Weitere Risikofaktoren sind Rauchen, Übergewicht, Konstipation (Obstipation). Neurologische Erkrankungen sind die häufigste Ursache von Blasendysfunktionen.

Die nachfolgend beschriebenen häufigen Blasenstörungen (Miktionsstörungen, Inkontinenz) werden entsprechend ihres Funktionsdefizits in der Speicher- oder Entleerungsphase unterschieden, wobei Überschneidungen (Mischformen) möglich sind (**Tab. 7.1**). Die Definitionen beziehen sich auf die Publikation der International Continence Society, „Standardization of terminology of lower urinary tract function" (Abrams et al. 1988), kurz ICS-Definition genannt.

**Tabelle 7.1** Übersicht über Speicher- und Entleerungsstörungen

| ***Speicherstörungen*** | ***Entleerungsstörungen*** |
|---|---|
| Stressinkontinenz | Überlaufinkontinenz |
| Dranginkontinenz | Dysurie (schmerzhafte Blasenentleerung) |
| Reflexinkontinenz (siehe S. 111) | Stotterharn |
| Nykturie nächtliche Blasenentleerung) | Harnretention (Harnverhalten) |
| Enuresis Nocturna (nächtliches Bettnässen) | Nachträufeln |
| erhöhte Miktionsfrequenz (sehr häufige Miktion) | wiederholte Miktion |
| imperativer Harndrang | verzögerter Miktionsstart |
| extraurethrale Inkontinenz (s. S. 111) | abgeschwächter Harnstrahl |
| Detrusorhyperreflexie (s. S. 112) | Entleerung mittels Bauchpresse |
| Detrusorinstabilität (s. S. 113) | Restharnbildung |
| instabiler Harnröhrenverschluss (s. S. 113) | Detrusor-Sphinkter-Dyssynergie (s. S. 113) |
| verringerte Blasenkapazität | schlaffe Blase (Detrusorareflexie, Detrusorhypotonie, Detrusorakontraktilität) |
| | Überaktiver Harnröhrenverschluss (s. S. 113) |

### 7.1.1 Miktionsstörungen

Eine Miktionsstörung ist das Symptom für eine Blasenspeicher- oder Entleerungsstörung *ohne* unwillkürlichen Harnverlust (Inkontinenz) mit vielfältiger Genese (**Tab. 7.2**):

- *erhöhte Miktionsfrequenz*: häufige Entleerung der Blase;
- *verringerte Blasenkapazität*: reduziertes Blasenfüllungsvolumen (normal 400–600 ml);
- *imperativer Harndrang*: nicht zu unterdrückendes Entleerungsgefühl;
- *Nykturie*: nächtliche Blasenentleerung (ab dem 50. Lebensjahr ist 1 bis 2-mal pro Nacht normal);
- *Restharn*: nach der Miktion verbleibender Harn. Über 15 % des Blasenvolumens werden wegen der Infektionsgefahr als problematisch angesehen;
- *Anurie*: fehlende Urinproduktion über 24 h;
- *Dysurie*: schmerzhafte Entleerung;
- *Harnträufeln*: nach vollendeter Entleerung verliert die Patientin ein paar Tropfen Urin;
- *Stotterharn*: der Urin fließt intermittierend (stockend);
- *abgeschwächter Harnstrahl*: Der Urin fließt langsamer als 20 ml/s (Harnflussrate verlangsamt);
- *verzögerter Miktionsstart*: Der Beginn der Blasenentleerung verzögert sich;
- *wiederholte Miktion*: zur vollständigen Entleerung der Blase sind mehrere Toilettengänge nötig oder Veränderungen der Körperhaltung, um die Miktion zu Ende zu führen;
- *Harnverhalt*: die Blase kann nicht entleert werden.

**Tabelle 7.2** Ursachen von Miktionsstörungen

| *Miktionsstörungen* | *Mögliche Ursachen* |
|---|---|
| erhöhte Miktionsfrequenz | ▪ Dranginkontinenz<br>▪ niedrige Blasenkapazität<br>▪ große Flüssigkeitszufuhr<br>▪ Alkohol, Koffein, Nikotin<br>▪ Medikamente<br>▪ falsche Angewohnheit<br>▪ Angst<br>▪ nach Bestrahlung<br>▪ Infektion |
| Nykturie (nächtliche Blasenentleerung) | ▪ kleine Blasenkapazität<br>▪ späte Flüssigkeitszufuhr<br>▪ Detrusorhyperreflexie<br>▪ erhöhte nächtliche Diurese |
| Stotterharn, abgeschwächter Harnstrahl,verzögerter Miktionsstart, wiederholte Miktion | ▪ Detrusorhyporeflexie<br>▪ mangelnde Sphinkterrelaxation<br>▪ Auslassbehinderung<br>▪ Zystozele<br>▪ überaktiver Harnröhrenverschluss |
| Miktion mit Bauchmuskeleinsatz, Triggern, Blase ausdrücken, Harnverhalt, Restharnbildung | ▪ Detrusorareflexie<br>▪ Auslassbehinderung<br>▪ DSD (Detrusor-Sphinkter-Dysynergie)<br>▪ Zystozele<br>▪ abgebrochene Miktion<br>▪ überaktiver Harnröhrenverschluss |
| Dysurie (schmerzhafte Blasenentleerung) | ▪ Entzündungen<br>▪ Steine<br>▪ Verletzungen<br>▪ Missbrauch, Vergewaltigung |
| Anurie (fehlende Blasenentleerung über 24 Stunden) | ▪ schlaffe Blase<br>▪ überaktiver Harnröhrenverschluss<br>▪ Störung des oberen Harntrakts |

## 7.1.2 Inkontinenzformen

In der medizinischen Terminologie hat sich die ICS-Definition für die Inkontinenzproblematik durchgesetzt:

> *Inkontinenz ist eine Krankheit, bei der ein unwillkürlicher Harnverlust ein soziales oder ein hygienisches Problem ist und der Urinverlust objektiv nachgewiesen werden kann.*

Einige Studien definieren Inkontinenz als jeglichen Urinverlust, andere den Urinverlust von mehr als 2-mal im Monat (Bump, Norton 1998).

Ein seltener tröpfchenweiser Urinabgang muss nicht unbedingt ein soziales oder hygienisches Problem sein. Durch den standardisierten Pad-Test nach ICS (siehe S. 120) kann der Urinabgang gemessen werden. Mehr als 2 g Urinverlust werden als Inkontinenz bezeichnet.

### *Dranginkontinenz (Urgeinkontinenz)*

Unwillkürlicher Harnabgang verbunden mit einem starken Entleerungsdrang. Es kann auch den Verlust einer großen Urinmenge bedeuten, wenn einer Detrusorkontraktion eine Relaxation des urethralen Sphinkters ohne willkürliche Beckenbodenentspannung folgt.

2 Formen werden unterschieden:

- *Sensorische Dranginkontinenz* (Sensoric Urinary Urge Incontinence: SUUI) Die Ursache für diese Inkontinenzform liegt in einer Blasenhypersensitivität, wie sie durch Infektionen, Entzündungen und Fremdkörper, aber auch Missbrauch und nach Vergewaltigung hervorgerufen werden kann, ohne den Nachweis einer unwillkürlicher Detrusoraktivität. Symptomatisch besteht neben der Harninkontinenz eine erhöhte Miktionsfrequenz ohne Restharnbildung, imperativer Harndrang, Nykturie und auch Dysurie.
- *Motorische Dranginkontinenz* (Motoric Urinary Urge Incontinence: MUUI). Bei dieser Inkontinenzform steht die Detrusorhyperaktivität im Sinne einer Detrusorinstabiliät während der Speicherphase im Vordergrund. Beim Auftreten der unwillkürlichen Detrusoraktivität kommt es zum Urinabgang. Das Beschwerdebild mit seinen Symptomen ähnelt der sensorischen Dranginkontinenz. Die Ursachen für diese Inkontinenzform, auch idiopathische Drang-inkontinenz genannt, sind vielfältig und besonders in der Abgrenzung zur Detrusorhyperreflexie mit neurogenen Ursachen schwierig.

### *Stressinkontinenz (Urinary Stressincontinence: USI)*

Es besteht ein unwillkürlicher Harnabgang ohne Detrusorkontraktion, wenn der intravesikale Druck den intraurethralen Druck überwindet. Die Ursache ist ein inkompententer Verschlussmechanismus der Harnröhre. Oft ist der Urinabgang nur klein, tröpfchenweise, oder/und nicht so häufig, sowie in Verbindung mit einer Erhöhung des intraabdominalen Drucks bei vorausgegangenen körperlichen Aktivitäten. Zusätzlich besteht bei den Patientinnen häufig eine leichte Form der Stuhlinkontinenz, der unkontrollierte Abgang von Winden (**Tab. 7.3**).

**Tabelle 7.3** Schweregrade der Stressinkontinenz nach Ingelmann-Sundberg (1952)

| *Gradeinteilung* | *Harnabgang* |
|---|---|
| 1 | beim Husten, Niesen, Lachen, Pressen |
| 2 | beim Laufen, Tragen, Heben |
| 3 | im Liegen |

### *Mischinkontinenz*

Mischinkontinenz ist das gleichzeitige Vorkommen einer Stress- und einer Dranginkontinenz.

### *Enuresis nocturna*

Gemäß der ICS-Definition ist hiermit der unwillkürliche Verlust von Urin im Schlaf gemeint.

### *Überlaufinkontinenz*

Überlaufinkontinenz ist der unwillkürliche Urinabgang verbunden mit einer passiven Überdehnung der Blase. Damit kann, muss aber nicht eine Detrusorkontrakion einhergehen.

Eine Überlaufinkontinenz kann durch eine Obstruktion (Obstructive Overflow Incontinence, OOI), mangelnde oder fehlende Detrusorkontraktion oder Blasenüberdehnung (Non Obstructive Overflow Incontinence, NOOI) entstehen. Das Hauptproblem dieser Inkontinenzform ist die Gefahr des Harnrefluxes und damit der Stauungsniere.

### *Reflexinkontinenz*

Die Reflexinkontinenz ist der Verlust von Urin durch Detrusorhyperaktivität oder durch eine unwillkürliche Entspannung des urethralen Verschlusssystems in Abwesenheit eines Entleerungsdranges.

Die genauen Bezeichnungen sind abhängig von der Läsionshöhe.

- Läsion peripherer Nerven: Eine Schädigung der Plexus pelvicus durch Operationen oder Verletzungen im kleinen Becken kann zu einer Detrusorhyperreflexie mit erhöhter Miktionsfrequenz führen. Der Detrusor-Sphinkter-Synergismus bleibt bestehen.
  Eine Schädigung des N. pudendus führt zu einer mangelnden Innervation der Beckenbodenmuskulatur und damit zu ungenügendem urethralen Verschlussdruck.
- Spinale Reflexblase (Spinal-Reflex-Incontinence, SRI): Bei kompletter Unterbrechung aller auf- und absteigenden Bahnen kann weder Harndrang verspürt werden noch besteht die Möglichkeit der Willkürsteuerung über den Detrusor. Der Blasenentleerungsreflex läuft über den sakralen Reflexbogen.
  Aus der mangelnden Koordination von Detrusor und Sphinkter resultiert eine Detrusor-Sphinkter-Dyssynergie (DSD). Es kommt zur unvollständigen Entleerung, d. h. Stotterharn und Restharnbildung. Unfreiwilliger Harnabgang ist möglich. DSD gibt es vor allem bei neurologischen Störungen, z. B. bei Multipler Sklerose.
- Spinal enthemmte Blase: Bleiben bei einer inkompletten Läsion vor allem afferente Bahnen erhalten, kann zwar der Harndrang verspürt, aber willkürlich nicht mehr kontrolliert werden. Detrusor-Sphinkter-Dyssynergie (DSD) mit Stotterharn und Restharnbildung sind die Folge. Unfreiwilliger Harnabgang ist möglich.
- Suprapontine Reflexinkontinenz (Supraspinal Reflex Incontinence, SSRI) oder zerebral enthemmte Blase: Beim Fehlen hemmender kortikaler Einflüsse kommt es zu imperativem Harndrang, erhöhter Miktionsfrequenz und Inkontinenz. Die Blase kann vollständig entleert werden, aber oft ist es zu spät. Bei dieser Schädigung bleibt der Synergismus zwischen Detrusor und Sphinkter erhalten.

### *Extraurethrale Inkontinenz (Extraurethral Incontinence, EUI)*

Die Blasenentleerung erfolgt nicht über die Harnröhre. Ursache sind urogenitale Fisteln oder ektope Ureter.

## Ursachen der Inkontinenz

Eine Übersicht über die häufigsten Formen von Inkontinenz und ihre Ursachen zeigt **Tab. 7.4.**

## Vorkommen der Inkontinenz

Die unterschiedlich hohen Zahlen über das Vorkommen von Inkontinenz sind abhängig von Studien, die eine uneinheitliche Erhebungsmethodik haben. Die Häufigkeit von Inkontinenzereignissen (mehr als 2-mal im Monat oder einmaliger Urinabgang in den letzten 12 Monaten), das Alter der Frauen und die Art der Befragung (mündlich oder schriftlich) können Einfluss auf die Ergebnisse und damit auf die Anzahl der Betroffenen haben.

**Tabelle 7.4** Formen der Inkontinenz und mögliche Ursachen

| ***Inkontinenzform*** | ***Mögliche Ursachen*** |
|---|---|
| Stressinkontinenz | ▪ Insuffizienter Harnröhrenverschlussmechanismus<br>▪ durch Geburtstraumata bei langer Austreibungsphase (> 30 min), großem Kindsgewicht (> 4000 g), Forzepsentbindung, Beckenendlagengeburt, kindlichen Lageanomalien,<br>▪ durch Beckenbodenverletzungen (Dammriss, Dammschnitt),<br>▪ durch Läsionen der nervalen Versorgung,<br>▪ durch Verletzungen der bindegewebigen Aufhängung (Ligg. pubourethralia, Fascia endopelvina),<br>▪ durch Pressen beim Stuhlgang,<br>▪ durch schweres Heben,<br>▪ durch Asthma, allergischen Husten, Raucherhusten,<br>▪ Östrogenmangel in der Post-Menopause, bei langem Stillen, in der 2. Zyklushälfte,<br>▪ insuffiziente oder atrophierte periurethrale quergestreifte Muskulatur,<br>▪ durch Alterungsprozesse,<br>▪ nach Operationen im kleinen Becken (z. B. vorderer Kolporrhaphie),<br>▪ durch Missbrauch, Vergewaltigung,<br>▪ durch Rauchen,<br>▪ durch Übergewicht, |
| Dranginkontinenz | *motorisch*:<br>▪ gestörte nervale Kontrolle,<br>▪ Tumor, Bandscheibenvorfall, Operationen, Koffein, Medikamente, neurologische Störungsbilder, Bestrahlung,<br>▪ falsches Miktionsverhalten: zu häufige Blasenentleerung, Blasenkapazität gering, erhöhte Blasenwandstärke, zu früher imperativer Harndrang,<br>▪ instabiler urethraler Verschluss<br>*Sensorisch*:<br>▪ Hypersensitivität durch: Infektion, Missbrauch, Vergewaltigung, Entzündung, Fremdkörper |
| Enuresis nocturna | ▪ kleine Blasenkapazität,<br>▪ Detrusorhyperreflexie,<br>▪ abnormales Schlafverhalten |
| Überlaufinkontinenz | ▪ Blasenauslassobstruktion,<br>▪ Detrusorhyporeflexie,<br>▪ Detrusorakontraktilität,<br>▪ Detrusorareflexie |
| extraurethrale Inkontinenz | ▪ Fisteln,<br>▪ Harnleitermissbildungen |
| Reflexinkontinenz | ▪ neurologische Störungsbilder,<br>▪ Hirnleistungsstörungen,<br>▪ Rückenmarksverletzungen, -erkrankungen |

In Deutschland geht man von einer offiziellen Zahl von über 3 Millionen Betroffenen aus (rund 4 % der Bevölkerung), die Dunkelziffer ist bei dieser tabuisierten Erkrankung vermutlich doppelt so hoch. In Amerika wird die Zahl der Betroffenen auf mindestens 25 Millionen geschätzt (ungefähr 10 % der Bevölkerung. Die Prävalenz von Stressharninkontinenz nach vaginaler Geburt beträgt je nach Untersucher 0,7–38,0 % (Dimpfl et al. 1992, Morkved, Bø 1997, Viktrup et al. 1993). **Tab. 7.5** zeigt neben der allgemein steigenden Prävalenz von Inkontinenz mit dem Alter der Frau das Überwiegen der Stressinkontinenz in allen Altersgruppen und die Zunahme des Schweregrades.

## Störungsbilder bei vesikaler und urethraler Dysfunktion

Inkontinenz und Miktionsstörungen sind Ausdruck für urethrovesikale Dysfunktionen verschiedener Genese. Abhängig vom Ort des Funktionsdefizits werden folgende Störungsbilder unterschieden:

### *Vesikale Dysfunktionen*

- *Detrusorhyperreflexie*: Entstehen unwillkürliche Detrusorkontraktionen während der Füllungsphase spontan oder als Reaktion auf Veränderung des Bauchdrucks oder bei Bewegungen, be-

**Tabelle 7.5** Prävalenz, Typ und Schweregrad weiblicher Harninkontinenz nach Altersgruppe (nach Samuelsson et al. 1997)

| ***Altersgruppe*** | ***20–29*** | ***30–39*** | ***40–49*** | ***50–59*** | ***insgesamt*** |
|---|---|---|---|---|---|
| *Zahl der Frauen* | 153 | 118 | 87 | 133 | 491 |
| Prävalenz | 12 | 31 | 33 | 60 | 136 |
| *Typ* | | | | | |
| Stress | 3 | 20 | 25 | 29 | 77 |
| gemischt | 2 | 3 | 4 | 17 | 26 |
| Drang | 2 | 3 | 0 | 5 | 10 |
| unspezifisch | 5 | 5 | 4 | 9 | 23 |
| *Schweregrad/ Vorkommen* | | | | | |
| täglich | 2 | 2 | 5 | 8 | 17 |
| > = 1× pro Woche | 4 | 6 | 5 | 10 | 24 |
| < = 1× pro Monat | 1 | 2 | 4 | 13 | 20 |
| selten | 5 | 22 | 19 | 29 | 75 |

zeichnet man dies als *Detrusorinstabilität* oder als *Detrusorhyperreflexie* bei neurologischer Ursache. Sie geht mit einem imperativen Harndrang und einer erhöhten Miktionsfrequenz einher und kann bis zur Inkontinenz führen.

- *Detrusorhyporeflexie*: Während der Entleerung muss sich der Detrusor anspannen und diese Spannung bis zur vollständigen Entleerung – oder willentlichen Unterbrechung – halten. Wenn die Detrusorkontraktion nicht stark genug ist, kann sich die Blase nicht vollständig entleeren (Restharn, wiederholte Miktion) oder/ und benötigt dafür einen inakzeptablen Zeitaufwand.
- *Detrusorareflexie*: Bei einer normalen Blasenkapazität von 350–500 ml muss sich der Detrusor anspannen, sonst kann die Entleerung nicht eingeleitet werden und es besteht die Gefahr eines Rückstaus in Richtung der Nieren.

### *Urethrale Dysfunktionen*

- *Instabiler Harnröhrenverschluss*: Der normale Blasenhals und die Urethra müssen während der Blasenfüllung geschlossen bleiben, auch wenn der abdominale Druck steigt. Bei einem inkompetenten urethralen Verschluss läuft Urin aus, ohne dass der vesikale Druck steigt. Der urethrale Verschlussdruck ist nicht groß genug, um den Urinverlust zu verhindern, besonders bei Erhöhung des Bauchdrucks. Offensichtlich geht dem Urinverlust ein kurzer urethraler Druckabfall voraus. Definiert ist diese Dysfunktion als ein spontaner Druckabfall des maximalen urethralen Verschlussdrucks auf 1/3 oder weniger (Wise et al. 1993) oder auf 15 cm $H_2O$ (Vereecken et al. 1985).
- *Überaktiver Harnröhrenverschluss*: Wenn sich die Harnröhre zur Entleerung nicht oder nicht vollständig öffnet, nennt man dies einen hyperaktiven Harnröhrenverschluss. Die Folgen sind eine unvollständige Leerung der Blase und häufige Miktionsfrequenzen.
- *Detrusor-Sphinkter-Dyssynergie* (DSD): Ein gestörtes Wechselspiel zwischen Detrusor- und Urethrafunktion, die normalerweise antagonistisch statt synergistisch ist, wird Detrusor-Sphinkter-Dyssynergie (DSD) genannt. Die Folge sind massive Entleerungsprobleme der Blase. Die Ursachen sind neurologische Erkrankungen oberhalb des sakralen Miktionszentrums.

Entleerungsprobleme können ebenfalls durch eine überaktive Beckenbodenmuskulatur oder den überaktiven gestreiften urethralen Sphinkter auftreten ohne eine neurologische Erkrankrankung.

Die Einnahme verschiedener Medikamente und Suchtmittel hat einen Einfluss auf die Speicher- und Entleerungsphase der Blase (**Tab. 7.6**).

## Diagnostik

Miktionsstörungen und Inkontinenz sind Symptome für urethrovesikale Dysfunktionen und oftmals Begleiter verschiedener Grunderkrankungen. Diese Nebendiagnosen erfordern spezielle Untersuchungen.

Es gibt verschiedene Untersuchungen, die dazu dienen, das spezifische Problem der Patientin als Grundlage für eine Behandlung einzugrenzen. In Deutschland werden die betroffenen Patientinnen vor allem von Urologen, Gynäkologen, Proktologen sowie Hausärzten behandelt. Mit einer ärztlichen Verordnung und Diagnose kann die Patientin eine ambulante physiotherapeutische Praxis aufsuchen. Folgende Untersuchungen, die im Idealfall einer physiotherapeutischen Behandlung vorausgegangen sein sollten, erfordern eine spezielle medizinische Ausstattung, die es in Kliniken und Facharztpraxen gibt:

**Tabelle 7.6** Einfluss von Medikamenten und Suchtmitteln

| *Medikament* | *Wirkungen* |
|---|---|
| Beta-adrenerge Antagonisten (Beta-Blocker) Prostaglandine | ▪ Erhöhung der Detrusorkontraktilität<br>▪ erhöhte Miktionsfrequenz und Dranginkontinenz |
| Alkohol | ▪ Sedierung<br>▪ Relaxation der glatten Muskulatur<br>▪ gesteigerte Diurese<br>▪ Verstärkung einer Inkontinenz |
| Koffein | ▪ vermehrte Ausscheidung<br>▪ vermehrter Drang |
| Alpha-adrenerge Antagonisten (Alpha-Blocker) Muskelrelaxantien | ▪ verstärken bestehende Stressinkontinenz (durch Vermindern des Sphinktertonus und Senken des Blasenauslasswiderstandes)<br>▪ werden auch als Mittel bei Entleerungsstörungen eingesetzt! |
| Diuretika (zur Entwässerung) bei Diabetes, Herzinsuffizienz | ▪ verstärken Inkontinenz (durch vermehrtes Ausscheiden von Harn, Polyurie) |
| Östrogen | ▪ wiederherstellen des Kollagens<br>▪ verbessern der submukösen Durchblutung |
| Trizyklische Antidepressiva Antihistamine Antiasthmatika Antiallergika Neuroleptika Hypnotika Antiparkinsonika Ophtalmologika | ▪ Fördern Entleerungsprobleme (Harnverhalt durch anticholinerge Beta-Rezeptor-stimulierende Wirkung) |

- *Urinanalyse*: Vor einer weiterführenden Diagnose, besonders bei Symptomen der Dranginkontinenz und bei Entleerungsstörungen, sollte der Ausschluss einer Harnwegsinfektion durch Harnanalyse mittels Teststreifen oder durch Anfertigen eines Urinsediments erfolgen. Bei Vorliegen einer Leukozyturie oder bei mikroskopischem Nachweis von Bakterien folgt eine mikrobiologische Diagnostik.
- *Urethraabstrich*: Diese Untersuchung kann den Nachweis von Chlamydien, Mykosen und Myko- und Ureaplasmen erbringen.
- *Q-Tip-Test*: Die Hypermobilität des urethrovesikalen Übergangs während einer Belastungssituation ist ein Hinweis auf eine Stressinkontinenz. Ein Watteträger (Q-Tipp) wird bei einer liegenden Patientin in den proximalen Teil der Urethra eingeführt. Im Idealfall zeigt die Spitze des Watteträgers während eines Hustenstoßes nach ventral (kranial).
- *Husten-Stress-Test* (Bonney-Test 1923): Bei Verdacht auf eine Stressinkontinenz kann der folgende Test auch von einer Physiotherapeutin durchgeführt werden: Die liegende Patientin wird bei gefüllter Blase aufgefordert zu husten. Geht synchron zum Hustenstoß Urin ab, deutet dies auf eine Stressinkontinenz hin. Ein verzögert auftretender oder verlängerter Urinverlust nach dem Husten deuten auf eine Dranginkontinenz hin. Hat die Patientin im Liegen keinen Urinverlust, trotz anamnestisch erhobener eindeutiger Symptome für eine Stressinkontinenz, kann die Ursache für diese Speicherstörung in einer Blasensenkung (Zystozele) liegen. Der Test sollte dann im Stehen wiederholt werden.
- *Blasen-Elevation-Test* (Marshall-Test 1949): Beim Vorliegen eines hustensynchronen Urinverlustes beim Bonney-Test werden bei gefüllter Blase der Zeige- und Mittelfinger des Untersuchers so transvaginal und paraurethral eingeführt, dass der Blasenhals bis in Symphysennähe angehoben wird. Tritt kein Urinverlust bei einem weiteren Hustenstoß auf, ist der Test positiv. Dieser Test erlaubte eine Vorhersage über einen späteren Operationserfolg z. B. von Blasensuspensionsoperationen. Urethradruck-Profilmessungen haben inzwischen gezeigt, dass die digitale Korrektur des Blasenhalses immer mit einer Kompression der Urethra einhergeht, sodass diese Untersuchung als nicht mehr aussagekräftig für das o. g. Untersuchungsziel gilt.

Der Bonney-Test und der Marshall-Test werden üblicherweise während einer urodynamischen Untersuchung nacheinander ausgeführt.

## *Urodynamische Untersuchungsverfahren*

Die unten angeführten Untersuchungen werden gleichzeitig an einem urodynamischen Messplatz stehend oder sitzend ausgeführt.

- *Uroflowmetrie* (Harnflussmessung): Diese nicht invasive Methode misst das Urinvolumen (ml), das die Urethra in der Zeiteinheit (s) während der gesamten Miktion verlässt. Das Ergebnis wird als Harnflussrate (Q) in ml/s angegeben. Die normale Harnflussrate liegt bei 20 ml/s (Höfner, Jonas 2000).
- *Sonographie*: Mit der transabdominalen Zystometrie kann Restharn nach einer vorangegangenen Spontanmiktion festgestellt werden. Die kombinierte standardisierte Urethrozystoskopie

erlaubt die Erkennung von Störungen des urethralen Verschlusses, z. B. durch Zystozelenentwicklung, Detrusorinstabilität, Fremdkörper, Steine und Tumore. Bei Patienten mit Entleerungsstörungen sollte auch der obere Harntrakt zum Ausschluss einer Nierenstauung sonografisch untersucht werden.

- *Zystomanometrie*: Bei dieser Methode wird simultan der vesikale und abdominelle Druck bei kontinuierlicher Blasenfüllung registriert. Das Ergebnis erlaubt eine Beurteilung der Detrusorqualitäten Blasensensitivität, Dehnbarkeit (Compliance), Detrusorstabilität, Blasenkapazität) (**Abb. 7.1**).
- *Urethradruck-Profilmessung*: Diese Methode dient dem Nachweis einer Harnröhrenverschlussinsuffizienz durch Messung des urethralen Verschlussdruckes in Ruhe und unter Belastung.
- *Kombinierte radiologische und urodynamische Untersuchungen (Videourodynamik)*: Durch die Auffüllung der Blase mit einem wasserlöslichen jodhaltigen Kontrastmittel kann der untere Harntrakt röntgenologisch und gleichzeitig sonografisch dargestellt werden. Radiologische Untersuchungen des oberen und unteren Harntraktes sind zur Differenzialdiagnostik von Harnentleerungsstörungen (Stenosen, Fisteln, Divertikeln) sinnvoll.

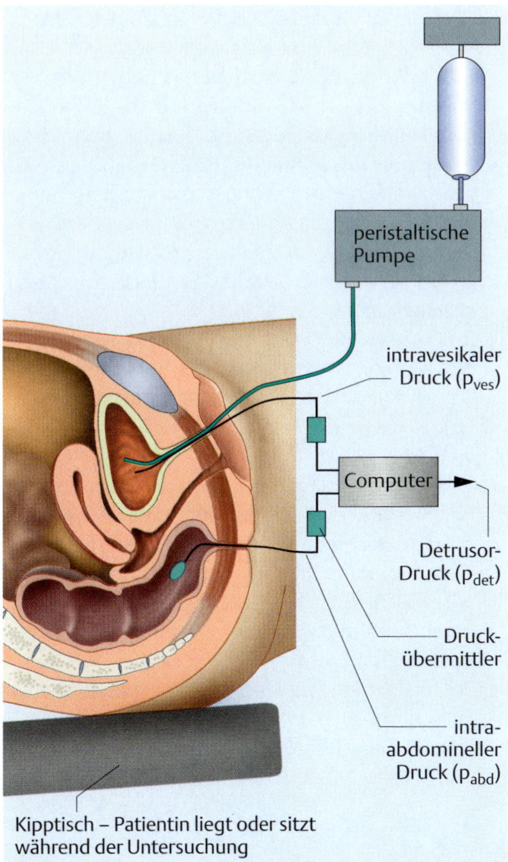


**Abb. 7.1** Zystometrie.

## Therapie

### Medikamente

#### Bei „überaktiver oder instabiler Blase"/ Drangproblematik

Ziel der Therapie ist die Absenkung der Detrusorüberaktivität durch Blockieren oder Vermindern unwillkürlicher Detrusorkontraktionen. Da die Kontraktion an den Neurotransmitter Acetylcholin gebunden ist, versucht man sie durch verschiedene Präparate (Anticholinergika) zu blockieren.

Durch viele Studien ist eine Wirksamkeit dieser Substanzen bewiesen. Leider haben sie durch ihre systemische Anwendung verschiedene Nebenwirkungen, wie Mundtrockenheit, Akkommodationsstörungen, Abnahme der Schweißdrüsensekretion, kardiovaskuläre Nebenwirkungen und Glaukomauslösung.

#### Bei Stressinkontinenz

Bei bestehendem Östrogendefizit werden oral, transdermal, parenteral oder vaginal Östrogenpräparate verabreicht. Ziel ist die Verbesserung der Proliferation des urethralen Epithels, der urethralen Durchblutung und eine Sensibilisierung für alpha-adrenerge Rezeptoren in der glatten Muskulatur des Blasenhalses und der Urethra. Eine Erhöhung des urethralen Verschlussdruckes soll erreicht werden.

Gleiches Ziel gilt auch für Alpha-Adrenozeptor-Agonisten, die darüber hinaus durch ihre systemische Anwendung viele Nebenwirkungen, wie Kopfschmerzen, Schlafstörungen und Tremor auslösen können.

In verschieden Studien ist die Wirksamkeit einer medikamentöse Therapie bei Stressinkontinenz unbefriedigend geblieben.

### Hilfsmittel

Patientinnen mit einer Inkontinenz oder einer Entleerungsstörung brauchen entweder zeitweilig, nur bei besonderen Aktivitäten oder dauerhaft ein Inkontinenzhilfsmittel.

***Unterstützende Produkte***

Hilfsmittel, die die Harnröhre zeitweilig verschließen oder mechanisch den urethralen Verschluss wiederherstellen, verhelfen Patientinnen zur „kontinenten" Teilnahme an sozialen oder sportlichen Aktivitäten. Bei gleichzeitiger Senkung der vorderen Scheidewand empfiehlt sich die zeitweise oder langfristige Benutzung eines Urethralpessars oder Würfelpessars (s. Kapitel Senkungsbeschwerden, S. 8).

- Urethrastöpsel (Harnröhrenverschluss zum einmaligen Gebrauch);
- Vaginaltampon (Spezialtampon);
- Vaginalpessar (ring- oder würfelförmiges Hilfsmittel);
- aufsaugende Inkontinenzprodukte.

Produkte, wie Vorlagen, Inkontinenzslips, Krankenunterlagen sollen die austretende Urinmenge auffangen (Produkte mit Geruchsbindern und hoher Flüssigkeitsbindung durch Superabsorber; die Produktauswahl ist abhängig von der aufzufangenden Flüssigkeitsmenge).

- Ableitende Systeme:
  - *transurethraler Katheter:* Kathetereinlage über die Harnröhre;
  - *suprapubischer Katheter:* Kathetereinlage oberhalb der Symphyse direkt in die Blase.

Katheter zur Langzeitdränage der Blase sollten nur im Notfall verwandt werden, da die Gefahr von Harninfektionen groß ist. Außerdem muss bei allen Kathetern beim Auftreten von Hautreaktionen an eine Latexallergie gedacht werden. Beim transurethralen Katheter ist eine Blasenrehabilitation durch Miktions- oder Toilettentraining schwierig, deshalb ist der suprapubische Katheter vorzuziehen.

- *intermittierender Katheterismus*: Die Methode der Wahl bei Entleerungsstörungen ist die intermittierende Selbst-Katheterisierung (ISK) über einen transurethralen Katheter. Hydrophile Einmalkatheter minimieren die Gefahr einer Harnwegsinfektion und fördern eine Blasenrehabilitation.

### *Chirurgische Maßnahmen*

Inkontinenzoperationen sollen die ursprünglichen physiologischen Voraussetzungen für eine ausreichende Speicher- und Entleerungsphase wiederherstellen durch

- Verbessern der passiven/aktiven Drucktransmission und/oder
- Erhöhen des urethralen Verschlussdruckes.

Sie kommen vor allem bei der Stressinkontinenz (ab Grad 2) im fortgeschrittenen Stadium zum Einsatz. Es gibt sehr viele diverse Operationsmöglichkeiten über unterschiedliche Zugangswege mit unterschiedlicher Zufriedenheitsrate.

Als minimal-invasive Möglichkeit bei geringgradiger Stressinkontinenz bietet das TVT (Tension-free-vaginal-Tape) eine Möglichkeit zur Behandlung, jedoch fehlen zum gegenwärtigen Zeitpunkt genügend Langzeitstudien (über 5 Jahre). Es ist wichtig, sich daran zu erinnern, dass das TVT bei bestehender Dranginkontinenz nicht hilft.

Ein Beckenbodentraining schon vor der Operation verhilft zu einem verbesserten Langzeitergebnis (Klarskov et al. 1986).

## Zusammenfassung

- Neurologische Erkrankungen sind die häufigste Ursache von Blasendysfunktionen. Aber auch durch die vaginale Geburt entstehen häufig vorübergehende oder bleibende Störungen bei der Frau.
- Formen der Blasensyfunktionen sind die Miktionsstörungen und die Inkontinenz.
- Eine Miktionsstörung ist das Symptom für eine Blasenspeicher- oder Entleerungsstörung *ohne* unwillkürlichen Harnverlust.
- Inkontinenz ist eine Krankheit, bei der ein unwillkürlicher Harnverlust ein soziales oder ein hygienisches Problem ist und der Urinverlust objektiv nachgewiesen werden kann. Es werden mehrere Inkontinenzformen unterschieden.
- In Deutschland geht man offiziell von über 3 Millionen Betroffenen aus (rund 4 % der Bevölkerung), die Dunkelziffer ist bei dieser tabuisierten Erkrankung vermutlich doppelt so hoch.
- Die ärztliche Diagnostik geht der Verordnung für Physiotherapie voraus und umfasst u. a. Laboruntersuchungen des Urins, Husten-Stress-Tests, urodynmaische Untersuchungen z. B. mittels Ultraschall. Die Untersuchungsergebnisse sollten die behandelnden Physiotherapeuten kennen.
- Zur ärztlichen Therapie gehören neben Medikamenten auch Hilfsmittel wie z. B. Urethrastöpsel und chirurgische Maßnahmen.

### 7.1.3 Physiotherapeutische Untersuchung

Die folgende Aufzählung der Untersuchungsmöglichkeiten wurde auf das spezifische Problem der Speicher- und Entleerungsstörung der Blase beschränkt. Bei prämenopausalen Frauen sollte der Untersuchungszeitpunkt, auch für den Retest, mit dem Zyklus der Frau abgeglichen werden. Tests in der 2. Zyklushälfte fallen oft schlechter aus. Andere physiotherapeutische Untersuchungen müssen bei Bedarf selbstverständlich herangezogen werden (Haltungsstatus, Muskeltests, Beweglichkeitstests, usw.).

#### Befragen der Patientin

Neben Alter, Beruf, Hobbys und allgemeinen Aktivitäten der Patientin sollten gezielt Fragen zur spezifischen Problematik gestellt werden. Dabei können auch standardisierte Fragebögen hilfreich sein. Zur Therapieplanung sollten die Motivation der Patientin und ihr persönliches Therapieziel abgefragt werden.

##### *Miktionsanamnese*

***Miktionsfrequenz am Tag und in der Nacht***

- Blasenfüllungsgefühl (vorhanden, aufgehoben, imperativer Harndrang, vegetative Reaktionen);
- Blasenentleerungsmodus (Startschwierigkeiten, Miktion mit Bauchpresse, Blase ausdrücken);
- Harnstrahlqualität (kontinuierlich, unterbrochen, Nachträufeln, wiederholte Miktion);
- Restharngefühl;
- Katheteranwendung (dauernd/intermittierend, suprapubisch, transurethral);
- Verfärbungen des Urins;
- Schmerzen (VAS).

##### *Inkontinenzanamnese*

- Seit wann;
- Häufigkeit;
- unbemerkt/dranghaft;
- Intensität;
- Situation;
- bisherige Therapien;
- Art des Inkontinenzschutzes;
- Anzahl und Art (dünn, dick) der Vorlagen;
- Medikamente;
- Erkrankungen;
- Operationen;
- Stuhlinkontinenz (auch Windinkontinenz);
- Stuhlentleerungsprobleme, Obstipation, Diarrhoe;
- Zeitpunkt im Zyklus;
- Körpergewicht (Body-Mass-Index);
- Sexualität (Kohabitationsfähigkeit, Orgasmusfähigkeit);
- Schwangerschafts- und Geburtsverlauf (Inkontinenz in der Schwangerschaft, Anzahl, Geburtsgewicht, Länge der Austreibungsphase, Einsatz von geburtshilflichen Instrumenten).

Selbstverständlich muss auch über Trink- und Essgewohnheiten (z. B. Flüssigkeitsaufnahme am Tag, Zusammensetzung der Getränke, Ballaststoffgehalt der Nahrung) gesprochen werden.

##### *Fragebögen*

Verschiedene Fragebögen dienen dem Erfassen von Symptomen und der Überprüfung des Therapieerfolges (**Tab. 7.7**). Viele Fragebögen, die den Anforderungen eines gut untersuchten Tests genügen, sind in englischer Sprache verfasst. Der bekannteste deutschsprachige Fragebogen nach Gaudenz (1979) arbeitet mit 16 Fragen zur Miktion, Inkontinenz und Lebensqualität und ist Grundlage für andere Inkontinenz-Scores.

##### *Beckenbodenkontrolle von außen*

Die Palpation am Damm ist eine weniger invasive Möglichkeit, die korrekte Kontraktion des Beckenbodens zu kontrollieren, als die vaginale Untersuchung (siehe S. 123). Die Patientin kann selbst im Liegen, Sitzen oder Stehen bei leichter Bekleidung die anhebende Bewegung des Beckenbodens erspüren. Mit Erlaubnis der Patientin kann die Therapeutin dies kontrollieren.

Ist die Patientin im Vierfüßlerstand oder in der Knie-Ellenboden-Lage, kann die Therapeutin die korrekte Beckenbodenaktivität zwischen den Sitzbeinhöckern sehen oder ertasten. Positionen mit abduzierten Oberschenkeln und Hüftflexion erschweren die Ko-Kontraktion der Glutaeen- und Adduktorengruppe, einem Teil der Beckenbodensynergisten. Dadurch wird die „reine" Beckenbodenaktivität spürbar, sichtbar und tastbar (**Abb. 7.2**).

**Tabelle 7.7** Physiotherapeutischer Dokumentationsbogen bei Miktionsstörungen der Frau

Name:
Geburtsdatum:
Krankenkasse:
Überweisender Arzt:
Therapeut:
Diagnose:
Anzahl der verordneten Behandlungen:
Therapiebeginn:

***Vom Patienten auszufüllen (Zutreffendes einkreisen oder bei Bedarf ausfüllen)***

**Anamnese chirurgischer Eingriffe:**

- Bauchoperationen?
- Bruch?
- Blinddarm?
- Gallenblase?
- Bauchspiegelung?
- Hämorrhoiden?
- Blasenanhebungsoperation?
- Gebärmutterentfernung?
- Scheidenraffung?
- Sonstiges: ...................................

**Aktuelle Symptome:**
**Leiden Sie unter unfreiwilligem Harnabgang?**

- beim Husten, Niesen, Lachen?
- beim Sport?
- beim Aufstehen z. B. vom Sitzen?
- Im Liegen?
- bei Aufregung?
- beim Geräusch oder Kontakt mit Wasser?
- bei irgendwelchen sonstigen Aktivitäten?

**Angaben zu Geburten**

- Wie viele Schwangerschaften?
- Vaginale Geburten?
- Länge der Austreibungsphase > 30 Minuten?
- Kaiserschnitt?
- Einsatz von geburtshilflichen Werkzeugen?
- Dammschnitt/Dammriss?
- Geburtsgewicht des Kindes < 4000 g?

**Leiden Sie unter:**

- Problemen bei der Entleerung der Blase?
- Drücken oder strengen sie sich beim Urinieren an?
- Restharn?
- Vermehrtem Harndrang?
- Häufigen Toilettengängen?
- Schmerzen oder Brennen beim Urinieren?
- Schmerzen beim Geschlechtsverkehr?

**Medizinische Anamnese**

- Diabetes mellitus?
- Herzprobleme?
- Krebs?
- Blaseninfektionen?
- Vorgeschichte von Bettnässen?
- Sonstiges?

Medikamente
Welche Medikamente nehmen sie ein?
z. B. Herzmittel, Hormonpräparate

**Wie oft müssen Sie urinieren?**

| Am Tag: | In der Nacht: |
|---|---|
| jede Stunde | 0–1 mal |
| alle 2 Stunden | 1–2 mal |
| alle 3 Stunden | 2–4 mal |
| seltener | öfter |

Seit wann haben sie diese Beschwerden?
Seit .........................................
Es begann ganz plötzlich
Es begann ganz allmählich

Benutzen Sie tagsüber oder nachts folgende Hilfsmittel:
**Einlagen für geringen/mittleren Urinverlust**
- Anzahl tagsüber/nachts ........................
**Einlagen für starken Urinverlust**
- Anzahl tagüber/nachts ..........................
**Inkontinenzhose**
- Anzahl tagsüber/nachts ........................
**Katheterverwendung**
- suprapubisch?
- transurethral?
- intermittierend?
- dauernd?

**Flüssigkeitsaufnahme**
Wie viele Tassen oder Gläser trinken sie pro Tag
- Wasser
- Kaffee/Cola
- Tee
- Kohlensäurehaltige Getränke
- Alkohol
- Saft von Zitrusfrüchten
- Sonstiges

**Tabelle 7.7** (Fortsetzung)

**Darmgewohnheiten:**
- regelmäßige Entleerung?
- unfreiwilliger Wind-oder Stuhlabgang?
- Blähungen?
- Verstopfungen?
- Pressen Sie bei der Darmentleerung?
- Benutzen Sie Abführmittel?
- Achten Sie auf ballaststoffreiche Ernährung?

**Bisherige Behandlung:**
- Sind sie wegen der Probleme schon mal behandelt worden?
- Haben Sie die Beckenbodenübungen regelmäßig gemacht?
- Sonstige Behandlungen?
- Welche?

**Psychosoziale Anamnese:**
Jetztige/frühere Berufstätigkeit
Hobbies:
Sportarten:

Körpergewicht:
Körpergröße:

**Periode:**
- Regelmäßig
- Unregelmäßig
- Keine Periode mehr seit . . . . . . . . . . . . . . . . . . . . . . . .

**Was erhoffen Sie sich von der Behandlung?**

***Vom Physiotherapeuten auszufüllen***

**Objektiver Befund z. B.**
Haltung
Fähigkeit zur Zwerchfellatmung
Beckenbeweglichkeit
Vaginale Inspektion und Palpation
MFP Beckenbodenmuskulatur
MFP umliegende Muskulatur
Auswertung Miktionsprotokoll
(Auswertung Fragebogen nach Gaudenz)
Neurologische Basisuntersuchung

**Behinderungen (Disabilita/Activity) z. B.:**
Urinverlust beim Husten
Rechtzeitiges Erreichen der Toilette unmöglich

Soziale Auswirkungen (Handicap/Participation) z. B.:
macht keine Busreisen mehr
keine Theaterbesuche
keine sportlichen Aktivitäten

**Zusammenfassung des Befundes (Impairment) z.B**:
Muskelschwäche des Beckenbodens
Mangelnde Information über Blasenfunktion
Feste Narben im Beckenbodenbereich

**Behandlungsziele**:

**Behandlungsplan/Maßnahmen**

Datum/Unterschrift

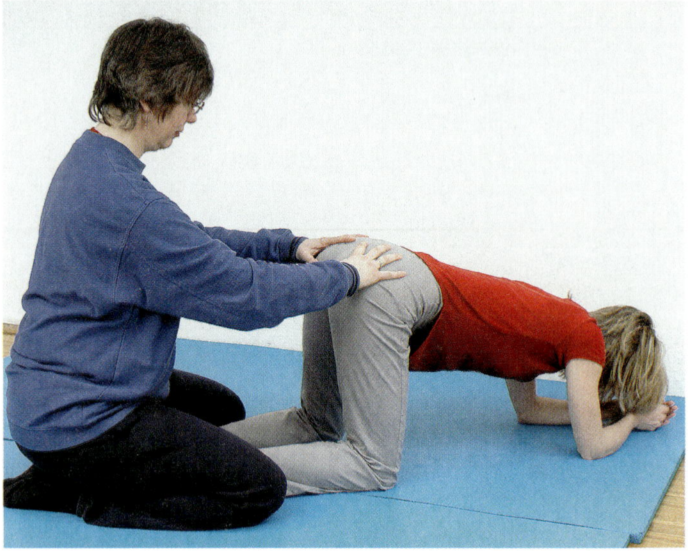

**Abb. 7.2** Ertasten der Beckenbodenaktivität in Knie-Ellenbogen-Lage.

### *Visuelle Analoge Schmerzskala (VAS)*

Dieses standardisierte Verfahren kann bei Dysurie, verfrühtem imperativem Harndrang, interstitieller Zystitis (s. Kapitel 9, Funktionsstörung Schmerz, S. 176) und anderen begleitenden Missempfindungen der Patientin verwandt werden.

### *Stop-Test*

Die willkürliche Unterbrechung des Harnstrahls zur neurologischen Überprüfung des extrinsischen Sphinkters kann zur Befundaufnahme und Behandlungsdokumentation genutzt werden (Tanzberger 1998).

> *Wegen der Gefahr der Detrusorirritation über den urethrovesikalen Reflexbogen sollte die willkürliche Beckenbodenkontraktion nicht als Übung herangezogen werden.*

## Messen/Schätzen/Untersuchen

Folgende Testverfahren können die Erkenntnisse aus der Befragung verifizieren.

### *Pad-Test*

Der Pad-Test (Vorlagenwiegetest) erlaubt ein Quantifizieren des Urinverlustes durch Wiegen der verbrauchten Vorlagen. Der Test kann über 1, 2, 24 oder 48 Stunden durchgeführt werden. Innerhalb des Miktionsprotokolls erlaubt diese Technik eine objektive Kontrolle der Ein- und Ausfuhr. Der Ablauf des Ein-Stunden-Tests ist von der ICS 1987 standardisiert worden. Durch die Wiederholung des Tests ist es möglich, den Verlauf der Therapie zu dokumentieren und gegebenenfalls korrigierend einzugreifen.

*Vorgehensweise*: Der Patient muss zu Beginn des Tests 500 ml trinken (oder es wird die gleiche Menge über einen Katheter in die Blase gefüllt). Nach ½ h Warten muss der Patient mit einer ausgewogenen Vorlage versehen ½ h herumgehen und Treppen steigen, dabei soll die Blasenentleerung vermieden werden. Danach soll er unter Aufsicht:

- je 10 × aus dem Sitzen aufstehen und husten;
- 1 min auf der Stelle gehen;
- 5 × etwas vom Fußboden aufheben;
- 1 min unter fließendem Wasser die Hände waschen.

Anschließend erfolgen erneutes Wiegen der Vorlage und Spontanmiktion mit Volumenbestimmung (**Tab. 7.8**).

### *Miktionstagebuch*

Das Miktionstagebuch ermöglicht der Patientin und dem Therapeuten einen Einblick in das Ausmaß, den Verlauf, die Form der Inkontinenz und die Veränderung der Miktionsstörung im Laufe der Therapie. Es kann über einen oder mehrere Tage, am besten 3 Tage durchgeführt werden.

Zusätzlich zum Messen der ausgeschiedenen Urinmenge mittels eines Messbechers können die

**Tabelle 7.8** Einteilung der Testergebnisse nach Vorlagengewicht (ICS)

| *Vorlagengewicht* | *Testergebnis* |
|---|---|
| < 2 g | keine HI (Harninkontinenz) |
| 2–10 g | leichte HI (Grad 1) |
| 10–50 g | mittelschwere HI (Grad 2) |
| 50–100 g | schwere HI (Grad 3) |
| > 100 g | sehr schwere HI (Grad 4) |

verbrauchten Vorlagen gewogen werden, um eine quantitative Beurteilung des Harnverlustes zu erreichen. Eine weitere Spalte für die Zusammensetzung der eingenommenen Getränke oder der jeweiligen Tagesaktivitäten ist möglich. Bei bestehender Dranginkontinenz ist es vielleicht besser, einen Bogen ohne eingeschriebene Uhrzeit oder in kleineren Einheiten als dem Stundentakt (1/2 oder 1/4 h) zu wählen, damit die Patienten, die manchmal häufiger in einer Stunde zur Toilette gehen, Raum haben, es selber einzutragen.

Hier ist beispielhaft das Protokoll einer erhöhten Miktionsfrequenz gezeigt (15 × am Tag) mit Nykturie (4 × in der Nacht), starkem Harndrang und Harninkontinenz zu Beginn einer Behandlungsserie. Die Diagnose lautete: idiopathische Urge-(Drang) Inkontinenz (**Tab. 7.9**).

In Blau nach dreimonatiger Behandlungszeit:

Die Miktionsfrequenz hat sich auf 9 × am Tag und auf 2 × in der Nacht reduziert. Die Inkontinenz hat sich von 160 g innerhalb 24 h auf 40 g reduziert.

### *Vaginale Untersuchung*

Grundlage einer differenzierten Behandlung von Beckenbodendysfunktionen ist die vaginale, bei Bedarf auch rektale (s. Kapitel 7.2), Untersuchungsmethode durch eine dafür spezialisierte Physiotherapeutin. Sie macht es möglich, den Beckenboden in Ruhe und in Belastung (Laycock 1994) zu bewerten und zu beurteilen, ob die Beckenbodenmuskulatur korrekt kontrahiert wird (Bump et al. 1991). Über diese Fähigkeit, den Beckenboden zu aktivieren und zu entspannen, kann die Patientin ein Feed-back von der Therapeutin erhalten. Gleichzeitig können mit dieser Untersuchung Lageveränderungen der Vaginalwände und des Perineums in Ruhe und Belastung ertastet und mit einem Handspiegel eventuell sichtbar gemacht werden. Eine Veränderung des Muskeltonus lässt sich ebenfalls beurteilen.

> *Voraussetzung für den vaginalen Befund ist die Aufklärung der Patientin über den Zweck der Untersuchung und ihre uneingeschränkte Zustimmung, die schriftlich dokumentiert wird. Nonverbale Signale, trotz mündlicher Zustimmung, sollten ernst genommen werden. Insbesondere Patientinnen, die missbraucht wurden, fällt es schwer, diese invasive Untersuchung abzulehnen (van Lunsen, Ramakers 2002).*

Während der Menstruation und des postpartalen Wochenflusses sollte wegen der Infektionsgefahr nicht oder nur mit sterilen Handschuhen untersucht werden.

Kontraindikationen:

- fehlende Zustimmung der Patientin;
- bekannter Missbrauch;
- psychische Störungen;
- Alter < 18 Jahre nur mit Zustimmung der Eltern;
- kürzlich stattgefundene Strahlentherapie im Beckenbereich;
- < 6 Wochen postoperativ und postpartal.

Die Untersuchung sollte in einem gut beleuchteten und abschließbaren Raum durchgeführt werden. Die Patientin soll sich ungestört ent- und bekleiden können und Gelegenheit zur Reinigung haben. Es empfiehlt sich, die Patientin, mit dem entblößten Unterleib, gegen die Tür oder in Richtung Fenster zu legen. Sie kann selbst, auf Wunsch, die Untersuchung über einen Handspiegel verfolgen.

Die Rückenlage mit angestellten Beinen ist die übliche Ausgangsstellung der Patientin. Eine Positionierung im Stand oder hohem Sitz kann die funktionelle Aktivität des Beckenbodens gegen die Schwerkraft prüfen und wird in Fachkreisen diskutiert. In Seitenlage mit dem Rücken zur Therapeutin, in 90° Hüft- und Knieflexion, sind weitere Beurteilungen möglich (s. Kapitel 8, Seite 158).

Vor Beginn der Untersuchung sollten die Hände gründlich gewaschen und getrocknet werden sowie Untersuchungshandschuhe angezogen werden. Wird sowohl vaginal als auch rektal untersucht, müssen die Handschuhe zwischen den Abschnitten ausgetauscht werden. Es empfiehlt sich, zur besseren Gleitfähigkeit, ein Gel zu benutzen. Die Patientin sollte vorher ein Tampon oder Pessar entfernt haben. Die Beobachtungen werden im „Ring of Continence (ROC)“ nach J. Laycock dokumentiert (**Abb. 7.3**).

**Tabelle 7.9** Beispiel eines Miktionstagebuchs:

| *Uhrzeit* | *Trinkmenge (ml) und Art des Getränks* | *Urinmenge (ml)* | *Harndrang* | *unwillkürlicher Harnverlust*)* | *Anzahl der Vorlagenwechsel oder Vorlagengewicht* |
|---|---|---|---|---|---|
| 24.00 | | | | | |
| 1.00 | | 40 | ja | 1 | |
| 2.00 | | 100 | ja | 1 | |
| 3.00 | | 40 | ja | 1 | |
| 4.00 | | | | | |
| 5.00 | | 60 | ja | 2 | Wechsel/10 g |
| 6.00 | | 150 | ja | | Wechsel/5 g |
| 7.00 | 250/Kaffee<br>250/Kräutertee | 40 | ja | 1 | Wechsel/10 g |
| 8.00 | | | | | |
| 9.00 | 200/Saft<br>300/Wasser | 90<br>150 | ja<br>ja | 2<br>1 | Wechsel/15 g<br>Wechsel/5 g |
| 10.00 | | 40 | ja | 1 | |
| 11.00 | 150/Kaffee<br>300/Kräutertee | 30 | ja | 2 | Wechsel/5 g |
| 12.00 | 250/Suppe<br>500/Wasser<br>500/Saft | 200 | ja | 1 | |
| 14.00 | | 90 | ja | 3 | Wechsel/30 g |
| 15.00 | 125/Kaffee<br>300/Tee | 30<br>140 | Ja<br>ja | 1<br>1 | Wechsel/10 g |
| 16.00 | | | | | |
| 17.00 | 500/Cola | 40 | ja | 2 | Wechsel/30 g |
| 18.00 | 200/Saft | 210 | ja | | |
| 19.00 | 250/Wein | 100 | ja | 2 | Wechsel/20 g |
| 20.00 | 250/Bier | 300 | ja | 1 | Wechsel/15 g |
| 21.00 | 250/Wein | 125 | ja | 1 | Wechsel/10 g |
| 22.00 | 200/Wasser<br>200/Wasser | 275 | ja | | |
| 23.00 | | 140<br>200 | ja<br>ja | 1<br>1 | Wechsel/30 g<br>Wechsel/5 g |
| | | | | Gesamt Urinverlust<br>Gesamt Urinverlust | 160 g (vor der Behandlung)<br>40 g (nach der Behandlung) |

*) Eintragung für unwillkürlichen Harnverlust: 1 = wenige Tropfen, 2 = gering (feuchte Unterwäsche), 3 = erheblich (Kleidungswechsel erforderlich)
schwarze Schrift = Behandlungsbeginn, blaue Schrift = nach 3-monatiger Behandlung

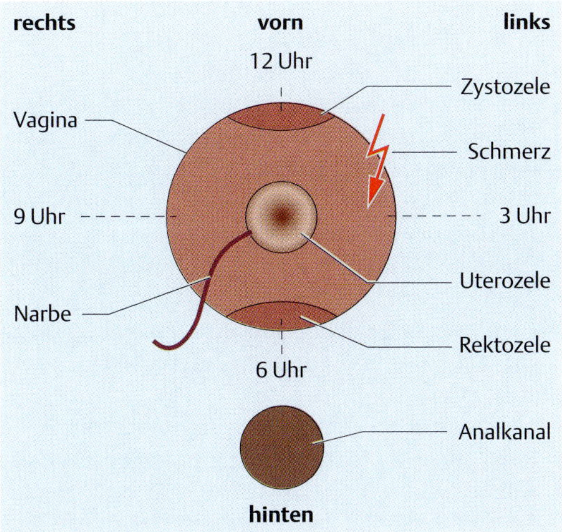


**Abb. 7.3** Dokumentationsschema „Ring of Continence" (ROC) nach J. Laycock mit eingezeichneter Cystocele, Rectocele und Narbe.

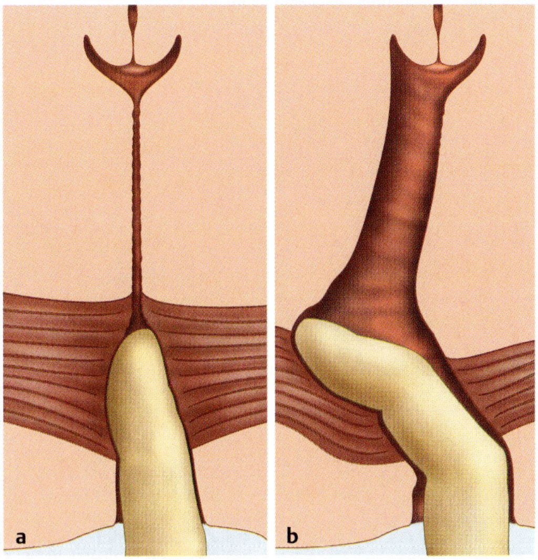


**Abb. 7.4** Vaginale Palpation. **a** Die gesunde Beckenbodenmuskulatur fühlt sich voluminos und straff-elastisch an, bei der Kontraktion wird der Finger umschlossen. **b** Die hypotrophierte Beckenbodenmuskulatur fühlt sich schlaff an, kein Muskelbauch ist zu tasten, die Scheide ist ausgeweitet, kein Druck gegen den palpierenden Finger.

***Vaginale Inspektion***

Zur Inspektion der Vulva und des Scheideneingangs (Introitus) spreizt man die Schamlippen vorsichtig auseinander. Die Beobachtung von außen gibt Aufschluss über den Zustand der Haut (Rötungen, Ausfluss, Trophik), Narben, Öffnung des Scheideneingangs (Introitus), Höhe des Perineums und Senkungszeichen in Ruhe.

Beim Auftrag, den Beckenboden anzuspannen, muss sich, bei korrekter Kontraktion, die Klitoris nach dorsal bewegen, der Scheideneingang verengen und sich nach innen ziehen, der Damm sich verkürzen und nach kranioventral einziehen und der Anus sich zusammenziehen. Eine synergistische Kontraktion von Glutaen, Adduktoren und Rectus abdominis wird nicht erlaubt (Morkved, Bø 2000). Wenn sich das Perineum nach kaudal bewegt und der Introitus sich öffnet, presst die Patientin fälschlicherweise.

Beim Auftrag zu husten, muss sich der Beckenboden reflexhaft kontrahieren. Urin- oder Windverlust und Senkungszeichen (Öffnen des Introitus, Tiefertreten des Dammes, Herauswölben der Vaginalwände) verweisen auf Störungen.

***Vaginale Palpation***

Die Untersucherin öffnet die Schamlippen der Patientin und palpiert mit dem Zeigefinger an der dorsalen Scheidewand entlang bis ca. 5 cm nach innen (Haslam 2001). Die seitlichen Scheidewände werden durch Drehen des Fingers zur Position 3 bzw. 9 Uhr palpiert. Die vordere Scheidenwand wird mit der supinierten Hand palpiert. Die Therapeutin prüft die Scheidenwände auf Narben, Schmerzen, Sensibilitätsstörungen. Der M. levator ani wird rechts und links und mit 2 Fingern gleichzeitig im Seitenvergleich beurteilt. Die gesunde Beckenbodenmuskulatur fühlt sich voluminös und straff-elastisch an, bei der Kontraktion erzeugt sie einen Druck um den palpierenden Finger (**Abb. 7.4a–b, Abb. 7.5a–b**).

Die einzelnen Muskeln werden während einer bewussten Kontraktion und Relaxation beurteilt.

Der paarige M. pubococcygeus ist an der lateralen Scheidewand zu tasten. Eine einseitige, rechtsbetonte Hypothrophie des M. pubococcygeus ist häufig zu beobachten. Der paarige M. puborectalis ist an der dorsalen Scheidenhinterwand zum Rektum zu finden.

Um zu prüfen, ob bei eine Kontraktion der Beckenbodenmuskulatur den Blasenhals eleviert, tastet der untersuchende Finger dorsal der Harnröhre und des vesikourethralen Übergangs.

Der Hustentest prüft die Reflexkontraktion der Beckenbodenmuskulatur und die Stabilität des Blasenhalses mit der gleichen Handhaltung.

*Das Assessment-Schema PERFECT (nach Laycock 1994) erleichtert die systematische Vorgehensweise (**Tab. 7.10**):*

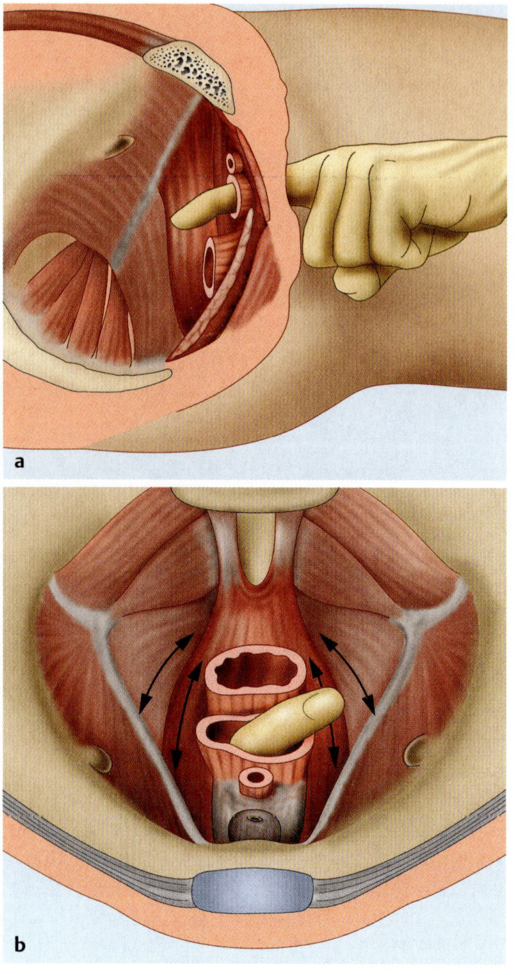


**Abb. 7.5** Transvaginale Palpation der Beckenbodenmuskulatur (nach Schüssler et al., 1994).

**Tabelle 7.10** Spürbare Aktivität der Muskulatur

| *Muskel* | *Spürbare Bewegung am Palpationsfinger* |
|---|---|
| M. pubococcygeus | komprimierend nach medial mit einer Kranialbewegung des Perineums |
| M. puborectalis | komprimierend Richtung Schambein („anterior shift" nach J. Laycock), Kranialbewegung von Rektum und Vagina |
| perineale Muskulatur | zirkulär komprimierend um den proximalen Zeigefinger, Verengung des Introitus |

P = power,
E = endurance (Ausdauer),
R = repetition (Wiederholung),
F = fast contractions (schnelle Kontraktionen),
ECT = every contraction timed (Erinnerung, jede Kontraktion zu zählen).

- Kraft (Power). Die Kraft wird nach dem MFP (Oxford-Grading s. u.) bewertet.
- Ausdauer (Endurance). Die Ausdauerkraft eines Muskels wird bei 60–80 % der Maximalkraft (submaximal) angesiedelt und in s gemessen. Getestet wird das Halten einer submaximalen Kontraktion bis zu 10 s.
- Wiederholung (Repetition). Ausdauerkraft kann aber auch die Wiederholung einer bestimmten Muskelaktion sein. Bewertet wird die Wiederholung einer bis zu 10-maligen submaximalen Kontraktion mit gleicher Intensität. Zwischen den Kontraktionen ist eine Pause von 4 s erlaubt.
- Schnellkaft (fast contractions). Nach 1 min Pause soll die Patientin versuchen, 10 × schnell und möglichst kräftig den Beckenboden zu kontrahieren.

**Beispiel** für Dokumentation nach dem PERFECT-Schema: P E R F = 3 5 4 7

Eine Senkung der vorderen und/oder hinteren Scheidewand spürt man durch ein Vorwölben des Gewebes. Der Muttermund liegt normalerweise ringförmig an der Scheidenhinterwand. Bei einer Senkung spürt man mit dem palpierenden Finger eine „Nasenspitze" oder mehr Gewebe.

Die Untersuchung sollte im Uhrzeigersinn im rechts/links Vergleich mit 1–2 Fingern erfolgen.

Diese Beurteilung des Beckenbodens innerhalb der angegebenen Bewertungsskala ist sicherlich nicht einfach, aber eine anerkannte Möglichkeit, die muskuläre Rehabilitation zu begleiten und zu dokumentieren (**Tab. 7.11**). Das gleichzeitige sichtbare synergistische Anspannen der Gluteen, Adduktoren, geraden und schrägen Bauchmuskeln sowie das Anhalten des Atems sind unerwünscht.

Die Reliabilität bei verschiedenen Testerinnen ist bei dieser Methode leider mäßig (Bø, Finckenhagen 2001).

Es wird empfohlen, die Beckenbodenmuskulatur nur gemäß ihrer Fähigkeit, korrekt zu kontrahieren, zu qualifizieren (Bø 2001):

- korrekte Kontraktion;
- Kontraktion nur mit Synergisten;
- keine Kontraktion;
- Pressmanöver.

**Tabelle 7.11** Oxford-Grading (Muskelfunktionsprüfung (MFP), modifiziert nach Laycock (1994)

| *Grad* | *Muskelstärke* |
|---|---|
| 0 | ▪ keine Bewegung fühlbar |
| 1 | ▪ minimale oder sehr geringe Muskelwölbung beim Anspannen (wie eine Feder)<br>▪ von außen am Damm nicht sichtbar |
| 2 | ▪ schwache, eindeutig spürbare Kontraktion<br>▪ wird als leichter Druck am Finger wahrgenommen |
| 3 | ▪ mittlere Muskelkraft<br>▪ deutlicher Druck am untersuchenden Finger<br>▪ spürbare kranioventrale Bewegung von außen am Damm sichtbar |
| 4 | ▪ die feste Muskelbewegung schließt sich um den Finger<br>▪ Elevation gegen leichten Widerstand möglich<br>▪ bei gleichzeitig palpierendem Zeige- und Mittelfinger werden diese zusammengedrückt |
| 5 | ▪ sehr starke Muskelkraft<br>▪ Kontraktion gegen kräftigen Widerstand möglich<br>▪ einsaugender Effekt auf den untersuchenden Finger<br>▪ bei gleichzeitig palpierendem Zeige- und Mittelfinger werden diese trotz Widerstand zusammengedrückt |

## *Biofeedbackgeräte*

Biofeedback ist eine Möglichkeit mithilfe eines elektronischen oder mechanischen Gerätes Aktivität der Beckenbodenmuskulatur nachzuweisen (Lefevre 2000). Elektromyografie, Vaginalgewichte, Ballonkatheter und ähnliche Geräte erfüllen diese Kriterien. Biofeedback selber ist jede Rückmeldung, die ich erfahre, wenn ich es sehe (z. B. Spiegel), spüre (z. B. Finger in der Scheide) oder höre (z. B. Harnfluss).

### *Elektromyographie (EMG)*

Durch die Applikation von Nadelelektronen ist es möglich, Daten von einer einzelnen motorischen Einheit zu liefern. Diese aufwendige und invasive Methode bleibt vorwiegend der Forschung vorbehalten.

Oberflächenelektroden (Oberflächen-EMG) liefern die Muskelspannung von vielen motorischen Einheiten und werden zur Befunderhebung und Behandlung eingesetzt.

Im Beckenbodenbereich werden rektale und vaginale Elektroden eingesetzt.

### *Vaginalgewichte*

Das Einführen von kegelförmigen Gewichten in die Scheide mit zunehmendem Gewicht von 20–70 g bietet die Möglichkeit, den Beckenboden gegen Widerstand in verschiedenen Ausgangsstellungen zu beüben. Gleichzeitig kann die Therapeutin die Kraft an Hand des benutzten Gewichts und die Ausdauer an Hand der gehaltenen Zeit beurteilen. Ebenso kann getestet werden, ob und nach welcher Zeit die Patientin bei bestimmten Aktivitäten, z. B. Treppensteigen, den Konus verliert. Bei einem großen Vaginaldurchschnitt und/oder bei bestehender starker Organabsenkung kann der Konus auch im Liegen nicht optimal positioniert werden (**Abb. 7.6**).

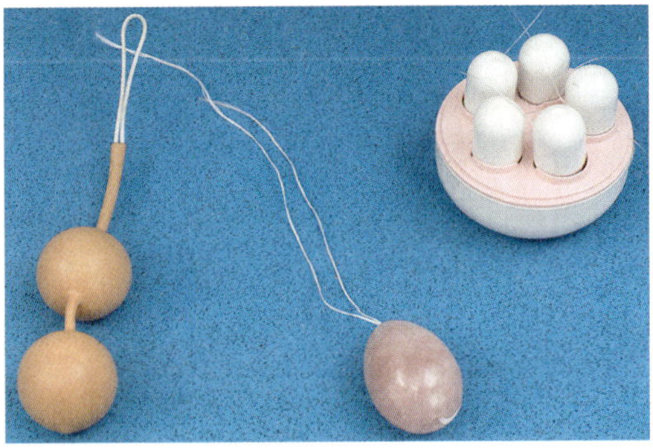

**Abb. 7.6** Vaginalgewichte.

### *Vaginale Druckmessung*

Ist die Patientin in der Lage, den Beckenboden korrekt anzuspannen, kann zur Überprüfung ihrer Therapiefortschritte ein vaginales Druckmessgerät eingesetzt werden. Die Kontraktion der Muskulatur verursacht eine Druckerhöhung in der Scheide, die gemessen werden kann.

Die Geräte können nicht zwischen einer korrekten Beckenbodenkontraktion und einer Erhöhung des abdominalen Drucks durch Pressen unterscheiden.

Die Druckmessung muss standardisiert durchgeführt werden, um verlässliche Ergebnisse zu bekommen. Dann ist diese Methode reliabel und valide (Morkved, Bø 2000).

### *Perineometer*

Dieser von A. Kegel schon 1951 entwickelte und benutzte Apparat dient dem Messen von Kraft

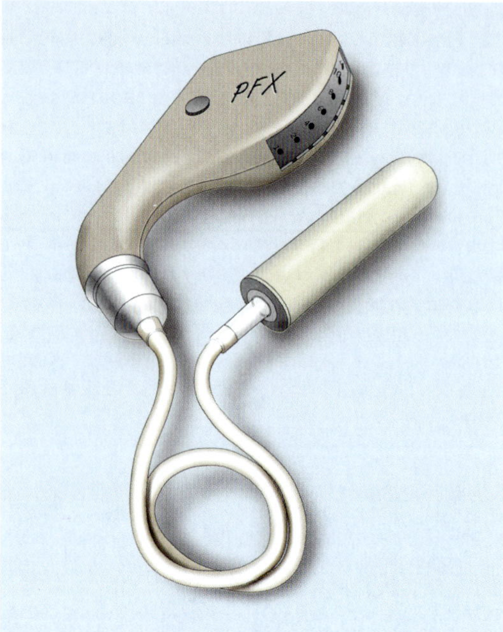


**Abb. 7.7** Perineometer.

und Ausdauer der Beckenbodenmuskulatur mittels einer luftgefüllten, vaginal einzuführenden Drucksonde, die durch ein Manometer kontrolliert wird (**Abb. 7.7**).

***Ballonkatheter***
Eine weitere Methode zur vaginalen Druckmessung ist der vaginale Ballonkatheter (effektive Ballgröße: 1,7 cm × 4,7 cm, Länge des Ballonhalses über dem Katheter 2 cm). Er wird ebenfalls an ein Druckmessgerät angeschlossen und der Ballon in der Mitte des Levatorspaltes positioniert.

### *Neurologische Basisuntersuchung*

Bei Verdacht auf Störungen der Reizleitung sind Tests sinnvoll, mit deren Hilfe wichtige Eigen- und Fremdreflexe der spinalen Motorik überprüft werden (**Tab. 7.12**). Diese Tests können auch von Physiotherapeuten ausgeführt werden (**Abb. 7.8**). Die Sensibilität der Nervenwurzeln S1–S4 lässt sich in Rückenlage mit angestellten Beinen testen, am besten durch Bestreichen der Hautareale mit einem Wattestäbchen.

### *Bindegewebsbefund*

Bindegewebszonen (nach Head 1898) geben einen Hinweis auf Störungsbilder des autonomen Nervensystems und sind Grundlage einer Bindegewebsmassage. Hinweise für ein vegetatives Ungleichgewicht bei bestehenden urethrovesikalen Dysfunktionen können sich durch sicht- und tastbare Gewebeveränderungen, sog. „Einziehungen" und „Quellungen" am Rücken und Becken der Patientin zeigen. Insbesondere bei Veränderungen der Beschwerden im Laufe des monatlichen Zyklus, Schwitzen, Ödemen und anderen vegetativen Zeichen empfiehlt sich dieser Befund. Bei urethrovesikalen Dysfunktionen empfiehlt sich besonders die Inspektion und Palpation der Blasenzone (Schuh 1992).

**Tabelle 7.12** Wichtige Eigen- und Fremdreflexe zur Überprüfung der spinalen Motorik, die auch von Physiotherapeuten ausgeführt werden

| *Reflex (R)* | *Auslösung* | *Reaktion* | *Segmente* |
|---|---|---|---|
| Patellarsehnenreflex | Schlag auf die Patellarsehnen in leichter Knieflexion | Streckung des Unterschenkels | L2–S4 |
| Achillessehenreflex | Schlag auf die Achillessehen | Plantarreflexion des Fußes | S1–S2 |
| Plantarreflex | Bestreichen der Fußsohle | Fluchtbewegung des Beines, Beugen der Zehen | L4–S1 |
| Bulbospongiosus-Reflex | leichtes Berühren der Klitoris | tastbare Kontraktion des M. bulbospongiosus und M. ischiocavernosus | S3–S4 |
| Analreflex | Bestreichen der perianalen Haut | Kontraktion des M. sphinkter ani externus | S3–S5 |
| Blasen-Mastdarm-Reflex | Einführen des Fingers in den After | reflektorische Kontraktion des M. sphinkter ani externus und Detrusorkontraktion | S5 |
| Hustenreflex | Hustenstoß | Kontraktion der Beckenbodenmuskulatur | Th6–L1 |

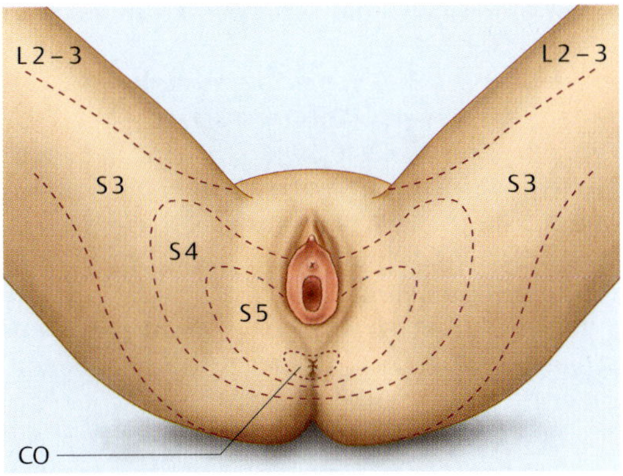


**Abb. 7.8** Sensible Versorgung der anovulvären Region.

Die folgende Checkliste fasst die physiotherapeutische Untersuchung zusammen.

## Checkliste

| | |
|---|---|
| **Subjektive Verfahren** | ▪ Miktionsanamnese<br>▪ Inkontinenznamnese<br>▪ Beckenbodenkontrolle von außen<br>▪ Einschätzen der Schmerzen mittels der Visuellen Analog Schmerzskala<br>▪ Stop-Test |
| **Objektive Verfahren** | ▪ Pad-Test<br>▪ Miktionstagebuch<br>▪ Vaginale Untersuchung<br>▪ Biofeedback<br>▪ Neurologische Basisuntersuchung<br>▪ Bindegewebsbefund |

## 7.1.4 Physiotherapeutische Behandlung

Urethrovesikale Dysfunktionen, die mit Miktionsstörungen und/oder Inkontinenz einhergehen, können präventiv in der Geburtsvorbereitung, Rückbildungsgymnastik und Beckenbodenschule behandelt werden. Durch eine konservative physiotherapeutische Behandlung wird das Beschwerdebild verbessert oder geheilt, und eine Operation kann überflüssig werden. Die prä- und postoperative Therapie verbessert ein Operationsergebnis.

### Beckenbodentraining

*Beckenbodentraining ist für viele Patientinnen mit Speicher- und Entleerungsstörungen der Blase die Therapie 1. Wahl und eine selbstbestimmte Möglichkeit, das Beschwerdebild zu verbessern, zu heilen und langfristig ohne Nebenwirkungen zu halten. Selbstverständlich muss bei einem hypertonen Beckenboden erlernt werden, sich zu entspannen, Kräftigungsübungen helfen dort nicht. Wahrnehmungstraining ist dann besonders wichtig.*

Bei Patientinnen mit gleichzeitiger Senkungsproblematik sollte zusätzlich ein Urethral- oder Würfelpessar als mechanische Stütze verordnet werden (s. a. Kapitel 8, Seite 161).

Schon in der Schwangerschaft verringert Training das Entstehen einer prä- und postpartalen Inkontinenz (Sampselle et al. 1998). Nach der Geburt verringert sich die Prävalenz einer Inkontinenz durch Beckenbodenübungen um 50 % (Bø, Morkved 1997) und lässt sich langfristig halten (Morkved, Bø 2000).

Bei einer Stressinkontinenz, bei prä- und postpartalem Training sollen die Muskeln gestärkt werden, damit sie
- die Blase und Harnröhre stützen;
- ein Absinken von Blasenhals und Harnleiter verhindern;
- den Harnleiter vor einem Druckereignis schnell verschließen.

Bei einer Dranginkontinenz soll die Beckenbodenkontraktion bei imperativem Harndrang zu einer Hemmung des M. detrusor vesicae führen. Diese Hemmung soll den Toilettengang aufschieben und langfristig zu einer Verringerung der Miktionsfrequenz führen (Bø, Bergmanns 2000).

Allgemeine Prinzipien der muskulären Rehabilitation müssen auch auf die Beckenbodenmuskulatur angewandt werden. Die Beckenbodenmuskulatur besteht zu 7–95 % aus „Slow-twitch"-Fasern, zu einem geringeren Anteil aus „Fast-twitch"-Fasern. „Slow-twitch"-Fasern entwickeln eine geringere Kraft und die Geschwindigkeit der Kraftentfaltung ist im Vergleich zu den „Fast-twitch"-Fasern langsamer, aber ausdauernder (Gosling et al. 1981). Diesen verschiedenen Fasertypen muss die Therapie gerecht werden, wobei an 1. Stelle und auf Grund ihrer größeren Anzahl die „Slow-twitch"-Fasern stehen. Durch Training kann die genetisch festgelegte Zahl von „Fast-twitch"- und „Slow-twitch"-Fasern nicht verändert werden.

Der Kraftaufbau insuffizienter Beckenbodenmuskulatur ist abhängig vom Training verschiedener Kraftqualitäten, die zusammen die volle Funktionsfähigkeit ausmachen:
- *Maximalkraft* ist definiert als Fähigkeit des neuromuskulären Systems, gegen Widerstand die größtmögliche Kraft aufzuwenden (one repetition maximum; Wilmore, Costill 1994);

- *Kraftausdauer* ist definiert als Fähigkeit, mit einer bestimmten Kraft über einen längeren Zeitraum Lasten zu bewältigen (Martin et al. 1993);
- *Schnellkraft* ist definiert als Fähigkeit des neuromuskulären Systems, einen möglichst großen Impuls oder Kraftstoß innerhalb einer kurzen Zeit zu entfalten (Güllich, Schmidtbleicher 1999).

### Krafttraining in der muskulären Rehabilitation

Die Belastungssteuerung erfolgt über die Parameter
- Reizintensität (Stärke des Trainingsreizes);
- Reizumfang (Anzahl der Trainingsreize pro Trainingseinheit);
- Reizdauer (Belastungsdauer);
- Reizdichte (zeitliches Verhältnis zwischen Belastungs- und Erholungsphasen);
- Reizhäufigkeit (Trainingshäufigkeit).

Ist das Therapieziel in der 1. Phase auf Erlernen, Wahrnehmen, Steuern, Kontrollieren von Bewegungsabläufen ausgerichtet, werden hohe Wiederholungszahlen (> 30 pro Serie) bei niedriger Belastungsintensität durchgeführt (0–30% der Maximalkraft). Relativ schnell treten Verbesserungen der intermuskulären Koordination durch Anpassungen auf neuronaler Ebene auf. Die Patientin spürt recht schnell eine Verbesserung. Hauptsächlich werden „Slow-twitch“-Fasern angesprochen.

Ist das Therapieziel auf Mehrdurchblutung und Stoffwechselsteigerung ausgerichtet, wird die Intensität in Abhängigkeit von der Belastungstoleranz der insuffizienten Strukturen erhöht (Anzahl > 30), bis durch die hohen Wiederholungszahlen bei mittlerer Intensität eine lokale Ermüdung eintritt (30–60% der Maximalkraft). Der Beckenboden kann auch so lange wie möglich gehalten werden, bis 20–30 s erreicht werden können (Markwell, Sapsford 1998). Es werden hauptsächlich „Slow-twitch“-Fasern angesprochen.

Aufbauend und mit zunehmender Belastung wird ein Hypertrophietraining durchgeführt. Nach Schmidtbleicher (1994) tritt ein Kraftanstieg infolge von Muskelhypertrophie (Zunahme der Muskelmasse) erst ein, wenn mit einer Intensität von 60–80% der maximalen Kraft (submaximale Kraft) trainiert wird, wobei die Anzahl auf 8–15 Wiederholungen pro Satz reduziert wird.

**Übungsbeispiel:** Kraftausdauer-Programm (DiNubile 1991).

- 8–12 maximale Kontraktionen jeweils für 5–6 s aufrechterhalten.
- Die Übungen 3–4 × pro Tag wiederholen.
- An 3–4 Tagen der Woche trainieren

Um auf eine plötzliche Druckerhöhung, z. B. beim Husten oder Springen, reagieren zu können, braucht die Beckenbodenmuskulatur die Schnellkraftfähigkeit, die vor allem von „Fast-twitch“-Fasern geleistet wird.

Dieses Reaktivkrafttraining beinhaltet eine schnelle Umkehr von der exzentrischen (abbremsenden) Phase in eine möglichst schnelle konzentrische (beschleunigende) Phase. Die Patientin muss in der Lage sein, die Bewegung in allen Phasen kontrolliert und stabil auszuführen (z. B. beim Trampolinspringen). Dieses Training findet im Bereich höchster Intensität (80–100% der Maximalkraft), geringer Wiederholungszahl (3–5) und mit langen Pausen statt. Santiesteban (1988) gab an, dass die Maximalkraft für 8 s gehalten werden kann, im Durchschnitt aber nur > 3 s.

Die Therapie gliedert sich in 3 Bereiche:
- *Bewusstmachen, Wahrnehmung schulen*: Da sich die Beckenbodenmuskulatur in einem sehr versteckten und von Scham behafteten Bereich befindet, muss die Therapeutin zunächst einfühlsam der Patientin die richtige Arbeitsweise und Funktionsweise der Beckenbodenmuskulatur vermitteln. Schon die Befundaufnahme, insbesondere die vaginale Untersuchung, kann diesem Ziel dienen. Die Patientin muss ein sicheres Gefühl für das „Anspannen“, also das Zusammenziehen (Schnüren) und Anheben, und für das „Entspannen“ der Muskulatur entwickeln. Diese Fähigkeit ist zusammen mit der Abgrenzung des Beckenbodens von den anderen umgebenden Muskeln Voraussetzung für eine erfolgreiche Beckenbodenrehabilitation (Bø et al. 1990). Hierbei hilft es der Patientin, mit so genannten Visualisierungsübungen ein „inneres Bild“ dieses Bereichs zu bekommen. Die Patientin sollte die Fähigkeit erlangen, die einzelnen Beckenbodenanteile differenziert anspannen zu können, d. h. im Verlauf ihrer Muskelfasern und als Massenkontraktion (Shafik 1998). Die Wahrnehmung und korrekte Kontraktion des Beckenbodens, abhängig von einer kortikal differenzierten Motoneuronenkontrolle, ist ein entscheidender Faktor für den Erfolg des Beckenbodentrainings (Gunnersson 1999).
- *Gezielte Übungen*: Die Frage nach den richtigen Übungen in der besten Ausgangsstellung bezüglich Reizintensität, Reizdauer, Pausenzeit, Anzahl der Wiederholungen und Trainingshäufigkeit für

diese spezifische Muskelgruppe und deren spezifische Fasertypen kann durch Studien noch nicht abschließend beantwortet werden. Aus eigener therapeutischer Erfahrung scheint das selektive Anspannen der Beckenbodenmuskulatur über 100-mal am Tag oder mehr nicht sehr Erfolg versprechend zu sein, da es zum einen die Patientin langfristig überfordert und dadurch demotiviert und zum anderen die Muskulatur nicht funktionsgerecht trainiert wird, vor allem beim teilweise noch üblichen Training in Rückenlage. Es gibt Hinweise, dass die Reizintensität im Maximalbereich („close to maximum" Bø 2001) ausschlaggebend für den Trainingserfolg ist. 3 Sequenzen von 8–12 nahezu maximalen Kontraktionen jeden oder jeden 2. Tag können empfohlen werden (Wilson et al. 1999). Bø empfiehlt zusätzlich zu den maximalen Kontraktionen über 6–8 s 3–5 schnelle Kontraktionen nach jeder gehaltenen Kontraktion („intensive PFM-contraction").

**Übungsbeispiel**: Empfehlung nach Bø

- 3–4 Serien mit 8–12 maximalen Kontraktion von 6–8 s 3 × die Woche;
- zusätzlich nach jeder gehaltenen Kontraktion 3–5 schnelle Kontraktionen.

Ein adäquates Koordinationstraining unter Co-Aktivierung des M. transversus abdominis wird zusätzlich angeraten (Hamilton, Junginger 2001).

Damit eine Patientin das Übungsprogramm über einen längeren Zeitraum (mindestens 5–6 Monate) durchführt, sollten die motivierenden und gleichzeitig effektiven Übungen auf die Bedürfnisse der Patientin zugeschnitten sein. Besser als alleiniges häusliches Üben ist die Weiterführung einer Einzeltherapie in einer Trainingsgruppe Gruppe (Bø et al. 1990).

Zur Aufrechterhaltung der Beckenbodenkraft wird ein 2 × wöchentliches Üben mit einer einmaligen Serie mit 8–12 maximalen Kontraktionen empfohlen (Pollock et al. 1998).

Bestandteile dieser speziell auf die Bedürfnisse der Patientin angepassten Programme sind:

- differenziertes An- und Entspannen verschiedener Beckenbodenanteile in deren Faserverlauf;
- Übungen in Verbindung mit der Atmung;
- angepasste Steigerung der Ausgangsstellungen und Übungsgeräte;
- spezifischer Kraftaufbau durch Training einzelner Kraftqualitäten;
- Koordinationstraining in funktionellen Muskelketten;
- Haltungskorrektur.

Meiner Erfahrung nach ist die günstigste Ausgangsstellung für den Beginn des Beckenbodentrainings die sitzende Position. Die Patientin kann hierbei deutlich die anatomischen Strukturen des Beckens und die anhebende Kraft der Muskulatur spüren.

Besonders jüngere Patientinnen begeistert das Üben auf dem Pezziball (Carrière 1999, 2001a,b), auf dem Trimilin (kleines Trampolin) oder auf dem Ballkissen.

- *Alltagstauglichkeit*: Die Übungen müssen in das tägliche Leben integriert werden, damit sich langfristig die automatische Antwort des Beckenbodens als ideales therapeutisches Ziel entwickelt. Die Patientin muss lernen, die Beckenbodenanspannung und -entspannung außerhalb der Behandlung gezielt zur Überwindung ihrer Störung einzusetzen. Insbesondere bei einer leichten Stressinkontinenz hat sich die bewusste Anspannung des Beckenbodens („the knack") vor einer Belastung, z. B. husten, niesen, als inkontinenzmindernd herausgestellt (Ashton-Miller, DeLancey 1996, Miller et al. 1998).

## Bauchmuskelaktivierung

Über Jahrzehnte verzweifelten viele Therapeuten und Patienten an der Unmöglichkeit, Beckenbodenübungen ohne Beteiligung der Bauchmuskulatur durchzuführen.

Neuere Untersuchungen beweisen eine Interaktion zwischen Beckenboden- und Bauchmuskulatur (s. Kapitel 5, Synergisten, S. 92).

Das Training der tiefen Bauchmuskeln fördert die Ko-Kontraktion des M. transversus abdominis mit dem M. pubococcygeus (Sapsford et al. 2001) und gleichzeitig die Stabilisation der LWS (**Tab. 7.13, Abb. 7.9**).

**Tabelle 7.13** Transversusaktivierung

| *ASTE* | *Auftrag* | *Palpation* | *sichtbare Aktion* |
|---|---|---|---|
| Vierfüßlerstand<br>Sitz<br>Stand | • „Ziehe die Spinae zusammen"<br>• „Lass den Unterbauch ein wenig flacher werden" | • 2 cm unterhalb und 1 cm medial von der Spina iliaca anterior superior | • der Unterbauch wird etwas flacher;<br>• es sollte keine Bewegung der Wirbelsäule zu sehen sein! |

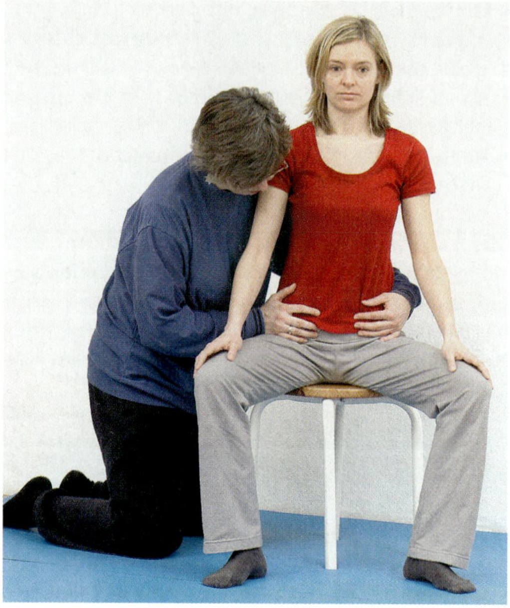

**Abb. 7.9** Ertasten der korrekten Transversus-Aktivität im Sitz.

**Ausdauerkraftprogramm** für den M. transversus abdominis (nach Junginger, Hamilton 2002): 10 × am Tag eine submaximale Kontraktion über 10 s. Dabei soll weiter geatmet werden!

## Blasentraining

Dieses Training soll dazu dienen, eine normale Blasenkapazität zu erreichen. Es wird für Patientinnen, die zu häufig, zu selten oder zu spät die Toilette aufsuchen, empfohlen und beinhaltet verhaltenstherapeutische Elemente.

Ziele:

- Trinkgewohnheiten anpassen;
- Miktionsfrequenz normalisieren;
- Blasenkapazität erhöhen (mindestens 150 ml) oder vermindern (unter 600 ml);
- Miktionsverhalten verbessern.

Das Führen eines Miktionskalenders/-tagebuchs bietet aufschlussreiche Informationen über Defizite und Fortschritte.

### *Toilettentraining*

Der normale Besuch der Toilette liegt bei 4 bis 8-mal täglich. Ein Unterschreiten dieser Frequenz kann vielerlei Gründe haben. Dabei ist nicht nur an Blasenentleerungsprobleme zu denken, sondern auch an zu lange und komplizierte Wege bis zur Toilette, unbequeme Kleidung, geringe Trinkmengen o.ä.

Die Folgen können Nierenstauung, aber auch peinliches Einnässen sein. Leider werden viele ältere Menschen zur Pflegevereinfachung „gewindelt“ oder dauerhaft katheterisiert.

Ein Überschreiten der normalen Miktionsfrequenz ist wegen einer bestehenden Blasenspeicherstörung, aus Angst vor Urinabgang oder falschem Miktionsverhalten möglich.

Das Toilettentraining sieht vor, dass der Patient regelmäßig und bei gleichzeitiger Kontrolle der Flüssigkeitszufuhr die Toilette besucht oder eine andere selbstbestimmte Entleerungsmöglichkeit benutzt. Wenn die Patientin an den Toilettengang erinnert wird, wird dies als „prompted voiding“ bezeichnet. Man spricht von „timed voiding“, wenn sie in regelmäßigen Abständen auf die Toilette gesetzt wird. Bei Patienten mit Hirnleistungsstörungen bewähren sich diese Verfahren durch Unterstützung des Pflegepersonals.

### *Miktionshaltung*

Die richtige Miktionsposition ermöglicht eine vollständige Entleerung der Blase. Bei bestehendem Restharngefühl nach der Miktion sollte das Becken ein paar Mal gekippt und aufgerichtet werden. Bei bestehender Zystozele kann eine vorgebeugte Haltung hilfreich sein.

Die richtige Defäkationsposition zu erlernen, ohne den Stuhl herauszupressen, kann bei einigen Störungen sinnvoll sein (s. Kapitel 7.2, S. 148).

### *Miktionstraining*

Als wesentliche Voraussetzung für eine vollständige und zügige Entleerung werden die korrekte Miktionshaltung und der physiologische Ablauf des Miktionsprozesses mit der notwendigen Beckenbodenentspannung und abschließenden Beckenbodenanspannung vermittelt.

### *Harndrang*

Der Drang zum Entleeren der Blase tritt physiologisch bei einer Blasenfüllung von 350–500 ml auf. Bei Patientinnen mit einer Drangproblematik tritt dieser schon bei einer Füllung von < 200 ml auf. Zusätzlich wird oft die Toilette nicht rechtzeitig erreicht, und es kommt zum unwillkürlichen Urinabgang (Dranginkontinenz). Diese Patientinnen kennen häufig alle Kaufhaustoiletten in der Stadt oder verlassen in schwereren Fällen die Wohnung nur noch selten. Soziale Isolation kann die Folge sein.

Der Drang (Dranginkontinenz) tritt besonders in folgenden Situationen auf:
- beim Geräusch laufenden Wassers;
- beim Wechsel in die Kälte oder Wärme;
- bei Angst, Aufregung, besonders wenn keine Toilette in der Nähe ist;
- beim „Schlüssel umdrehen in der Tür" (Heimkommen);
- beim Aufstehen vom Liegen, vom Sitzen.

***Möglichkeiten der Harndrangkontrolle***
- Druck auf die Klitoris oder Damm durch Handkontakt oder Sitzen auf harter Stuhlkante;
- Adduktorenaktivität durch Überkreuzen der Beine;
- Glutaeusaktivität im Stehen;
- bewusste starke, kurze Beckenbodenaktivität (die starke Anspannung des Beckenbodens und seiner Synergisten bewirken eine reflektorische Detrusorrelaxation);
- ruhige Atmung;
- mechanische Entlastung durch Haltungsveränderung;
- mentale Aufschubstrategien (kortikale Einflüsse hemmen die Detrusoraktivität).

***Drangauslösemöglichkeiten***

Bei Speicherproblemen, die ihre Ursache in einer mangelnden Detrusoraktivität haben, können die drangauslösenden Situationen (s. o.) therapeutisch genutzt werden.

Bei einer großen Blasenkapazität soll die Patientin regelmäßig die Blase entleeren, da sonst die Blasenwand sich weiter dehnt und der Zustand der Patientin sich verschlechtert.

## Biofeedbackmöglichkeiten

Der Begriff Biofeedback wird oft als eine vom Beckenbodentraining unterschiedliche Methode dargestellt. Biofeedback ist jedoch selbst keine Behandlungsmethode, sondern ein Zusatz zum Training. Biofeedbackgeräte für den Beckenboden sollen der Patientin helfen, die Beckenbodenmuskeln korrekt zu kontrahieren bzw. zu relaxieren und die Motivation durch fortwährende Rückmeldung zu verbessern (s. Testverfahren Biofeedback, S. 125). Studien konnten bisher keine zusätzliche Wirkung von Biofeedback zum Beckenbodentraining beweisen (Bø et al. 1999, Pages et al. 2001, Berghmanns et al. 1998).

## Elektrostimulation

Die Verschreibung von Elektrostimulation in der eigenen Praxis, oder von Geräten für den häuslichen Gebrauch erfreut sich großer Beliebtheit bei niedergelassenen Ärzten.

Laycock (1994) beschreibt in 4 Theorien den Einfluss von Elektrostimulation auf die Beckenboden- und Blasenmuskulatur:
- Theorie 1: Mithilfe von maximaler Stimulation soll die Muskelkraft durch Hypertrophietraining mit wiederholten maximalen Kontraktionen ähnlich wie bei willkürlichen Übungen gesteigert werden;
- Theorie 2: Mittels maximaler Stimulation sollen die schnellen Typ-II-Muskelfasern, zuständig für Reflexreaktionen, wirksamer und gezielter trainiert werden als durch eine alleinige aktive Übungstherapie;
- Theorie 3: Mittels chronischer Stimulation mit niedriger Intensität soll die Muskelstruktur verändert werden. Typ-II-Fasern sollen sich in Typ-I-Fasern (adaptive Plastizität) umwandeln und die Ausdauerkraft der Beckenbodenmuskulatur erhöhen;
- Theorie 4: Mittels maximaler Stimulation lässt sich die Reflexaktivität des N. pelvicus auf spinaler Ebene hemmen. Der M. detrusor vesicae entspannt sich.

Somit kann die Elektrotherapie sowohl zur Behandlung der Stressinkontinenz als auch der Dranginkontinenz eingesetzt werden. Spezielle Geräte zur Behandlung von Inkontinenz verfügen oft über wählbare Programme für die zu behandelnde Störung.

Therapiegeräte, die sowohl stimulieren als auch über ein Biofeedbackverfahren verfügen, sind wegen ihrer Kombination von „aktivem" und „passivem" Training vorzuziehen. Die Stimulation ist sowohl anal, vaginal, intravesikal als auch perineal möglich (**Tab. 7.14, Abb. 7.10a–c**).

### *Kontraindikationen*

- Schwangerschaft;
- Menstruation;
- Scheiden- und Blaseninfektionen;
- Herzschrittmacher;
- Metallimplantate im Nahbereich;
- bekannte maligne Tumore;
- bekannter sexueller Missbrauch wegen Retraumatisierungsgefahr.

In den meisten Physiotherapiepraxen wird die Elektrostimulation allgemein zur Aktivierung ge-

**Tabelle 7.14** TENS-Parameter (nach Alon 1987 und eigene Daten)

| | *Stromkurvenform* | *Impulsdauer* | *Frequenz* | *Polarität* | *Intensität* | *Strommodulation* | *Elektrodenplatzierung* | *Behandlungsdauer* |
|---|---|---|---|---|---|---|---|---|
| Beckenbodenmuskulatur Muskelkräftigung oder Verlangsamung einer Atrophie | vorzugsweise symmetrisch biphasisch; monophasisch oder polyphasisch aber auch möglich | 20–300 µs | 40–60 Hz | kein Unterschied | motorische Stimulation – die beste Kontraktion, die mit dem für den Patienten angenehmsten Strom erzielt werden kann | unterbrochene Impulsfolge: 5–15 s ein; 15–120 s aus oder bei nicht-programmierbarem Gerät 5 s ein und 10 s aus | bipolar über den Zielmuskeln (Hautelektroden) oder intravaginal bzw. intraanal (Vaginal- bzw. Analelektrode) | 15–30 Kontraktion; auf Anzeichen einer Muskelermüdung achten |
| Beckenbodenmuskulatur Hemmung einer Detrusorhyperaktivität | vorzugsweise symmetrisch biphasisch; monophasisch oder polyphasisch aber auch möglich | 100–300 µs | 10–20 Hz | kein Unterschied | sensorische Toleranz | unterbrochene Impulsfolge: 5–15 s ein; 15–120 s aus oder bei nicht-programmierbarem Gerät 5 s ein und 10 s aus | bipolar über den Zielmuskeln (Hautelektroden) oder intravaginal bzw. intraanal (Vaginal- bzw. Analelektrode) | zu Beginn 15 min einmal täglich, Steigerung auf zweimal täglich; Kontrolle, ob der gewünschte Effekt auf die Detrusorhyperaktivität eintritt |
| Beckenbodenmuskulatur Beckenbodenmuskulatur Umwandlung schneller in langsame Muskelfasern | symmetrisch biphasisch; monophasisch oder polyphasisch auch möglich | 20–100 µs | 5–20 Hz | kein Unterschied | sensorisch | 5–15 s ein, 15–20 s aus | bipolar S2–S4 oder intravaginal bzw. intraanal | mehrere Stunden – FES |

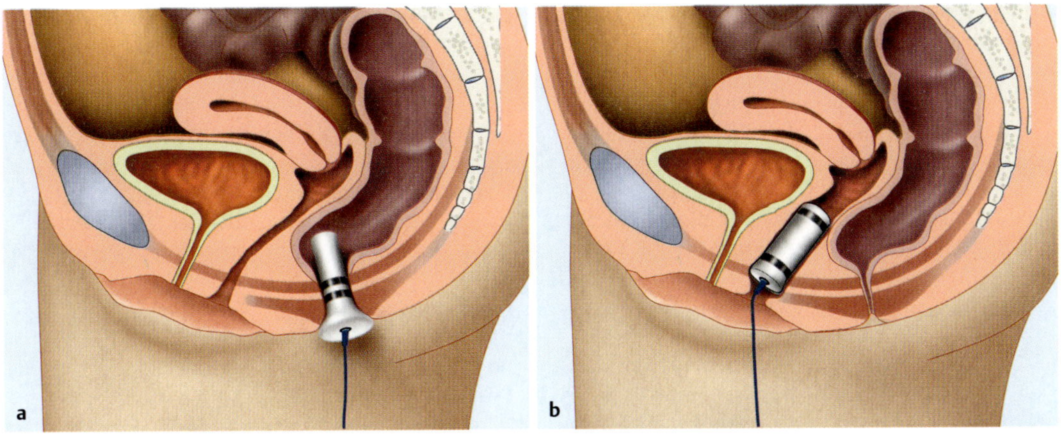


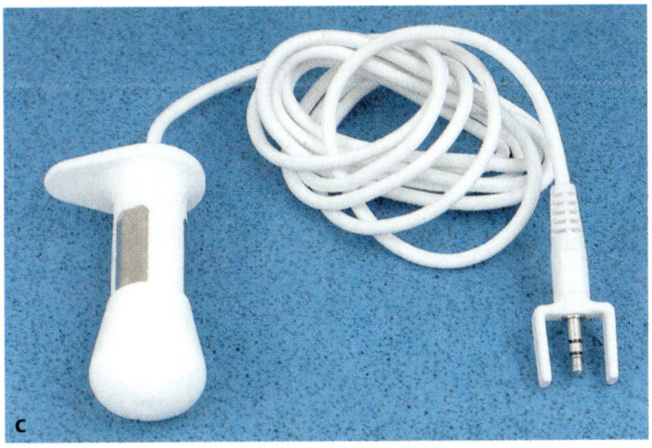


**Abb. 7.10a–c** Platzierung von Elektroden **a** Rektal. **b** Vaginal. **c** Elektrode.

lähmter Muskeln eingesetzt. Für Patientinnen, die Schwierigkeiten haben, die korrekte Kontraktion zu erlernen, kann der Biofeedbackeffekt der Elektrostimulation hilfreich sein. Wenn aber die Patientin in der Lage ist, ihren Beckenboden korrekt zu aktivieren, ist das aktive Beckenbodentraining vorzuziehen. In Studien erzielt die Elektrostimulation keine bessere Wirkung als keine Therapie (Bø et al. 1999 ). Im Vergleich mit Beckenbodentraining schneidet sie schlechter ab (Bø et al. 1999). Auf jeden Fall ist der urethrale Verschlussdruck durch eine willkürliche Kontraktion höher als durch eine Elektrostimulation (Bø, Talseth 1997).

## Zusätzliche Therapiemaßnahmen

Die in **Tab. 7.15** dargestellten Maßnahmen haben sich als nützlich erwiesen und können zur Unterstützung der Behandlung zusätzlich erwogen werden.

**Tabelle 7.15** Weitere Therapiemaßnahmen

| ***Therapieform*** | ***Wirkung*** | ***Maßnahme*** |
|---|---|---|
| Neuraltherapie | Beinflussen der Organfunktion über Reflexzonen | ▪ Reflexzonenmassage<br>▪ Bindegewebsmassage<br>▪ Akupunktur |
| Thermotherapie | ▪ durchblutungsfördernd<br>▪ tonuserhöhend | ▪ Sitzbäder<br>▪ heiße Rolle<br>▪ kalte Abklatschungen |
| Balneotherapie | ▪ durchblutungsfördernd<br>▪ adstringierend | ▪ vaginale Moorpackungen<br>▪ vaginale Solespülungen<br>▪ Sitzbäder |

### *Bindegewebsmassage*

Die Bindegewebsmassage als Reflextherapie ist sinnvoll bei einem Störungsbild mit zu Grunde liegendem vegetativem Ungleichgewicht. Die Anamnese und der Bindegewebsbefund geben Hinweise auf den zu behandelnden Körperabschnitt. Bei segmentaler Anwendung hat diese Technik eine starke lokale Wirkung. Bei segmentübergreifender Anwendung erzielt sie einen allgemeinen vegetativen Ausgleich. Urethrovesikale Dysfunktionen lassen sich mit dieser Technik positiv beeinflussen.

### *Ändern des Lebensstils*

Die Patientin kann die Therapie durch Veränderungen eigener Verhaltensweisen unterstützen oder überhaupt erfolgreich machen durch

- Gewichtsreduktion;
- sportliche Aktivitäten, Bewegung;
- ballaststoffreiche Kost zur Vermeidung von Konstipation;
- Verzicht auf drangauslösende Getränke (mit Koffein, Alkohol);

- ausreichend Zeit für Speicherung und Entleerung der Blase;
- Verzicht auf Rauchen;
- überprüfen des Medikamentengebrauchs.

### *Therapievorschläge*

**Tab. 7.16** enthält Vorschläge für die Behandlung von Blasenspeicherstörungen und **Tab. 7.17** Vorschläge für die Behandlung von Blasenentleerungsstörungen.

**Fallbeispiel 1:** Behandlung einer Dranginkontinenz. Eine 50-jährige Patientin, postmenopausal, mit einer reinen idiopathischen Drangproblematik/-inkontinenz nach urodynamischer Abklärung wurde im Rahmen einer Verordnung 12-mal behandelt.

**Die Anamnese** ergab eine erhöhte Miktionsfrequenz, besonders in Stresssituationen, von Kindheit an. Sie war sehr früh „trocken" (mit 1,5 Jahren), da ihre Mutter sie nach eigenen Angaben sehr oft zu Toilettengängen aufforderte bzw. auf ein „Töpfchen" setzte.

**Der objektive Befund** ergab:
ungenügende Kenntnisse über den Ablauf der Speicherphase und des Entleerungsmechanismus der Blase;
Miktionsvolumen lag bei 50–150 ml;
erhöhter Kaffee- und Teegenuss;
normale Trinkmenge von 1,5–2 l/Tag.

**Das Miktionsprotokoll** über 48 h ergab:
erhöhte Miktionsfrequenz von ca. 20 × am Tag, gehäuft in den Morgenstunden und 4-mal in der Nacht;

**Tabelle 7.16** Therapievorschläge bei Blasenspeicherstörungen

| *Störung* | *Symptome* | *Maßnahme* |
|---|---|---|
| Drangproblematik<br>Dranginkontinenz | ▪ erhöhte Miktionsfrequenz<br>▪ imperativer Harndrang<br>▪ Urinverlust | ▪ Blasentraining<br>▪ Drangkontrolltechniken<br>▪ Aufschubstrategien<br>▪ Entspannungstherapie<br>▪ Elektrotherapie<br>▪ Lebensstiländerungen<br>▪ anticholinerge Medikamente |
| Stressinkontinenz | ▪ Urinabgang bei körperlicher Aktivität (Schweregrade 1–3) | ▪ Beckenbodentraining<br>▪ funktionelles Bauchmuskeltraining<br>▪ korrekte Defäkationshaltung<br>▪ Elektrotherapie<br>▪ Biofeedbackverfahren<br>▪ physikalische Therapie |
| Reflexinkontinenz | ▪ Urinverlust bei Detrusorhyperaktivität<br>▪ unwillkürliche Entspannung des urethralen Verschlusssystems | ▪ Katheterisieren<br>▪ Kontrolle der Flüssigkeitszufuhr und -ausscheidung |
| Enuresis nocturna<br>Nykturie | ▪ unwillkürlicher Urinverlust im Schlaf<br>▪ erhöhte nächtliche Miktionsfrequenz (> 2 × pro Nacht) | ▪ Beckenbodentraining<br>▪ Blasentraining<br>▪ verändertes Trinkverhalten<br>▪ Elektrotherapie |

**Tabelle 7.17** Therapievorschläge bei Blasenentleerungsstörungen

| *Störung* | *Symptome* | *Maßnahme* |
|---|---|---|
| Zystozele | verzögerter Miktionsstart | Blasentraining |
| Detrusorhyporeflexie | abgeschwächter Harnstrahl | bewusster Einsatz der Beckenbodenaktivität |
| Detrusorareflexie | Stotterharn | Detrusorkontraktion, Beckenbodenentspannung |
| Detrusorkontraktilität | Nachträufeln | drangauslösende Technik |
| überaktiver Harnröhrenverschluss | wiederholte Miktion | Entspannungstherapie |
| Detrusor-Sphinkter-Dyssynergie (DSD) | Restharn | korrekte Miktionshaltung, Katheterisieren |
| Überlaufinkontinenz | Harnverhalt | vorgeneigte oder stehende Miktionshaltung |

Urinverlust bei Aktivitäten außerhalb der Wohnung (wenn die Toilette nicht schnell erreichbar war), beim Duschen, bei kaltem Wetter, selten schwallweise;

**Impairment:** Unfähigkeit, den Harndrang zu kontrollieren und größere Mengen Urin zu halten;

Handicap/Activity: häufiger Toilettenbesuch, kann nachts nicht durchschlafen;

**Disability/Participation:** Die Patientin unternahm keine längeren Busfahrten (über 1 Stunde), Theater- und Konzertbesuche. Aus Angst vor Urinabgang hatte sie nur selten Geschlechtsverkehr. Soziale Isolierung, vermindertes Selbstwertgefühl.

**Die physiotherapeutische Behandlung** beinhaltete eine Erläuterung über die Funktionsweise der Blase, insbesondere über den Ablauf der Speicherphase mit dem am Ende einsetzenden Entleerungsdrang. Ein mit Wasser gefüllter Messbecher mit der normalen Blasenfüllung von 400 ml machte die enorme Blasenkapazität sichtbar. Der Patientin wurde bewusst, dass bei einer Aufnahme von z. B. 1 Glas Mineralwasser (150 ml) die Blase noch nicht sofort gefüllt sein kann.

Die Patientin erlernte Möglichkeiten der Harndrangkontrolle, um den Zeitpunkt der Entleerung aufzuschieben. Insbesondere der bewusste Einsatz der Beckenbodenmuskulatur zur Detrusorrelaxation half ihr sehr, die Toilette erst später aufzusuchen. Gleichzeitig verzichtete sie auf koffeinhaltige Getränke. Mithilfe des Miktionsprotokoll konnte sie zusammen mit der Therapeutin die Therapiefortschritte verfolgen. Am Ende der Therapie hatte sich die Miktionsfrequenzauf ca. 13-mal am Tag verringert.

**Fallbeispiel 2:** Behandlung einer Stressinkontinenz. Eine 30-jährige Patientin (4 Monate post partum), vollstillend, mit der Diagnose Stressinkontinenz (Grad 1) wurde 6-mal behandelt.

**Die Anamnese** ergab eine hohe Motivation, da sie nicht nur begeisterte Stepptänzerin ist, sondern auch innerhalb der nächsten 2 Jahre wieder schwanger werden wollte.

**Der objektive Befund** ergab:

Eine Beckenbodeninsuffizienz (MFP 3, Schnellkraft 3-mal, Ausdauerleistung 10 s);

StressinkontinenzGrad 1;

Bauchmuskelschwäche (Rektusdiastase 2–3 Querfinger oberhalb des Bauchnabels).

Im Haltungsbefund eine wahrscheinlich schwangerschaftsbedingte Schwerpunktverlagerung des Beckens nach ventral.

**Impairment:** Mangelnde Muskelkraft der Beckenboden- und Bauchmuskulatur, schlechte Haltung; Urinverlust bei starker körperlicher Aktivität, selten, tröpfchenweise.

**Handicap/Activity:** Die Patientin kann auch kurze Strecken nicht joggen, traut sich nicht zu tanzen.

**Disability/Participation:** Die Patientin kann ihre Hobbys Joggen und Tanzen nicht ausführen, fühlt sich isoliert.

**Die Behandlung** beinhaltete die muskuläre Rehabilitation des Beckenbodens mit einem Kraft-Ausdauer-Übungsprogramm. Die anhebende Aktivität des Beckenbodens erlernte die Patientin durch eigenes vaginales Tasten (sie benutzte vor der Schwangerschaft Tampons). Gleichzeitig erlernte sie die korrekte Beckenbodenanspannung gezielt vor körperlicher Aktivität zur Verbesserung des urethralen Verschlussdrucks einzusetzen. Zusätzlich sollte sie ihre Haltung korrigieren und den Beckenboden beim Stillen, Heben des Babys, Tragen der Babytragetasche u.ä. auch durch Einsatzvon Hilfsmitteln entlasten. Gezieltes funktionelles Bauchmuskeltraining, insbesondere des M. transversus abdominis, ohne Hub von kranial (keine Sit-ups), sollte die mangelnde muskuläre Absicherung verbessern. Der Pezziball stellte sich als ideales Übungsgerät heraus, da sie ihr Baby im Sitz auf dem Ball gleichzeitig beruhigen konnte.

Nach der anfänglichen Einzelbehandlung trainierte die Patientin in einer Rückbildungsgruppe weiter.

Nach 1/2 Jahr intensiven Trainings und nach Einsetzen des normalen Zyklus war die Patientin fit und kontinent.

## Zusammenfassung

- Beckenbodentraining ist für viele Patientinnen mit Speicher- und Entleerungsstörungen der Blase die Therapie 1. Wahl und eine selbstbestimmte Möglichkeit, das Beschwerdebild zu verbessern bzw. zu heilen.
- Nach der Geburt verringert sich die Prävalenz einer Inkontinenz durch Beckenbodenübungen um 50 %, was die Bedeutung der Rückbildungsgymnastik unterstreicht.
- Beim muskulären Training müssen die Slow-twitch-Fasern für die Haltefunktion des Beckenbodens angesprochen werden, die Fast-twitch-Fasern für die schnelle Kontraktion, die z. B. beim Husten nötig wird.
- Im Blasentraining lernt die Frau, ihr Miktionsverhalten zu verändern und den Harndrang zu kontrollieren.

## 7.2 Anorektale Dysfunktionen

*Das Selbstwertgefühl eines Menschen und seine soziale Integration sind eng mit der Fähigkeit verbunden, den Stuhl „ort- und zeitgerecht absetzen zu können" (WHO-Definition).*

Die Lebensqualität eines Betroffenen kann durch anorektale Störungsbilder in jeder Altersgruppe eingeschränkt sein. Frauen sind aufgrund anatomischer Unterschiede und Geburtstraumen häufiger betroffen als Männer. Sie leiden meist, zusätzlich zu anorektalen Störungen, unter urethrovesikalen Dysfunktionen und Senkungsbeschwerden.

Die nachfolgenden Störungsbilder werden aufgrund ihres Defizits unterschieden:

In der Speicherphase des Rektums:

- aktive Inkontinenz (Urgeinkontinenz);
- passive Inkontinenz.

In der Entleerungsphase:

- Konstipation.

Mischformen sind möglich. Internationale Standardisierungen wie im Bereich der urethrovesikalen Störungsbilder gibt es bisher nicht (Weber et al. 2001).

### 7.2.1 Stuhlinkontinenz

Nach Untersuchungen über die Prävalenz der Stuhlinkontinenz in Deutschland leiden ca. 5% (ca. 4 Millionen) der Gesamtbevölkerung unter verschiedenen Schweregraden der Stuhlinkontinenz.

Kontinenz beruht auf einer Interaktion von verschiedenen Faktoren (s.a Speicher- und Entleerungsfunktion des Rektums, S. 100):

- Passage von normal geformtem Stuhl;
- Rektales Speicherreservoir;
- Kontrolle des Stuhldranges;
- Reflexfunktion der analen Sphinktermuskulatur und Beckenbodenmuskulatur.

*Die Inkontinenz ist der unfreiwillige Abgang von Stuhl (Faezes), Flüssigkeit oder Gas (Flatus) aus dem anorektalen Trakt.*

Man unterscheidet 4 Schweregrade:

- Grad 1: Abgang von Luft,
- Grad 2: Abgang von Schleim,
- Grad 3: Abgang von dünnflüssigem Stuhl,
- Grad 4: vollständiger Kontrollverlust.

#### Ursachen

- vaginale Geburt, insbesondere bei Forzepseinsatz und Dammschnitt entstehen Verletzungen der Beckenbodenmuskulatur, der analen Spinkter und der zugehörigen Nervenversorgung (Sultan et al. 1993 und 1994, Cornes et al. 1991);
- Operationen: Sphinkteroperation Hämorrhoidektomie, Fissurektomie, Deszensusoperation, Kolostomie, Fisteloperation, Operationen bei kolorektalem Karzinom;
- Denervation durch pressende Entleerung bei Konstipation (Kiff et al. 1984, Kennneth, Pemberton 1992);
- Medikamente (s. S. 138);
- hormonelle Faktoren;
- psychische Faktoren;
- Nahrungsmittelunverträglichkeit;
- Darmerkrankungen;
- angeborene anorektale Missbildung (Analatresie = fehlender Analtrakt, Pflaumenbauchsyndrom, Darmatresie, neurogener Darm, sakrale Agnesie);
- neurogene Krankheitsbilder (Schlaganfall, Diabetes, Bandscheibenvorfall, Multiple Sklerose);
- Missbrauch (Leroi et al. 1995).

#### Formen der fäkalen Inkontinenz

- *Aktive Inkontinenz*: Verlust von Darminhalt, obwohl die Patientin den anorektalen Verschluss aktiviert (Urgeinkontinenz) (Engel et al. 1995). Ursache: Defekt des quergestreiften anorektalen Verschlussapparates (M. sphincter externus und M. puborectalis);
- *passive Inkontinenz*: unwillkürlicher Verlust von Darminhalt. Ursache: Defekt des glattmuskulären anorektalen Verschlussapparates (M. sphincter ani internus) (Engel et al. 1995).

#### Konstipation

*Die Konstipation (Obstipation) wird definiert als schwieriger oder seltener Austritt von Faezes (Stuhl) (**Tab. 7.18**).*

Nach klinischen Kriterien liegt eine *chronische Konstipation* (Verstopfung) dann vor, wenn mindestens 2 der 4 folgenden Kriterien erfüllt sind (Whitehead 1991):

**Tabelle 7.18** Fragebogen zur Bewertung der Konstipation (nach Agachan et al. 1996, übersetzt von U. Henscher)

| ***Symptom*** | ***Score*** |
|---|---|
| **Häufigkeit der Defäkation** | |
| 1–2 mal alle 1–2 Tage | 0 |
| 2 × pro Woche | 1 |
| 1 × pro Woche | 2 |
| weniger als 1 × pro Woche | 3 |
| weniger als 1 × im Monat | 4 |
| **Schmerz bei der Defäkation** | |
| niemals | 0 |
| selten | 1 |
| manchmal | 2 |
| häufig | 3 |
| immer | 4 |
| **Gefühl von unvollständiger Entleerung** | |
| niemals | 0 |
| selten | 1 |
| manchmal | 2 |
| häufig | 3 |
| immer | 4 |
| **Bauchschmerzen während der Defäkation** | |
| niemals | 0 |
| selten | 1 |
| manchmal | 2 |
| meistens | 3 |
| immer | 4 |
| **Benötigte Zeit für die Defäkation in Minuten** | |
| weniger als 5 min | 0 |
| 5–10 | 1 |
| 10–20 | 2 |
| 20–30 | 3 |
| mehr als 30 | 4 |
| **Anwendung von Defäkationshilfen** | |
| ohne Hilfen | 0 |
| stimulierende Abführmittel | 1 |
| manuelle Hilfen oder Klistier | 3 |

**Tabelle 7.18** (Fortsetzung)

| ***Symptom*** | ***Score*** |
|---|---|
| **Vergebliche Defäkationsversuche in 24 Stunden** | |
| niemals | 0 |
| 1–3 | 1 |
| 3–6 | 2 |
| 6–9 | 3 |
| mehr als 9 | 4 |
| **Dauer der Konstipation in Jahren** | |
| 0 | 0 |
| 1–5 | 2 |
| 5–10 | 3 |
| 10–20 | 3 |
| mehr als 20 | 4 |
| **Gesamtergebnis** | |

- Stuhlfrequenz < 3 Stuhlgänge pro Woche;
- starkes Pressen bei mehr als 25 % der Stuhlgänge nötig;
- Gefühl der inkompletten Entleerung bei mehr als 25 % der Stuhlgänge;
- harter Stuhl.

## *Ursachen*

Bei einer Konstipation können *verminderte Darmbeweglichkeit* (Kolonmotilität) und/oder funktionelle Entleerungsschwierigkeiten vorliegen.

Die Konstipation *analen Ursprungs* hemmt den Austritt des Darminhalts durch eine Hypertonizität im Analkanal oder eine Dyssynergie der Beckenboden-Sphinkter-Muskulatur (**Abb. 7.11**).

Bei einer Konstipation *rektalen Ursprungs* führt eine überlange Verweilzeit des Darminhalts im Rektum zur Verhärtung des Stuhls und Erweiterung dieses Abschnitts (Megarektum). Eine Verstärkung des Beschwerdebildes ergibt sich aus der daraus folgenden verminderten Sensibilität und Kontraktilität des Rektums:

- verminderte Darmbeweglichkeit (mit Schmerzen und geblähtem Bauch);
- ungenügende Flüssigkeitsaufnahme;
- stopfende Nahrungsmittel (z. B. Schokolade);
- mangelnde Bewegung;
- psychische Faktoren;
- auf Reisen;

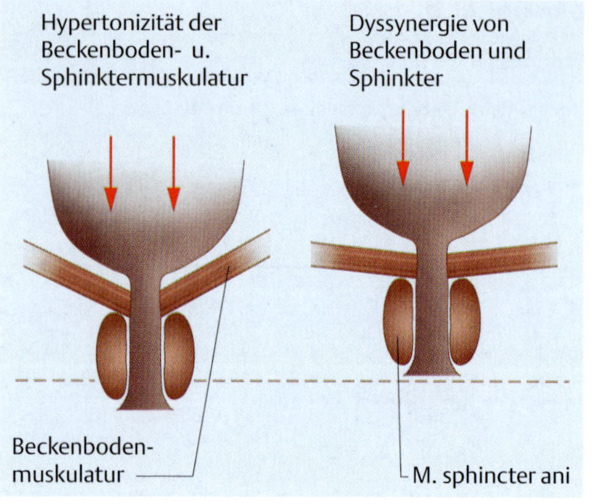


**Abb. 7.11** Hypertonizität und Dyssynergie der Beckenboden- und Sphinktermuskulatur während der Defäkation.

- „ungemütliche" Toiletten;
- schlechte Toilettengewohnheiten (zu schnell, ohne Drang, keine Zeit nehmen);
- falsche Defäkationshaltung;
- Hormone (Progesteron in der 2. Zyklushälfte und in der Schwangerschaft);
- mangelnde Ballaststoffe in der Nahrung;
- Anismus;
- Missbrauch;
- Medikamente;
- Rektozele;
- neurologische Krankheitsbilder;
- Operationen im Anorektalbereich.

**Medikamente,** die die Darmbeweglichkeit hemmen

- Eisenpräparate;
- Antazide;
- Opioide;
- trizyklische Antidepressiva;
- Tranquilizer;
- Parkinsonmedikamente;
- Anticholinergika;
- Antihistamine;
- Beta-Blocker.

**Störungen, die sich auf die Darmfunktion auswirken** können, sind in der folgenden Checkliste zusammengefasst:

## Checkliste

| | |
|---|---|
| Anismus | Entleerungsstörungen durch eine Beckenboden-Sphinkter-Dyssynergie, die häufig bei sexuell missbrauchten Frauen auftritt (Drossmann et al. 1993); |
| neurogene Krankheitsbilder (Schlaganfall, Diabetes, Bandscheibenvorfall, Multiple Sklerose) | Die Schädigung der nervalen Reizleitung kann zu verminderter rektaler Sensibilität und/oder mangelhafter Sphinkterfunktion führen; |
| Morbus Krohn | entzündliche Dünndarmerkrankung, die mit Schmerzen und Durchfall einhergeht; |
| Morbus Hirschsprung | angeborene Entleerungsstörung, da sich der M. sphinkter ani internus bei Rektumfüllung nicht entspannt. Sie betrifft selten Frauen; |
| Reizkolon (irritable bowel syndrome = IBS) | Bei dieser Diagnose (Okamura, Sekimuchi 1992) handelt es sich um eine Zusammenstellung von Symptomen, die vor allem Frauen betreffen. Treffen 2 oder mehr Symptome zu, handelt es sich um ein Reizkolon ohne feststellbare strukturelle oder biochemische gastrointestinale Auffälligkeiten. Es wird eine hohe psychische Komponente angenommen (Whitehead, Crowell 1991). Sexueller Missbrauch als Ursache für Funktionsstörungen im unteren Darmtrakt sind ebenfalls möglich (Leroi et al. 1995);<br>▪ Bauchschmerzen<br>▪ unregelmäßige Defäkationsfrequenz<br>▪ unregelmäßige Stuhlkonsistenz<br>▪ unkorrekte Defäkation (mit Pressen, starkem Dranggefühl, Gefühl der inkompletten Entleerung)<br>▪ Entleerung von Schleim<br>▪ aufgeblähter Bauch |
| Rektozele, Enterozele | Die Aussackung des Rektums (Rektozele) oder Dünndarms (Enterozele) in die Vagina oder in den Anus (s. a. Kapitel 8) kann zu Entleerungsstörungen des Rektums führen. Eine daraus resultierende pressende Entleerung schädigt den Beckenboden und die analen Sphinkter. Eine zusätzliche fäkale Inkontinenz ist die Folge. |
| Hämorrhoiden | Aussackungen am Anus, die durch eine pressende Defakätion gegen die Hämorrhoidalplexi entstehen. Sie können zusätzlich Jucken und Blutungen am After auslösen. |

## 7.2.2 Ärztliche Diagnostik und Therapie

### Untersuchungen

Konstipation und Inkontinenz sind bei Bedarf in die medizinische Untersuchung des gesamten Verdauungstraktes eingebettet. Spezielle Tests grenzen die Ursachen für anorektale Dysfunktionen ein (Azpiroz et al. 2002).

#### *Anorektale Druckmessung*

Dieses Verfahren verwendet eine Reihe von Ballons, verbunden mit einem Druckmesser, die im Laufe der Untersuchung immer stärker aufgeblasen werden.

Gemessen wird der anale Verschlussdruck in Ruhe (resting pressure), der zu 80 % vom M. sphincter ani internus ausgeht (N = 48–80 mmHg), der zusätzliche maximale willkürliche Druck des M. sphincter ani externus (maximum squeeze pressure) und das Halten des Drucks (sustain squeeze pressure) über 20 s. Der maximale Druck ist normalerweise doppelt so hoch wie der Ruhedruck (N = Ruhedruck + 40–80 mmHg). Bei fäkaler Inkontinenz ist der Ausdauerdruck der Sphinkter aussagekräftiger als der kurzzeitige maximale Druckaufbau (Saad et al. 2002).

Mit dieser Methode lässt sich auch die Reflexantwort (rectoanal inhibitory Reflex = RAIR) der analen Sphinkter bei Dehnung des Rektums feststellen.

Erhöhte oder verminderte rektale Sensibilität lässt sich mit der Messung des spürbaren rektalen Füllungsvolumens feststellen.

Die Patientin soll bei Einführen des Ballons die kleinste wahrnehmbare Füllungsmenge (N = 15–22 mmHg), das Auftreten des Entleerungsdranges (N = 90–100 mmHg) und die maximal erträgliche Füllungsmenge (N = 220–240 mmHg) angeben.

#### *Elektromyografie*

Diese Untersuchungsmethode wird zur Feststellung von Störungen der peripheren Reizleitung benötigt. Die Aktionspotenziale des äußeren Schließmuskels in Ruhe, Aktivität und Hustenstoss werden durch eine rektale Elektrode oder die genaueren Feinnadelelektroden ermittelt.

Die Pudendus-Latenzzeit misst das Intervall zwischen der Stimulation des N. Pudendus und der darauf folgenden Kontraktion des M. Sphincter ani externus.

#### *Defäkografie*

Diese Röntgenuntersuchung von Rektum und Analkanal mittels eines Kontrastmittels ermöglicht eine Beurteilung der Speicher- und Entleerungphase des Rektums. Es wird jeweils eine Aufnahme in Ruhestellung, vom aktiven Zurückhalten des Darminhalts und von der Entleerung gemacht. Diese Aufnahmen ermöglichen eine Messung des anorektalen Winkels in Ruhe (N = 90°) und während der Defäkation (N = 140°). Sie zeigen außerdem die Öffnung des Analkanals, das Absenken des Beckenbodens (pathologisch wäre mehr als 2 cm unterhalb der Pubococcygeallinie s. a. Kapitel Senkungsbeschwerden, S. 158), das Schließen des Anus und die Verengung des anorektalen Winkels.

#### *Bestimmung der Transitzeit der Nahrung durch den Magen und den Darm*

Ein radioaktiver Marker muss von der Patientin geschluckt werden. Dessen Darmpassage kann auf dem Röntgenschirm periodisch verfolgt werden. Abweichungen von der normalen Transitzeit für Nahrung sind feststellbar (Frauen > 47 h, Männer > 33 h, Bassotti et al. 1995).

#### *Endoanale Sonografie und endoanale Magnetresonanztomografie (MRI)*

Dieses bildgebende Verfahren erlaubt eine Beurteilung der Integrität der Beckenboden- und Sphinktermuskulatur in verschiedenen Ausgangstellungen und Aktivitätszuständen. Dammrisse/schnitte und okkulte Verletzungen sind gut sichtbar.

### Therapie

#### *Konservativ*

Abhängig von der zugrundeliegenden Problematik ist das Ziel der Behandlung ein normal geformter Stuhl und eine vollständige Entleerung des Rektums.

Bei Inkontinenz erleichtert ein geformter Stuhl eher als flüssiger oder gasförmiger Darminhalt die Wahrnehmung eines gefüllten Rektums und verbessert die aktive Kontinenz.

Bei Konstipation erleichtert normal geformter Stuhl die vollständige und zügige Entleerung des Rektums.

### *Nahrungsmittelumstellung*

- Umstellung der Flüssigkeitsaufnahme;
- Überlegter Umgang mit Abführmitteln;
- spezifische Medikamente;

### *Operativ*

Weniger als 10 % der betroffenen Frauen benötigen eine operative Behandlung, meist zur Behebung bestehender Inkontinenz. Bei gleichzeitigem Descensus genitalis sind zusätzlich andere Operationen (s. Senkungsbeschwerden, S. 162) möglich.

***Sphinkterplastik***
Durch diese Operation sollen die beiden Enden des Sphinkter ani externus nach einer Verletzung, zusammenstoßend oder überlappend, wieder zusammengefügt werden. Bei einer schon bestehenden Denervation ist diese Technik nicht erfolgreich.

***Künstliche Sphinkter***
- Gracilisplastik: Aus körpereigenem Muskelgewebe wird ein Sphinkter geformt Die Sehne des M. Gracilis wird bei dieser Operation geteilt, um den Analkanal herum gelegt und an der kontralateralen tuberositas ischiadicae befestigt. Ein implantierter Langzeitelektromuskelstimulator soll Typ-II-Fasern in Typ-I-Fasern (Ausdauerfasern) umwandeln.
- Sphinkter aus körperfremdem Gewebe: Seit einigen Jahren wird versucht, durch einen künstlichen Sphinkter, z. B. AMS 800, Kontinenz zu erreichen. Bisher sind die Operationsergebnisse, trotz der niedrigen Fallzahlgruppe, zufriedenstellend (Michot et al. 2003, Rongen et al. 2003).

***Deszensusoperationen***
Diese Opertationen versuchen die ursprüngliche funktionelle Anatomie wiederherzustellen. Bei einer Rektozele werden die Levatorschenkel am Perineum gerafft (Colporraphia posterior oder hintere Plastik). Bei einem Rektumprolaps wird das Rektum angehoben und am Lig. sacrococcygeum fixiert (transabdominale Rektopexie). Die Delorme-Vorgehensweise (Delorme procedere) beinhaltet eine Reparatur der prolabierten Muskosa des Sphinkters und die Anlage eines Muskelwulstes zum Stützen des Rektums über einen analen Zugang (Kling et al. 1996).

***Kolostomie***
Ein künstlicher Darmausgang ist das letzte Mittel der Wahl und eher bei kolorektalen Krebserkrankungen indiziert.

## Zusammenfassung

- In Deutschland leiden ca. 4 Millionen an einer Stuhlinkontinenz. An chronischer Verstopfung (Konstipation) leiden noch viel mehr Menschen.
- Die ärztliche Untersuchung schließt den gesamten Verdauungstrakt ein. Die Lebensgewohnheiten (Ernährung, Bewegung) werden hinterfragt, Begleiterkrankungen, die zu anorektalen Dysfunktionen führen können (z. B. neurologische Erkrankungen, Rekto- oder Enterozele, Hämorrhoiden) werden berücksichtigt.
- Die Verordnung von Physiotherapie ist noch selten, nimmt aber zu.
- Zur konservativen Therapie gehört bei Konstipation meistens eine Ernährungsberatung mit dem Ziel der Ernährungsumstellung.
- Operativ versucht man die Inkontinenz z. B. mit Hilfe eine künstlichen Sphinkters zu beheben.

## 7.2.3 Physiotherapeutische Untersuchung

Grundlage einer differenzierten Behandlung ist neben der ärztlichen Diagnose die physiotherapeutische Untersuchung. Relevante Testverfahren sind zur Therapiesteuerung unerlässlich und sollten die ganze Behandlung begleiten.

Frauen mit Stuhlinkontinenz leiden häufig zusätzlich unter Harninkontinenz und Senkungsbeschwerden (Meschia et al. 2002). Deshalb müssen geeignete Untersuchungsverfahren zu diesen Beschwerdebildern hinzugezogen werden (siehe Kapitel urethrovesikale Störungen und Senkungsbeschwerden, S. 160).

### Befragen der Patientin

Neben Alter, Beruf, Hobbys und allgemeinen Aktivitäten der Patientin sollten gezielt Fragen zur

**Tabelle 7.19** Mark's fäkaler Continence-Score (Vaizey et al.1999 übers. U. Henscher)

| *Parameter* | *Score* | *Score* | *Score* | *Score* | *Score* |
|---|---|---|---|---|---|
| Stuhlverlust? | niemals | selten (< 1 × monatlich) | manchmal (> 1× wöchentlich) | üblicherweise (> 1 × täglich) | immer; täglich |
| fest | 0 | 1 | 2 | 3 | 4 |
| flüssig | 0 | 1 | 2 | 3 | 4 |
| gasförmig | 0 | 1 | 2 | 3 | 4 |
| Beeinträchtigung der Lebensführung? | 0 | 1 | 2 | 3 | 4 |
| | Nein | ja | | | |
| Sind Einlagen oder Analtampons nötig? | 0 | 1 | | | |
| Muss die Unterwäsche bei Verschmutzung gewechselt werden? | 0 | 1 | | | |
| Nehmen Sie Abführmittel? | 0 | 2 | | | |
| Ist es Ihnen möglich, den Stuhldrang 15 Minuten aufzuschieben? | 0 | 4 | | | |
| Gesamtergebnis: | | | | | |

spezifischen Problematik gestellt werden. Dabei können auch standardisierte Fragebögen wie St. Marks-Incontinence-Score (**Tab. 7.19**), Bristol-Stool-Form-Scale (**Abb. 7.12**), Obstipation-Score usw. hilfreich sein, die als Retests die Therapie begleiten können. Zur Therapieplanung sollte die Motivation der Patientin und ihr persönliches Therapieziel abgefragt werden.

Dieser valide Fragebogen erlaubt einen Einblick in das Ausmaß, und als Retest, in den Verlauf einer Inkontinenz.

## *Defäkationssanamnese*

- Defäkationsfrequenz (am Tag/Woche/Monat, nachts/tagsüber?);
- Darmfüllungsgefühl (vorhanden, sehr starker Drang, vegetative Reaktionen, Unterscheidung zwischen Stuhl und Winden);
- Darmentleerungsmodus (Startschwierigkeiten, Defäkation mit Bauchpresse, wiederholte Defäkation)?
- Dauer der Entleerung?
- Gefühl von unvollständig entleertem Darm?
- Verwendung von Hilfen (Abführmittel, Klistier, digitale Hilfe)?
- Defäkationsposition?
- Konsistenz des Stuhls (s. Bristol-Stool-Form-Scale)?
- Schmerzen (VAS)?
- Missbrauch.

## *Inkontinenzanamnese*

- Seit wann?
- Häufigkeit?
- unbemerkt, unwillkürlich oder dranghaft?
- Verlust von geformtem, gasförmigem oder flüssigem Darminhalt?
- Situation?
- bisherige Therapien?
- Art und Umfang des Inkontinenzschutzes?
- Medikamente;
- Erkrankungen;
- Operationen;
- Harninkontinenz;
- Zeitpunkt im Zyklus;
- Schmerzen (VAS)?
- Körpergewicht (Body-Mass-Index);
- Sexualität (Kohabitationsfähigkeit, Orgasmusfähigkeit);
- Schwangerschafts- und Geburtsverlauf (Inkontinenz in der Schwangerschaft, Anzahl, Geburtsgewicht, Länge der Austreibungsphase, Einsatz von geburtshilflichen Instrumenten).

Selbstverständlich muss auch über Trink- und Essgewohnheiten (z. B. Flüssigkeitsaufnahme am Tag, Zusammensetzung der Getränke, Ballaststoffgehalt der Nahrung, Nahrungsmittelallergie) gesprochen werden.

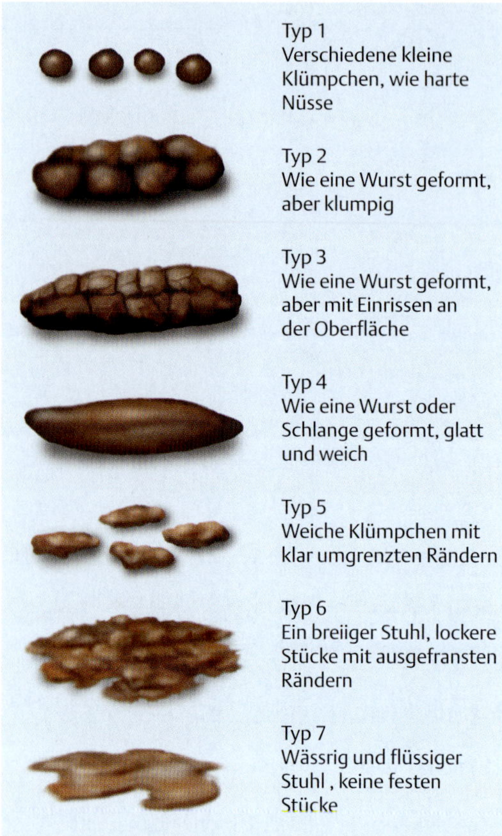
Typ 1
Verschiedene kleine Klümpchen, wie harte Nüsse
Typ 2
Wie eine Wurst geformt, aber klumpig
Typ 3
Wie eine Wurst geformt, aber mit Einrissen an der Oberfläche
Typ 4
Wie eine Wurst oder Schlange geformt, glatt und weich
Typ 5
Weiche Klümpchen mit klar umgrenzten Rändern
Typ 6
Ein breiiger Stuhl, lockere Stücke mit ausgefransten Rändern
Typ 7
Wässrig und flüssiger Stuhl , keine festen Stücke

**Abb. 7.12** Mit der Bristol-Stool-Form-Scale (nach Dr. K. Heaton 1992, übersetzt U. Henscher)soll die Patientin die Form ihres Ausscheidungsprodukts beurteilen. Der normale Wert liegt zwischen Typ 3 und 4. Bei Obstipation ist der Stuhl verhärtet (Typ 1 oder 2), bei Inkontienz ist der Stuhl lose geformt oder wässrig (Typ 5–7).

## *Dokumentationsbogen bei Defäkationsstörungen der Frau (Tab. 7.20)*

## *Objektive Befunderhebung*

- *Bindegewebsbefund*: Bindegewebszonen (nach Head 1898) geben einen Hinweis auf Störungsbilder des autonomen Nervensystems und sind Grundlage einer Bindegewebsmassage. Hinweise für ein vegetatives Ungleichgewicht bei bestehenden anorektalen Dysfunktionen können sich durch sicht- und tastbare Gewebeveränderungen, sog „Einziehungen“ und „Quellungen“ am Rücken und Becken der Patientin zeigen. Insbesondere bei Veränderungen der Beschwerden im Laufe des monatlichen Zyklus, Schwitzen, Ödemen und anderen vegetativen Zeichen empfiehlt sich dieser Befund. Bei anorektalen Dysfunktionen empfiehlt sich die Inspektion und Palpation der Darmzone, Verstopfungszone und Leber-Gallenzone (Schuh 1992).

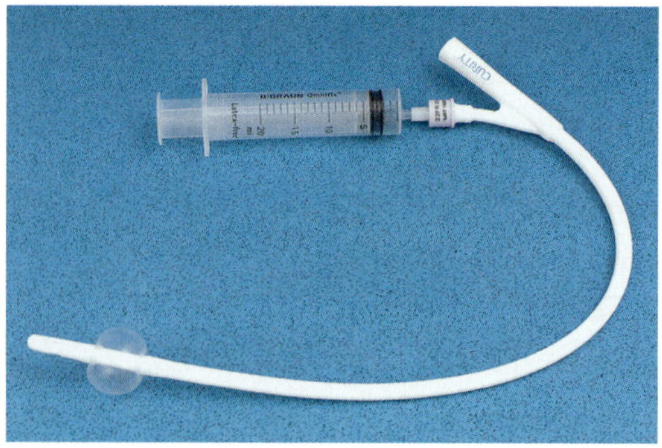

**Abb. 7.13** Rektaler Ballon.

- *Biofeedbackbefund*: Biofeedback ist eine Möglichkeit, mithilfe eines elektronischen oder mechanischen Gerätes oder digitalen Hilfen, Aktivität der Beckenbodenmuskulatur nachzuweisen (Lefevre 2000). Elektromyografie, Vaginalgewichte, Ballonkatheter und ähnliche Geräte erfüllen diese Kriterien (siehe a. Kapitel urethrovesikale Störungen/Befund/Biofeedbackgeräte S. 125). Die vaginale Palpation oder taktile Hilfen am Damm sind gleichwertig einzusetzen.
- Ein aufblasbarer rektaler Ballon oder ein Ballonkatheter (16 $cm^3$ großer Foley-Katheter) kann bei anorektalen Störungbildern Aufschluss über anale Hypo- oder Hypersensiblität, Anismus, rektale Compliance und insuffiziente Sphinktermuskulatur geben (**Abb. 7.13**).

## *Rektale Untersuchung*

Die Patientin liegt für diese rektale Untersuchung in der Seitlage mit einem Kissen als kleinem Abstandhalter zwischen den Knien, oder in Rückenlage mit angestellten Beinen. Zur Wahrung der Intimsphäre sollte das nackte Becken mit einem Tuch bedeckt werden. Die Patientin sollte wissen, dass beim Tasten Flatus (gasförmiger Darminhalt) entweichen könnte. Ein Tampon oder Pessar sollte vorher entfernt werden.

Beobachtungen bei der Inspektion:

- Narben am Perineum;
- Senkung des Perineums;
- Rötungen um den Anus;
- Hämorrhoiden, Marisken = (eingetrocknete Hämorrhoiden);

**Tabelle 7.20** Physiotherapeutischer Dokumentationsbogen bei Defäkationsstörungen der Frau

Name:
Geburtsdatum:
Krankenkasse:
Überweisender Arzt:
Therapeut:
Diagnose:
Anzahl der verordneten Behandlungen:
Therapiebeginn:
*Vom Patienten auszufüllen (Zutreffendes einkreisen oder bei Bedarf ausfüllen)*

*Anamnese chirurgischer Eingriffe*:

- Bauchoperationen?
- Darmoperationen?
- Hämorrhoiden?
- Blasenanhebungsoperation?
- Gebärmutterentfernung?
- Beckenbodenraffung?
- Sonstiges:

*Aktuelle Symptome*:
- Verlieren Sie unbeabsichtigt geformten Stuhl?
- flüssigen Stuhl?
- Winde?

- beim Husten, Niesen, Lachen?
- beim Sport?
- beim Aufstehen z. B. vom Sitzen?
- bei Aufregung?
- bei irgendwelchen sonstigen Aktivitäten?

*Angaben zu Geburten*

- Wie viele Schwangerschaften?
- vaginale Geburten?
- Länge der Austreibungsphase > 30 min?
- Kaiserschnitt?
- Einsatz von geburtshilflichen Werkzeugen?
- Dammschnitt/Dammriss?
- Geburtsgewicht des Kindes < 4000 g?

*Leiden Sie unter*:

- Problemen bei der Entleerung des Darmes?
- unvollständiger Entleerung des Darmes?
- vermehrtem Stuhldrang?
- häufigen Toilettengängen?
- Schmerzen beim Stuhlgang?
- Schmerzen beim Geschlechtsverkehr?

*Medizinische Anamnese*

- Neurologische Erkrankungen?
- Nahrungsmittelunverträglichkeit?
- Krebs?
- Darmerkrankungen?
- Depressionen?
- Vorgeschichte in der Kindheit (Verstopfung, unfreiwilliger Stuhlabgang)?
- Senkungsbeschwerden?
- Urininkontinenz?
- Sonstiges?

*Wie oft haben Sie Stuhlgang?*

- Am Tag: — in der Nacht:
- Mehr als 2 x am Tag — 0–1 x
- 1–2 x am Tag/öfter
- 2 x pro Woche
- 1 x pro Woche
- seltener
- öfter

*Medikamente*
- Welche Medikamente nehmen sie ein?
- z. B. Herzmittel, Hormonpräparate, Eisenpräparate?

*Seit wann haben sie diese Beschwerden?*
- Seit
- Es begann ganz plötzlich
- Es begann ganz allmählich

- *Benötigen Sie tagsüber oder nachts folgende Hilfsmittel:*
- Wechsel der Unterwäsche?
- Einlagen für Stuhlverlust?
- Inkontinenzhose?
- Analtampon?

*Flüssigkeitsaufnahme*
Wie viele Tassen oder Gläser trinken sie pro Tag
- Wasser
- Kaffee/Cola
- Tee
- kohlensäurehaltige Getränke
- Alkohol
- Saft von Zitrusfrüchten
- Sonstiges

**Tabelle 7.20** (Fortsetzung)

*Darmgewohnheiten:*
- Achten Sie auf ballaststoffreiche Ernährung?
- Haben Sie Blähungen?
- Haben Sie Stuhldrang?
- Pressen Sie bei der Darmentleerung?
- Benutzen Sie Abführmittel?
- Verwenden Sie Klistiere?

Dauer der Entleerung?
- < 5 min
- >15 min
- >30 min

*Bisherige Behandlung*:
- Sind sie wegen der Probleme schon mal behandelt worden?
- Haben Sie die Beckenbodenübungen regelmäßig gemacht?
- Sonstige Behandlungen?Welche?

*Psychosoziale Anamnese*:
- Jetztige/frühere Berufstätigkeit:
- Hobbies:
- Sportarten:

Körpergewicht
Körpergröße

*Periode*:
- regelmäßig
- unregelmäßig
- keine Periode mehr seit . . . . . . . . . . . . . . . . . . . . . . . . .

Was erhoffen Sie sich von der Behandlung?

**Vom Physiotherapeuten auszufüllen**

*Objektiver Befund* z. B.
- Haltung
- Fähigkeit zur Zwerchfellatmungtmung
- Beckenbeweglichkeit
- vaginale/rektale Inspektion und Palpation
- MFP Beckenboden-und Sphinktermuskulatur
- MFP umliegende Muskulatur
- BGM-Befund
- Auswertung Bristol-Stool-Form-Scale
- Defäkationsposition
- Auswertung St. Mark's Inkontinenz Score
- Auswertung Obstipations-Score
- neurologische Basisuntersuchung

*Behinderungen (Disability/Activity)* z. B.
- Stuhlverlust beim Husten
- rechtzeitiges Erreichen der Toilette unmöglich
- verschmutzte Unterwäsche

*Soziale Auswirkungen (Handicap/Participation)* z. B.
- macht keine Busreisen mehr;
- keine Theaterbesuche;
- keine sportlichen Aktivitäten

*Zusammenfassung des Befundes*
(impairment) z. B.:
- Muskelschwäche des Beckenbodens
- Senkung des Perineums
- Mangelnde Information über Verdauung und Darmfunktion
- feste Narben im Analbereich
- unkorrekte Defäkation

*Behandlungsziele*

*Behandlungsplan/Maßnahmen*

*Datum:* . . . . . . . . . . . . . *Unterschrift:* . . . . . . . . . . . . . . . .

- Sekretionen;
- Verschmutzung;
- Ruhetonus der analen Sphinkter.

#### *Rektale Inspektion*

Die Beobachtung von außen gibt Aufschluss über den Zustand der Haut (Rötungen, Ausfluss, Trophik, Hämorrhoiden), Narben, Zustand des Analkanals in Ruhe, Höhe des Perineums und Senkungszeichen in Ruhe.

Beim Auftrag, den Beckenboden anzuspannen, muss sich, bei korrekter Kontraktion der Anus verengen, nach innen ziehen und nach ventral bewegen. Eine synergistische Kontraktion von Gluteen, Adduktoren und Rectus abdominis wird nicht erlaubt (Morkved, Bø 2000). Wenn das Perineum tiefer tritt und der Anus sich öffnet, presst die Patientin fälschlicherweise.

Beim Auftrag, zu husten, muss sich der Beckenboden reflexhaft kontrahieren. Verlust von Darminhalt, Urinverlust und Senkungszeichen (Öffnen des Anus und Introitus, Tiefertreten des Perineums, Herauswölben der Vaginalwände) verweisen auf Störungen (s. a. Kapitel 8, S. 155).

#### *Rektale Palpation*

Mit dem behandschuhten Finger und etwas Gel berührt die Untersucherin den Anus der Patientin. Sind die analen Sphinkter entspannt, kann der Finger leicht in den Anus hineingleiten (**Abb. 7.14**).

Öffnet sich der Anus nicht, soll die Patientin den analen Sphinkter entspannen oder sich vorstellen „Winde entweichen zu lassen“ oder „die Sitzbeinhöcker auseinander gleiten zu lassen“.

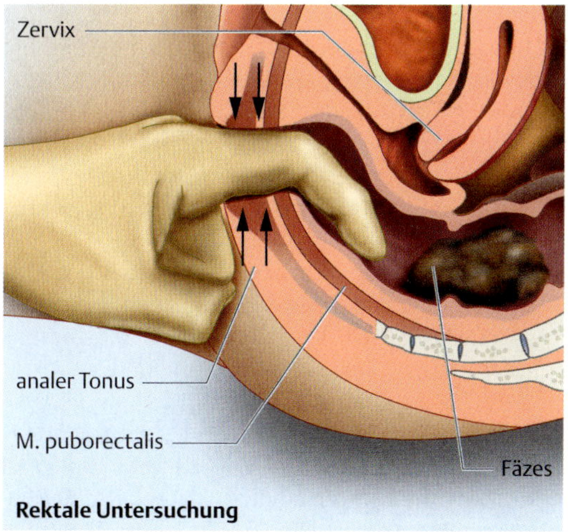


**Abb. 7.14** Rektale Untersuchung.

Die Fingerspitze kann im Rektum nach kranial vorhandenen Darminhalt, die Mukosa und nach ventral eine Senkung der Vaginalwand tasten. Dorsal kann das Steißbein auf Beweglichkeit und Schmerzen untersucht werden.

Der MFP (Oxford-Grading) des rechten und linken Anteils des M. puborectalis wird zuerst bestimmt.

Zur Beurteilung der Muskelkraft (siehe PERFECT-Schema, S. 124) des M. sphincter ani externi soll die Patientin diese Muskulatur „schnürend“ anspannen, 10 s halten, möglichst 10-mal wiederholen. Danach soll die Patientin bis zu 10-mal schnell anspannen.

Der Analreflex und der Blasen- und Mastdarmreflex sollten, insbesondere bei Verdacht auf neurologische Beeinträchtigungen, kontrolliert werden. (siehe neurologische Basisuntersuchung, urethrovesikale Störungen, S. 126).

Die anale Sensibilität kann durch Ballontechniken beurteilt werden.

### *Beurteilung der Defäkationshaltung*

Ursache einer chronischen Konstipation kann, neben organischen Veränderungen, ein pathologisches Stuhlgangsverhalten sein (Enck et al. 1992). Insbesondere die Unterdrückung des Stuhldranges führt zu verhärtetem Stuhl und erschwerter Entleerung. Eine Folgeerscheinung des Pressens bei der Entleerung ist eine Senkung des Beckenbodens.

Die Patientin soll den üblichen Ablauf ihrer Defäkation, bekleidet und auf einem Hocker sitzend, demonstrieren (**Tab. 7.21**). Abweichungen werden notiert.

## Zusammenfassung

- Sowohl die Inkontinenz als auch die Konstipation können rektalen oder analen Ursprungs sein. Die Ergebnisse des physiotherapeutischen Befundes geben Auskunft über das Ausmaß der Störungen, ihre möglichen Ursachen und legen damit die Arbeitshypothese fest.
- Mögliche Ursachen der Inkontinenzsind:
  - Beckenboden- und Sphinkterschwäche
  - schlechte Propriozeption von Beckenboden und analem Schließmuskel
  - rektale Hypersensibilität
  - unvollständige Entleerung
  - verminderte rektale Compliance
  - verkürzte Passagezeit

**Tabelle 7.21** Defäkationshaltung

| ***Defäkationshaltung:*** | ***Richtig (Abb. 7.15)*** | ***Falsch (Abb. 7.16)*** |
|---|---|---|
| Sitzhaltung | ▪ aufrechter Oberkörper<br>▪ leicht nach vorn geneigt<br>▪ Arme auf den Oberschenkeln abgelegt<br>▪ leichte Hüftabduktion<br>▪ 90° Knieflexion<br>▪ Bodenkontakt der Füße<br>▪ fester Sitz auf der Toilettenbrille | ▪ gerundeter Oberkörper<br>▪ nach hinten gelehnt<br>▪ Knieflexion > < 90°<br>▪ Hüftadduktion<br>▪ kein Bodenkontakt<br>▪ auf der Kante der Toilettenbrille sitzen |
| Bauchmuskelaktivierung zur abdominalen Druckerhöhung | ▪ Bauch und Taille wölben sich nach außen<br>▪ Der M. rectus abdominis behält seine Länge<br>▪ Sternum und Symphyse verändern sich nicht<br>▪ Mm. obliquii externi spannen an<br>▪ Kein Druck nach untern | ▪ Bauch und Taille ziehen sich ein<br>▪ der M. rectus abdominis verkürzt sich<br>▪ Sternum und Symphyse nähern sich an<br>▪ Mm. obliquii externi spannen nicht an<br>▪ pressen nach unten |
| M. sphincter ani externus | ▪ öffnet sich | ▪ öffnet sich nicht |
| Absenkung des M. pubococcygeus | ▪ 2–3 cm | ▪ mehr als 2–3 cm |

- Mögliche Ursachen der Konstipation sind:
  - hypertoner Beckenboden und analer Sphinkter
  - rektale Hyposensibilität
  - vergrößerte rektale Compliance (Megarektum)
  - Rektozele, Enterozele
  - falsche Defäkationshaltung- und technik
  - schlechte Toilettengewohnheiten
  - schlechte Ernährungsgewohnheiten
  - verlängerte Passagezeit
  - mangelnde Bewegung
  - mangelnde Flüssigkeitszufuhr
  - Schmerzen

## 7.2.4 Physiotherapeutische Behandlung

> *Keep the stool formed – Keep the Rectum empty (Laycock 2002)*

Sowohl in der physiotherapeutischen als auch ärztlichen Therapie ist das grobe Behandlungsziel ein normal geformter Stuhl und eine vollständige Entleerung des Rektums.

Bei Inkontinenz erleichtert ein geformter Stuhl, eher als flüssiger oder gasförmiger Darminhalt, die Wahrnehmung eines gefüllten Rektums und verbessert die aktive Kontinenz. Gleichzeitig garantiert ein entleertes Rektum einen inkontinenzfreien Zeitraum.

Bei Konstipation erleichtert normal geformter Stuhl die vollständige und zügige Entleerung des Rektums.

### Bausteine der Behandlung

- Information, Aufklärung, Patientenschulung;
- Verbesserung der Wahrnehmung;
- Beckenbodentraining;
- Umsetzung in den Alltag (Verhaltensstrategien).

#### *Information, Aufklärung, Patientenschulung*

Aufklärung beginnt schon bei der Befundaufnahme, wenn sich das Gespräch um Darm- und Blasengewohnheiten, um Ernährung und allgemeine Gesundheit dreht. Später wird dem Patienten mithilfe eines Beckenmodells, mit Diagrammen und Literatur ein grundlegendes Verständnis des Verdauungssystems und seiner Funktionen vermittelt. Die Möglichkeiten einer Beckenbodenkontrolle im Hinblick auf die spezifische Problematik sollten betont werden.

Die negativen Folgen des Pressens bei der Entleerung für die Blase, den Darm und den Beckenboden, einschließlich seiner nervalen Versorgung, müssen verdeutlicht werden. Die praktische Unterweisung beinhaltet dann das Erlernen der korrekten Defäkationstechnik. Diese Technik allein, neben einer „gemütlichen" Toilette und genügend Zeit, führt oft zu vollständiger müheloser Entleerung des Rektums.

Für den Patienten, der an Inkontinenz leidet, empfiehlt es sich, eine vollständige Entleerung zu versuchen, bevor er morgens das Haus verlässt. Dies garantiert ein leeres Rektum mindestens während des Tagesbeginns und vermindert die Inkontinenzepisoden. Der Patient wird angeregt, etwa 20 Minuten nach dem Frühstück eine Entleerung mit korrekter Entleerungstechnik zu versuchen, um von der peristaltischen Aktivität zu profitieren, die vom gastrokolischen Reflex hervorgerufen wird. Als Hilfe zur Entleerung soll er stimulierende Nahrungsmittel in sein Frühstück aufnehmen und eine Bauchmassage einsetzen.

Auch der Patient mit Konstipation wird angeregt, den gastrokolischen Reflex, stimulierende Nahrungsmittel und Bauchmassage zu nutzen, um die Entleerung zu unterstützen. Eine regelmäßige tägliche Toilettenzeit ist empfehlenswert. Der Patient sollte davor gewarnt werden, den Toilettengang nicht zu verschieben. Der Darminhalt dickt im Rektum weiter ein und die Entleerung wird schwieriger und schmerzhafter.

Durch eine ballaststoffreiche Ernährung und ausreichende Flüssigkeitszufuhr kann eine optimale Stuhlkonsistenz (Bristol-Stool-Form-Scale Typ 3–4) erreicht werden.

Patienten mit Konstipation wird geraten, geeignete Mengen von Früchten und Gemüse (besonders grünem) zu sich zu nehmen sowie Müsli, Körner und Vollkornbrot. Bohnen, Erbsen, Kartoffeln, Teigwaren, weißes Brot, weißer Reis, gekochte Karotten, Schokolade und Bananen wirken stuhlverhärtend und sollten vermieden werden.

Die meisten Patienten mit Inkontinenz haben wohl ihre „Problemnahrungsmittel" schon erkannt. In Maßen dürfen stuhlformende Nahrungsmittel wie Reis und gekochte Kartoffeln und Bananen gegessen werden.

Für Patienten mit anorektalen Störungen sind viele Medikamente erhältlich, sowohl rezeptpflichtige als auch frei verkäufliche. Sie sollen eine optimale Stuhlkonsistenz bewirken und können vorübergehend helfen. Bei chronischer Einnahme „verlernt" der Darm natürlich zu funktionieren.

### *Bewegung*

Rauchen, Alkoholgenuss, Übergewicht (BMI > 25), ballaststoffarme Ernährung und mangelnde Bewegung fördern das Entstehen einer Konstipation. Frauen, die sich täglich sportlich betätigen und ballaststoffreich ernähren, erkranken seltener (Dukas et al. 2003). Bewegung regt die Darmperistaltik an, verkürzt die Darm-Transitzeit, verändert die Immunfunktion und den Hormonspiegel (Simren 2002, Quadrilatero, Hoffmann-Goetz 2003). Chronische Konstipation ist ein Risikofaktor, neben vielen anderen, bei der Entstehung von Darmkrebs. Langjähriger Ausdauersport reduziert nachweislich das Krebsrisiko (Slattery et al. 2003).

### *Beckenbodentraining*

Beckenbodentraining (siehe Kapitel urethrovesikale Dysfunktionen/Behandlung, S. 128) ist für viele Patientinnen mit anorektalen Störungen die Therapie 1. Wahl und eine selbstbestimmte Möglichkeit das Beschwerdebild zu verbessern, zu heilen und langfristig frei von Nebenwirkungen zu halten. Bei Patientinnen mit gleichzeitiger Senkungsproblematik sollte zusätzlich ein Urethral- oder Würfelpessar als mechanische Stütze verordnet werden (siehe auch Kapitel Senkungsbeschwerden).

### *Korrekte Defäkationstechnik*

- Einnehmen der korrekten Defäkationshaltung: aufrecht auf der Toilette sitzend, den Oberkörper etwas nach vorn geneigt, die Füße gut abgestützt, die Hände auf den Oberschenkeln abgelegt (s. **Abb. 7.15**). In dieser Position kann der Beckenboden sich optimal entspannen und das Zwerchfell kann dynamisch reagieren.
- Dann soll die Patientin den Beckenboden und die analen Sphinkter bewusst entspannen.
- Die Patientin atmet dann ein und hält den Atem kurz an. Dabei wölbt sie den Unterbauch und die Taille nach außen. Zur Kontrolle kann sie eine Hand auf den Unterbauch und die andere Hand in die Taille legen, um die Vorwölbung des Bauches besser zu spüren. Bei dieser Aktion kommt es zur gleichzeitigen Aktivierung des M. transversus abdominis und der Mm. obliquii. Die zusätzliche exzentrische Kontraktion des M. rectus abdominis bewirkt eine optimale Relaxation des M. puborectalis. Das Zwerchfell bewegt sich nach unten. Der Oberbauch bleibt lang. Ein Einziehen des Bauches bewirkt ein falsches Pressen nach unten.
- Die richtig erzeugte intraabdominelle Druckerhöhung komprimiert das Rektum gegen die automatisch aktivierten, stützenden Mm. pubococcygeus (Lubowsky et al. 1992) und iliococcygeus.
- Wiederholungen dieser Aktionen stimulieren den Entleerungsreflex, die Darmperistaltik setzt ein und das Rektum wird mühelos entleert.

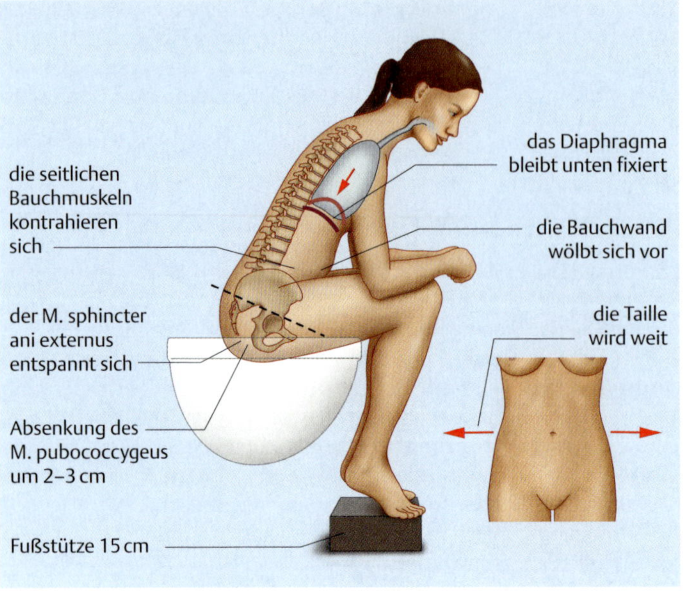


**Abb. 7.15** Korrekte Defäkationshaltung.

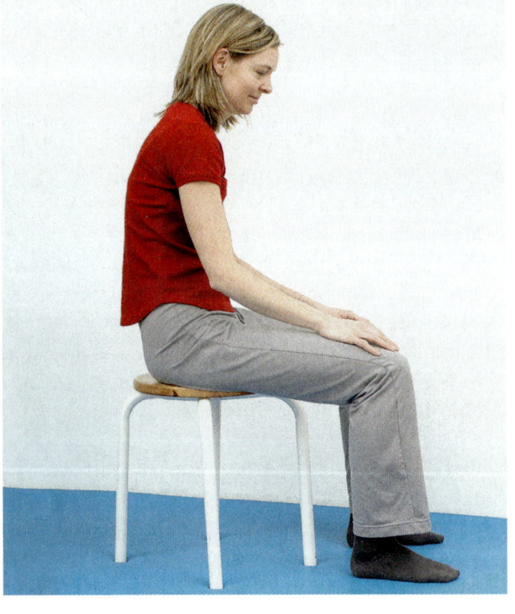

**Abb. 7.16** Falsche Defäkationshaltung.

### *Bindegewebsmassage*

Die Bindegewebsmassage als Reflextherapie ist sinnvoll bei einem Störungsbild mit zu Grunde liegendem vegetativem Ungleichgewicht. Die Anamnese und der Bindegewebsbefund geben Hinweise auf den zu behandelnden Körperabschnitt. Bei segmentaler Anwendung hat diese Technik eine starke lokale Wirkung. Bei segmentübergreifender Anwendung erzielt sie einen allgemeinen vegetativen Ausgleich. Kolorektale Dysfunktionen lassen sich mit dieser Technik beeinflussen (Schuh 1992).

### *Heiße Rolle*

Ergänzend z. B. zur Bindegewebsmassage oder Kolonmassage oder als alleinige Therapieform ist diese wirksame Wärmeanwendung bei anorektalen Dysfunktionen sinnvoll. Lokal wirkt sie entspannend, durchblutungsfördernd und schmerzsenkend. Segmental entfaltet sie ihre ausgleichende Wirkung auf das vegetative Nervensystem.

### *Kolonmassage*

Diese Bauchmassage verbessert bei Konstipation die Darmbeweglichkeit, löst „Gewitterecken“ und erleichtert die Entleerung. Sie kann sowohl vom Therapeuten, als auch von einer angelernten

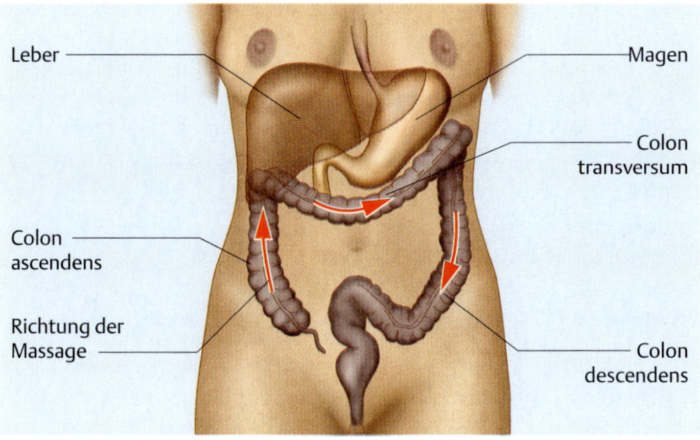


**Abb. 7.17** Kolonmassage.

Patientin als Selbsthilfemaßnahme, durchgeführt werden. Im Verlauf des Kolons, beginnend am Colon ascendens, wird mit kreisenden Bewegungen der Fingerspitzen der Darm bis zum Colon descendens im Uhrzeigersinn massiert. Die normale Behandlungsdauer sind 10–20 min. (**Abb. 7.17**).

## *Biofeedback*

Viele Patienten haben Schwierigkeiten, ihre Beckenboden- und Sphinktermuskulatur wahrzunehmen und dann richtig zu kontrahieren und zu relaxieren. Biofeedbackgeräte für den Beckenboden sollen der Patientin helfen, diese Muskeln korrekt zu kontrahieren bzw. zu relaxieren und die Motivation durch fortwährende Rückmeldung zu steigern (siehe Kapitel urethrovesikale Dysfunktionen /Befund/Testverfahren Biofeedback S. 125). Zu den vielen verschiedenen Möglichkeiten, Veränderungen der Muskelaktivität darzustellen, gehören Töne, ein Lichtbalken, digitale Angaben oder grafische Darstellung auf einem Computerbildschirm. Für einige Patienten ist ein Training mit zusätzlichen vaginalen oder rektalen Biofeedbackgeräten interessanter, und leichter und länger durchführbar.

Studien konnten bisher keine zusätzliche therapeutische Wirkung von Biofeedback zum Beckenbodentraining beweisen (Solomon et al. 2003) bzw. waren bisherige Studien, aufgrund des uneinheitlichen Studiendesign, nicht zu bewerten (Norton et al. 2000).

- Perineometer (vaginaler Druckmesser);
- digitale Technik (vaginale/rektale Kontrolle mit dem Finger);
- EMG-Biofeedback (rektale/vaginale Elektrode, perianale/abdominale Oberflächenelektroden);
- Elektrostimulation (vaginale/rektale Sonde) (s. urethrovesikale Behandlung, S. 132 und s. u.);
- Ballontechnik (s. u.).

## *Elektrische Stimulation*

Elektrische Stimulation wird als Biofeedback und als Möglichkeit, Muskeln zu fazilitieren, eingesetzt. Die Anwendung von elektrischem Strom auf die Muskulatur produziert eine reflektorische Muskelkontraktion, die die Patientin verspürt. Diese Wahrnehmung führt zu einem verbesserten Verständnis der Aktivität der Muskulatur und anschließend zu einer besseren aktiven Kontraktion. Wenn die Patientin in der Lage ist, ihren Beckenboden korrekt zu aktivieren, ist das aktive Beckenbodentraining vorzuziehen. Therapiegeräte, die sowohl stimulieren als auch über ein Biofeedbackverfahren verfügen, sind wegen ihrer Kombination von „aktivem“ und „passivem“ Training vorzuziehen. Die Stimulation ist sowohl anal, vaginal, intravesikal als auch perineal möglich. (s. a. urethrovesikale Dysfunktionen, S. 132).

## *Ballontechnik*

Der rektale Ballon kann Patienten helfen, die Reflexaktivität von Rektum- und Sphinktermuskulatur zu trainieren, die rektale Compliance zu verbessern und die rektale Sensibilität zu verringern oder zu steigern. Die anorektale Druckmessung als diagnostisches Instrument ist Grundlage dieser Behandlungstechnik (s. S. 139).

Ballontechniken lassen sich mit einem 16-$cm^3$-Foley-Katheter oder einem aufblasbaren rektalen Ballon durchführen. Ein Kondom wird über den Ballon gezogen, um seine Reinigung zu erleichtern, und ein wasserlösliches Gel wird auf das Kondom aufgetragen. Der Ballon wird in das Rektum hinter dem Analkanal eingeführt und dann aufgeblasen oder mit Wasser gefüllt. Es empfiehlt sich, der Patientin das Füllen des Ballons vor dem Einführen zu zeigen, um sie zu beruhigen und zu erreichen, dass sie die Anwendung besser versteht und besser mitmacht.

### *Trainieren willkürlicher Beckenbodenkontraktion*

Die Verschlusskraft der Beckenboden-Sphinktermuskulatur muss bei Patienten mit fäkaler Inkontinenz verbessert werden. Die angepasste reflektorische Antwort des Beckenbodens auf eine rektale Dilatation wird über die häufige Wiederholung einer willentlichen Kontraktion dieser Muskelgruppe eingeübt.

Der Ballon wird bis zu 20 $cm^3$ aufgeblasen oder mit 30 ml gefüllt. Die Patientin wird gebeten, den Beckenboden als Reaktion darauf zu kontrahieren. Dies wird mit leicht variierenden Füllungsvolumina wiederholt, und wiederum soll die Patientin reaktiv den Beckenboden kontrahieren. Als Steigerung soll die Patientin ohne vorherige Ankündigung der Dilatation, auf das Gefühl des Aufblasens sofort mit einer Kontraktion des Beckenbodens reagieren.

Schließlich sollte die Reaktion reflektorisch auf eine Dilatation von 20–30 $cm^3$ bzw. 30 ml erfolgen.

### *Rektale Sensibilität verbessern*

Bei Patienten mit Konstipation ist oft die rektale Sensibilität herabgesetzt. Sie spüren keinen Stuhldrang. Mit dieser Technik soll die bewusste Wahrnehmung kleinerer Füllungsvolumina im Rektum verbessert werden, sodass der Drang wieder gespürt wird.

Ziel ist es, wieder zu einem Niveau rektaler Sensibilität zu kommen, bei dem bei ungefähr 15–20 $cm^3$ oder 30 ml eine erste Empfindung der Füllung auftritt und bei 100 $cm^3$ oder 80–120 ml eine erste Empfindung von Drang.

- Blasen Sie den Ballon etwas größer als bis zu S1 auf oder füllen sie ihn mit etwas mehr als 30 ml, teilen Sie dem Patienten das Volumen mit und bitten Sie ihn, zu versuchen, die Empfindung festzustellen.
- Lassen Sie den Patienten die Empfindung verschiedener Volumina erfahren und lassen Sie ihn das Volumen wissen.
- Füllen Sie den Ballon bis zu unterschiedlichen Volumina auf und lassen Sie den Patienten versuchen, das Ausmaß der Füllung festzustellen.
- Verringern Sie das Volumen immer mehr, bis der Patient auch kleine Volumina wahrnimmt.
- Das Füllen geschieht langsam, mit Ruheperioden; eine Sitzung dauert etwa 10–15 min.

### *Rektale Compliance verbessern und Sensibilität vermindern*

Die Patientin spürt bei rektaler Inkontinenz aufgrund eines geringen rektalen Volumens und erhöhter rektaler Sensibilität einen verfrühten Drang. Diese Technik soll das rektale Volumen vergrößern, damit der Drang zur Entleerung später verspürt wird. Ein Volumen in annehmbarer Größe ($> 200$ $cm^3$) oder 80–120 ml wird angestrebt.

- Füllen Sie den Ballon zunächst bis zu dem Punkt auf, an dem sein Volumen wahrgenommen wird, notieren Sie dieses Volumen in $cm^3$ oder ml.
- Bitten Sie die Patientin, den Beckenboden zu kontrahieren und die Kontraktion 10 s beizubehalten, damit sich die rektale Kontraktion entspannen kann.
- Füllen Sie den Ballon nach einer Minute um weitere 5 $cm^3$ oder 5 ml auf.
- Bitten Sie die Patientin, den Beckenboden zu kontrahieren und die Kontraktion 10 s lang beizubehalten, damit sich die rektale glatte Muskulatur entspannen kann.
- Füllen Sie den Ballon nach 1 min um weitere 5 $cm^3$ oder 5 ml auf.
- Bitten Sie die Patientin, den Beckenboden zu kontrahieren und die Kontraktion 10 s lang beizubehalten, damit sich die rektale Kontraktion entspannen kann.
- Entleeren Sie den Ballon.
- Wiederholen Sie den ganzen Vorgang 2- oder 3-mal.

### *Propriozeption und/oder Kontraktilität des Beckenbodens verbessern*

Der Beckenboden kann mit dem Ball gegen Widerstand trainiert werden.

- Füllen Sie den Ballon auf 40 $cm^3$ oder 60 ml auf.
- Bitten Sie den Patienten, den Ballon durch Kontraktion des Beckenbodens an seinem Platz zu halten, ziehen Sie dann sanft und immer mehr an dem Ballon, gegen den Widerstand der Kontraktion des Patienten.

Diese Übung arbeitet nach dem PERFECT-Schema an der Kraft, Ausdauer, Wiederholungsfähigkeit und Schnellkraft der Beckenbodenmuskulatur.

**Fallbeispiel:** Eine stark übergewichtige 45-jährige Patientin wurde mit der Diagnose Stuhlinkontinenz in meine Praxis überwiesen. Der Proktologe hatte einen Analdruck in Ruhe von 45 mmHG und einen willkürlichen Pressdruck von 60 mmHG gemessen.
**Die Anamnese** ergab eine Stuhlinkontinenz Grad 1 (Verlust von Flatus) und verschmutzte Unterwäsche seit der Geburt des ersten Kindes vor 20 Jahren. Die damalige Geburt hatte eine verlängerte Austreibungsphase und einen Dammschnitt Grad III, der sofort genäht wurde. Seit etwa 5 Jahren verstärkt sich die Inkontinenzproblematik. Die Patientin ist stark übergewichtig (BMI 29) und nach eigenen Angaben sehr unsportlich. Zeitweise leidet sie zusätzlich unter schmerzhafter Konstipation und erschwerter Defäkation. „Schokolade“ ist ihre Leidenschaft. Sie nimmt zeitweise Abführmittel.
**Weitere Untersuchung:** Bei der Defäkation setzte die Patientin die Bauchpresse (Einziehen des Bauches) ein. Die rektale Inspektion ergab leichte Rötungen am After und eine leichte Anusöffnung in Ruhe.
Die rektale Palpation ergab im Bereich des Sphinkter ani externus und M. puborectalis reduzierte Muskelwerte. Der Stuhl ist zwischen Typ 2 und 3 geformt.
**Struktuelle Schädigung:** mangelnde Muskelkraft des Sphincter ani externus und M. puborectalis; mangelnde Kontrolle über gasförmigen Daminhalt; mangelnde Verschlussfähigkeit des M. sphincter ani externus nach Abschluss der Defäkation.
**Gestörte Alltagsaktivität:** häufiger, langer und erfolgloser Toilettenbesuch; häufiger Wäschewechsel.
**Soziale Einschränkung:** keine Saunabesuche; Angst vorm Geschlechtsverkehr; vermindertes Selbstwertgefühl.
**Behandlung:** Informationen über die Vorteile einer ballaststoffreichen Ernährung, ausreichende Flüssigkeitszufuhr und regelmäßige morgendliche Toilettenzeiten sollten die Stuhlform normalisieren und ermöglichen, den Darm problemlos zu entleeren. Ich empfahl der Patientin zusätzlich, eine Gewichtsreduktion kombiniert mit regelmäßiger Bewegung zu beginnen.
Die Patientin erlernte die Durchführung einer korrekten Defäkation und ein häusliches Beckenbodentrainingsprogramm für den Zeitraum von 3 Monaten.
Die verminderte anale Sensibilität verbesserte sich durch die rektale Ballontechnik. Gleichzeitig konnte diese Technik die anale Verschlusskraft durch Training gegen Widerstand erhöhen.
**Behandlungsergebnis** nach 2 Monaten: Die Patientin kann ihren Darm inzwischen mühelos und korrekt entleeren. Die Inkontinenzepisoden haben sich erheblich verringert und Verdauungsbeschwerden sind seltener geworden. Die Patientin fühlt sich insgesamt wohler und geht wieder öfter aus.
Sie nimmt inzwischen an einem Gewichtsreduktionsprogramm der Krankenkasse teil und fährt jeden Morgen mit dem Fahrrad zur Arbeit.

## Zusammenfassung

- Therapie bei Konstipation:
  - Information und Aufklärung
  - Bewegung (Ausdauersportarten)
  - Erlernen der korrekten Defäkationstechnik
  - stuhlformende Ernährung
  - BGM
  - Kolonmassage
  - heiße Rolle
  - Hilfsmittelberatung
  - Ballontechnik zur Verbesserung der rektalen Sensibilität, Propriozeption, Kontraktilität
- Therapie bei Stuhlinkontinenz:
  - Information und Aufklärung
  - Beckenbodentraining
  - Erlernen der korrekten Defäkationstechnik
  - stuhlformende Ernährung
  - BGM
  - Hilfsmittelberatung
  - Ballontechnik zur Verbesserung der rektalen Compliance, zur Reduzierung der rektalen Sensibilität und für das Training der Reflexaktivität der Beckenboden- und Sphinktermuskulatur

## Literatur

Siehe Kapitel 9.

*Hilfsmittelberatung ist wichtig*

# 8 Senkungsbeschwerden



*Senkungsbeschwerden mindern die Lebensqualität einer Frau*

*30 % aller Frauen, die geboren haben, haben eine Senkung.*

*Die dynamische aufrechte Körperhaltung ist eine gute Senkungsprophylaxe*

# 8 Senkungsbeschwerden

Beschwerden infolge einer Senkung der Beckenorgane (pelvic organ prolaps) und/oder des Beckenbodens (descending perineum syndrome) können die Aktivitäten einer Frau sehr einschränken. Diese Störungen betreffen ältere Frauen, die geboren haben, häufiger als junge Frauen, die keine Kinder zur Welt gebracht haben (Swift 2000, Hendrix et al. 2002).

Bis zu 30% der Frauen, die geboren haben und unter 45 Jahre alt sind, haben eine Senkung (WHO Population Report 1994, Samuelsson et al. 1999). Unterschiedliche Symptome wie urethrovesikale, anorektale und sexuelle Dysfunktionen sowie Schmerzen im Beckenbereich existieren neben typischen lokalen Beschwerden. Eine geringgradige Senkung kann symptomlos sein.

## 8.1 Genitalsenkung

Die Genitalsenkung ist definiert als das Tiefertreten eines oder mehrerer Beckenorgane in oder über die Scheide hinaus (Stanton 1992).

Bei einer Senkung verändert sich das normale Bewegungsausmaß der Organe nach kaudal vorübergehend (z. B. prä- und postpartal) oder bleibend, mit und ohne Progredienz. Klinisch ist ein Tiefertreten der Vaginalwände und/oder des Uterus zu beobachten. Man unterscheidet zwischen den verschiedenen „Kompartimenten des unteren Genitaltraktes" (Bump et al. 1996,Viereck et al. 1997):

- vordere Vaginalwand;
- Uterus;
- Vaginalstumpf;
- hintere Vaginalwand.

An der Absenkung können einzelne oder mehrere Organe beteiligt sein. Die folgende Checkliste gibt einen Überblick:

### Checkliste

| | |
|---|---|
| Zystozele | Absenkung der Blase |
| Zystourethrozele | Absenkung der Harnröhre |
| Rektozele | Absenkung des Rektums, hintere Scheidensenkung |
| Enterozele | Absenkung des Dünndarms zwischen Rektum und Uterus |
| Uterozele | Absenkung des Uterus |
| Vaginalstumpf-deszensus | Absenkung des Vaginalstumpfes nach einer Uterusextirpation |

Üblicherweise klassifiziert man die Senkung nach den beteiligten Organen und nach ihrem Schweregrad (**Tab. 8.1**). Eine Senkung über den Introitus (Scheideneingang) hinaus wird als *Subprolaps*, die vollständige Ausstülpung als *Totalprolaps* bezeichnet (**Abb. 8.1a–e**).

Ein neueres Quantifizierungprotokoll (Pelvic Organ Prolapse Quantification System= POPQS) der International Continence Society (ICS) ermöglicht eine präzise Lagebeschreibung des weiblichen Genitals und dessen möglicher Lageveränderungen (Bump et al. 1996). Nach diesem Protokoll werden Prolapse von 0-IV eingestuft (ICS 0-IV) (**Tab. 8.2**). Um die stärkste Ausprägung der Senkung feststellen zu können, muss die Patientin bei der Untersuchung zusätzlich im Liegen und Stehen stark nach unten pressen (Bump et al. 1996).

**Tabelle 8.1** Einteilung der Senkung nach den beteiligten Organen und nach ihrem Ausmaß

| *Organ* | *Senkungsausmaß (Grad I-IV)* |
|---|---|
| Zystozele | I-IV |
| Urethrozele | I-III |
| Zystourethrozele | |
| Prolaps des Uterus | I-IV |
| Rektozele | I-III |
| Enterozele | I-III |
| Scheidenblindsackprolaps/ Vaginalstumpfprolaps | |

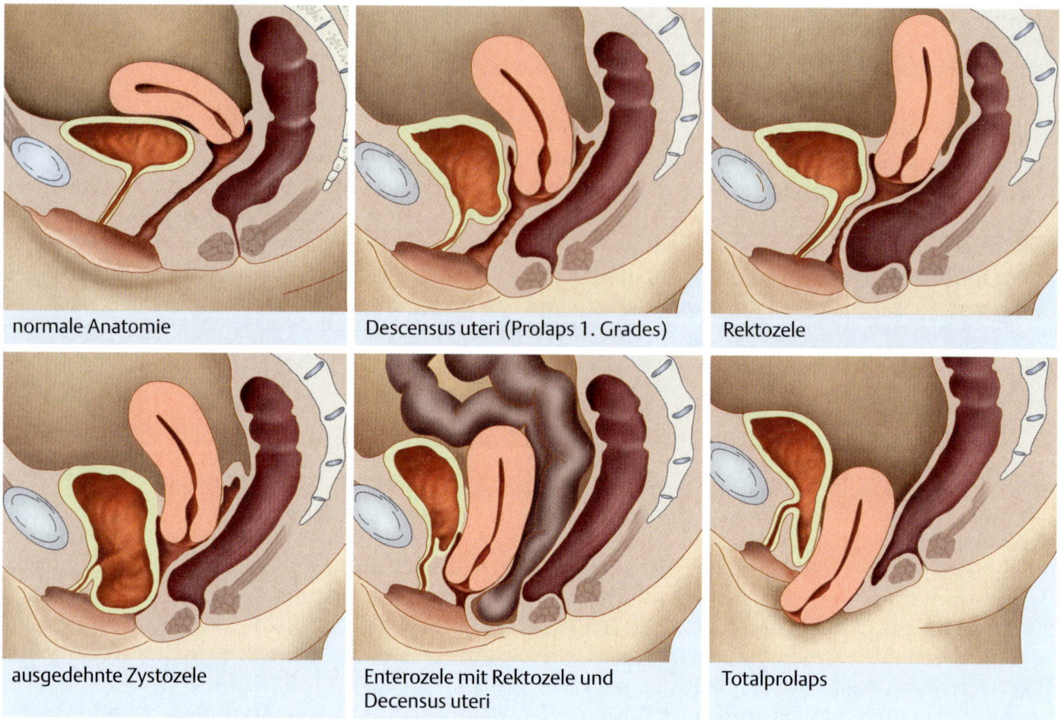


**Abb. 8.1** Prolapsstadien **a** normale Anatomie **b** erstgradiger Uterovaginaldeszensus **c** ausgeprägte Rektozele und Zystozele **d** Uterovagnialdeszensus mit Rekto- und Zystozele **e** Totalprolaps.

**Tabelle 8.2** Prolaps-Quantifizierungssystem der „International Continence Society"

| ***Quantifizierungsgrad*** | ***Lagebeschreibung*** |
|---|---|
| 0 | Normale Anatomie, alle 6 Punkte sind weitmöglichst proximal vom Hymen |
| I | Der distalste Punkt des Prolapses ist mehr als 1 cm proximal vom Hymen |
| II | Der distalste Punkt des Prolapses ist 1 cm oder weniger proximal oder distal vom Hymen |
| III | Der distalste Punkt des Prolapses ist mehr als 1 cm außerhalb des Hymen |
| IV | Komplette Ausstülpung/Eversion der totalen Länge des unteren Genitaltraktes |

## 8.2 Beckenbodensenkung (Descending Perineum Syndrome = DPS)

Das Perineum (Damm) senkt sich, beim Pressen nach unten oder in Ruhe über die Ebene der Tuberositas ischiadicae ab (Parks 1966).

Bei diesem Senkungsphänomen übersteigt das Nach-Außen-Blähen des Perineums mehr als die üblichen 2 cm (wie z. B. bei der Defäkation) und kann bis zu 12 cm gegenüber der Ruheposition betragen (Markwell 2001). Ständiger Druck von kranial führt zu einer Dehnung der Beckenbodenfaszie und der Beckenboden- und Sphinktermuskulatur. Die gleichzeitige Dehnung der zugehörigen Nerven von über 20 % ihrer Gesamtlänge kann eine irreversible Schädigung bewirken (Sunderland 1978, Snooks et al. 1990, Sultan 1994). Organsenkung und Inkontinenz können dieses Syndrom begleiten. Durch die vaginale Geburt und chronisches Pressen

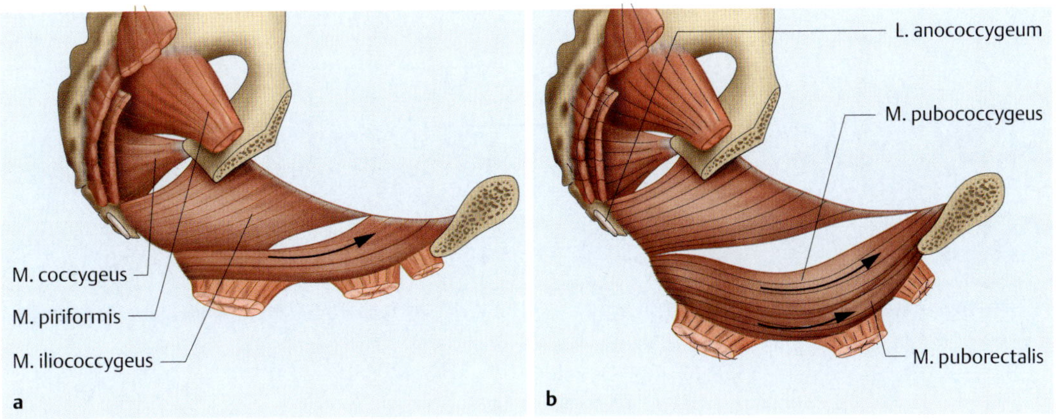


**Abb. 8.2** **a** Normale Position des Beckenbodens und **b** Beckenbodensenkung.

während der Defäkation kann diese Schädigung verursacht werden.

Die typischen histomorphologischen Zeichen einer myogenen Denervation, wie sie von Heit et al. 1996 erforscht wurden, konnten Dimpfl et al. 1998 nicht nachweisen. Eine weitere Studie (Weidner et al. 2000) stellte Veränderungen der Kontraktionsfähigkeit der Beckenbodenmuskulatur über die Elektromyografie fest, die auf nervale Verletzungen und Reinervation schließen lassen (**Abb. 8.2a–b, 8.3**).

## Ursachen der Störungen

Die Beckenorgane werden von der Beckenbodenmuskulatur und ihren fibromuskulären Anteilen bei Körperruhe und bei Belastungen gehalten (**Abb. 8.4**). Insuffiziente muskuläre, nervale und bindegewebige Strukturen schwächen dieses Haltesystem, so dass eine Senkung entstehen kann.

Die Schwangerschaft, die vaginale Geburt und Alterungsprozesse schädigen dieses System nachweislich (s. a. Kapitel 3 und 4, Physiotherapie in der Schwangerschaft und nach der Geburt).

### *Einfluss der Haltung*

Die Rekto-Uro-Genitalorgane ruhen normalerweise im Unterbauch in der sogen. abdominopelvinen Leibeshöhle (Richter 1985), stabilisiert von der Beckenbodenmuskulatur, bindegewebigen Strukturen, dem Diaphragma pulmonale, der Bauchmuskulatur und der Wirbelsäule. Eine intraabdominale Druckerhöhung, z. B. beim Husten oder Niesen, entsteht durch die kombinierte Aktivität von Zwerchfell, Bauchmuskeln und Beckenbodenmuskeln einschließlich der notwendigen muskulären Vorrekrutierung (feed-forward-Mechanismus) (Neumann, Gill 2002, Hodges 1997) (**Abb. 8.5**). Ein Hustenstoß wird damit aufgefangen und „verebbt“ in der Körpermitte, ohne den Beckenboden unnötig zu belasten.

Ein differenziertes Zusammenspiel aller Anteile dieses Haltesystem ist nötig, um eine Senkung zu verhindern.

> *Eine dynamische aufrechte Körperhaltung ist von daher die Basis für eine physiologische Druckverteilung und somit eine Senkungsprophylaxe (Rock 2003).*

Insuffiziente Bauch-, Rücken- und Beckenbodenmuskulatur erzeugt keinen intraabdominalen Gegendruck und die Kraft z. B. eines Hustenstosses wird direkt nach kaudal gelenkt. Dies führt zu einer zusätzlichen Belastung des Beckenbodens und seiner bindegewebigen Anteile.

Eine Haltung bei Druckbelastung mit Innenrotation/Adduktion/Flexion in den Hüftgelenken, z. B. beim Husten, kann ein Hinweis auf insuffiziente Beckenbodenmuskulatur sein.

Ein verändertes Längen-Spannungsverhältnis insuffizienter Bauch- und Rückenmuskulatur hindert das Zwerchfell daran, sich frei zu bewegen. Die Atmung und der Beckenboden-Zwerchfell-Synergismus sind eingeschränkt (Sapsford et al. 2001), Schmerzen im Beckenbereich sind möglich (King Baker 1998). Knöcherne Veränderungen, z. B. Osteoporose, Rundrücken oder Skoliose und psychische Veränderungen, z. B. Depressionen oder Angst, beeinflussen die Haltung ebenfalls negativ. Verletzungen und Erkrankungen des zentralen

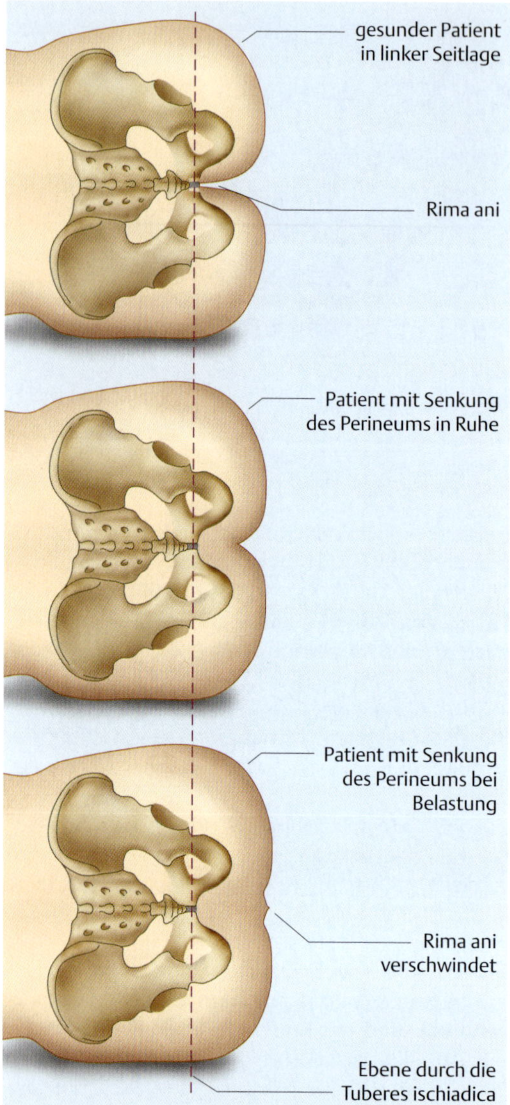


**Abb. 8.3** Senkung des Perineums (nach Kiff 1993).

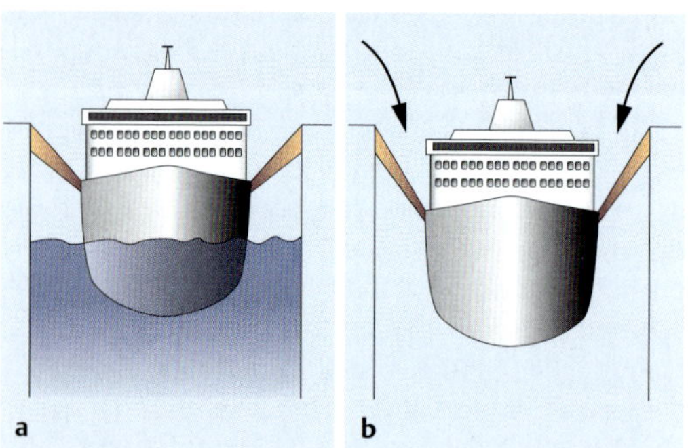


**Abb. 8.4** Die Rolle der Faszien, Ligamente und des Beckenbodens.

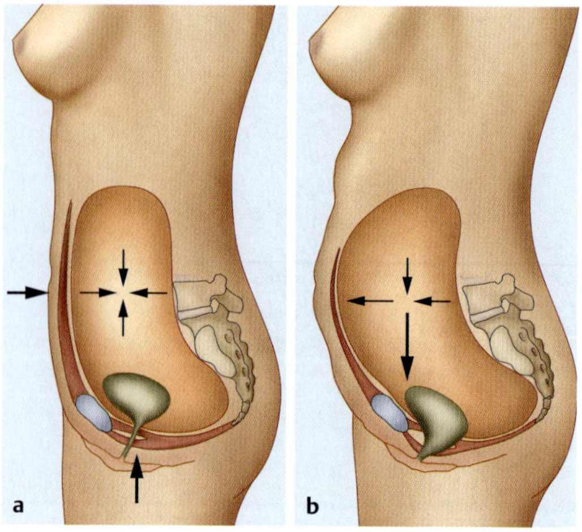


**Abb. 8.5** Intrabdominaler Druck **a** Bei einem funktionsgesunden Beckenboden wird jeder intraabdominale Druckanstieg aufgefangen. **b** Bei funktionsbeschwächtem Beckenboden entsteht ein nach kaudal wirkendes statisch-dynamisches Ungleichgewicht.

oder peripheren Nervensystems können zu Paralyse und Muskelschwäche führen, Koordination und Gleichgewicht beeinflussen, sich auf die Wahrnehmung auswirken und das Atmungssystem beeinträchtigen.

## *Einfluss der Geburt*

Durch die vaginale Geburt, insbesondere bei Forzepseinsatz, Dammschnitt/-riss und verlängerter Austreibungsphase (> 30 min), entstehen Verletzungen der Beckenbodenmuskulatur und der Sphinkter sowie Überdehnungen der zugehörigen Nervenversorgung (Sultan et al. 1993 und 1994, Cornes et al. 1991).

Senkungen, anorektale Dysfunktionen und Stressinkontinenz sind die Folge dieser Geburtsverletzungen, die mit der Anzahl der vaginalen Geburten zunehmen (Smith et al. 1989, Shafik, El-Sibai 2002).

Bereits die Schwangerschaft trägt mit hormonell bedingten Gewebsveränderungen zur Prolapsentstehung bei (Nichols, Randall 1996, O'Boyle et al. 2003).

## *Einfluss chronischer Belastungen*

Häufig erhöhter Bauchinnendruck wie z. B. bei chronischem Husten, bei schwerer körperlicher Arbeit, bei Übergewicht oder bei häufigem Joggen kann das Stützsystem mechanisch überlasten und schädigen.

Eine zu starke Beteiligung von Zwerchfell und Bauchmuskeln während der Defäkation und Miktion erzeugt einen Zustand der Dehnungsschwäche, einen Vorboten des Prolaps (DeLancey 1993, Sahrmann 2001).

Frauen mit Senkung haben im Unterschied zu Frauen ohne Senkung eine schwächere und weniger dehnfähige endopelvine Faszie (Sayer et al. 1994). Deshalb sollte einer bekannten angeborene Bindegewebsschwäche mit einem präventiven Beckenbodentraining begegnet und chronisch belastende Aktivitäten sollten vermieden werden.

Eine direkte Korrelation besteht zwischen Konstipation und daraus resultierender Senkung (Thomson et al. 2002). Viele konstipierte Frauen versuchen ihren Darm durch starkes Pressen zu entleeren und schädigen damit die nervale Versorgung der Beckenbodenmuskulatur und des M. sphincter ani externus (Sapsford 1998, Kiff et al. 1992, Kenneth, Pemberton 1992). Rektale Senkungsproblematik und Stuhlinkontinenz sind die Folge (Kenneth et al. 1992, Meschia et al. 2002).

### *Einfluss von Hormonen*

Hormonelle Veränderungen des Gewebes begleiten Frauen ihr ganzes Leben. In der 2. Hälfte des weiblichen Zyklus, während der Stillzeit und im Klimakterium führt der Östrogenabfall zu weniger Stabilität der Beckenorgane.

In der Schwangerschaft verändert sich das Gewebe progesteroninduziert.

Die vaginale Geburt und das Alter verändern besonders die ventrale paraurethrale Beckenbodenmuskulatur (Dimpfl et al. 1998).

## Symptome

Je nach Ort und Ausmaß der Senkung treten unterschiedliche Symptome auf.

Frauen mit moderater Organsenkung (Grad I-II) leiden nicht notwendigerweise unter segmentspezifischen Defekten. Erst ein zunehmender Schweregrad geht mit zusätzlichen Dysfunktionen einher (Ellerkamm et al. 2001, Shull et al. 1999), weswegen die Patientinnen einen Arzt aufsuchen. Zur besseren Unterscheidung hilft die Einteilung in die 4 funktionellen Symptomgruppen des ICS-Klassifizierungsprotokolls (Bump et al. 1996).

### *Funktionelle Symptomgruppen (nach Bump 1996)*

- Urethrovesikale Symptome;
- anorektale Symptome;
- sexuelle Symptome;
- andere lokale Symptome.

#### *Urethrovesikale Symptome*

- Speicher- und Entleerungsstörungen der Blase (siehe Kapitel 7), insbesondere:
  - das Gefühl der unvollständigen Blasenentleerung;
  - die Notwendigkeit unkonventionelle Entleerungspositionen einzunehmen;
  - digitale Hilfen zur Reponierung der Zystozele oder Urethrozele zur Entleerung benutzen zu müssen;
  - Restharnbildung.

#### *Anorektale Symptome*

- Speicher- und Entleerungsstörungen des Darmes, insbesondere:
  - Schmerzen oder Druckgefühl bei oder nach der Defäkation;
  - Gefühl der unvollständigen Entleerung;
  - die Notwenigkeit digitaler Hilfen zur kompletten Entleerung;
  - vorfallendes Gewebe mit oder nach der Entleerung;
  - verhärteter Stuhl (Grad 1–2 nach der Bristol-Stool-Form-Scale).

#### *Sexuelle Symptome*

- Schmerzen beim Koitus;
- verringerte Koitusfrequenz (Barber et al. 2002);
- Inkontinenz bei sexueller Aktivität (Barber et al. 2002);
- Veränderungen im Orgasmusverhalten;
- Libidoverlust.

#### *Andere lokale Symptome*

Die Patientinnen beschreiben bei fortgeschrittener Senkung oder bei Belastung, z. B. beim in die Hocke gehen, ein Druck- oder Schweregefühl in der Scheide vergleichbar mit dem Gefühl eines schlecht sitzenden Menstruationstampons oder erfühlen eine Vorwölbung am Scheidenausgang. Zusätzliche Schmerzen am Damm bei längerem Stehen oder Gehen sind möglich.

Oft haben die Frauen Schwierigkeiten, einen Tampon tief genug in der Scheide zu plazieren und/oder er rutscht langsam heraus. Die Beschwerden nehmen im Laufe des Tages eher zu.

Bei ausgeprägter Senkung (Grad III/IV) kommt es zur schmerzhaften Reizung, Druckulzera des gesenkten Gewebes und eventuell Blutungen bei Aktivität, vor allem bei Belastung und später auch in Ruhe. Schmerzen entstehen ebenfalls durch Einklemmen des Gewebes im Levatorspalt, was zur unerwünschten Hemmung der Beckenbodenmuskulatur führen kann.

Schmerzen in der unteren Wirbelsäule werden allgemein als Indiz für eine Senkung herangezogen. Nach einer neueren Studie (Heit et al. 2002) gibt es keine eindeutige Korrelation zwischen Senkung und Kreuzschmerz.

Störender Flatus vaginalis (Scheidenwind) entsteht durch eingesogene Luft in die Scheide, die bei Lageveränderungen, z. B. Vierfüßlerstand, unkontrolliert und geräuschvoll entweicht.

#### *Anzeichen für Beckenbodensenkung*

Die Darmentleerung ist schwierig und nur mit starkem Pressen, Laxantien und/oder digitaler Hilfe möglich. Schmerzen am Damm, die im Stehen und längerem Gehen zunehmen, sind typisch (Benson 1992).

## 8.2.1 Ärztliche Diagnostik und Therapie

### Untersuchungen

Der Nachweis von Organ- und Beckenbodensenkung ist durch die Anamnese, rektale und vaginale Inspektion und Palpation mit Hustenstoß (siehe Kapitel 7 Physiotherapeutische Untersuchung rektal und vaginal, S. 123) und bildgebende Verfahren wie Introitussonografie möglich. Das optimale bildgebende Verfahren für eine Beckenbodensenkung prä- und postoperativ ist die Magnetresonanztomografie (MRT), die andere Röntgenuntersuchungen abgelöst hat. Diese Untersuchung ermöglicht die Darstellung des Beckenbodens und der angrenzenden Organe während verschiedener Aktivitäten. In Ruhe, während einer sitzenden Defäkation und bei maximaler Beckenbodenkontraktion können Veränderungen der verschiedenen Segmente festgestellt werden. Als Referenzlinie gilt die Verbindungslinie zwischen dem unteren Symphysenrand und dem unteren Kokzygealgelenk.

Begleitende urethrovesikale und anorektale Symptome erfordern spezifische Untersuchungen (siehe Kapitel 7).

### Therapie

#### *Medikamente*

Die lokale Applikation von östrogenhaltigen Präparaten im Klimakterium soll das Scheidenmilieu und die Durchblutung verbessern. Ein Einfluss auf die Senkungsproblematik ist nicht zu erwarten.

#### *Pessartherapie*

Pessare sind unterstützende Hilfsmittel, die vor allem von Patientinnen mit Genitalprolaps verwandt werden, die auf einen Operationstermin warten, nach einer erfolglosen Operation (Rezidive), bei nichtoperablen oder nicht operationswilligen Patientinnen (**Abb. 8.6a–d**).

Unbefriedigende Langzeitergebnisse nach Operationen führten zu einer Renaissance der konservativen Pessarbehandlung. War früher diese Behandlung nur älteren Patientinnen vorbehalten, profitieren heute auch junge Frauen von dieser selbstbestimmten Methode. Es ist möglich, das Pessar ständig oder nur zeitweise zu tragen z. B. bei besonderer Belastung oder zusätzlich zum Beckenbodentraining.

Pessare gibt es, abhängig von der Indikationsstellung, in unterschiedlichen Formen (Kugeln, Schalen, Würfel, Ringe), Materialien (Silikon, Hartgummi, Schaumstoff) und Festigkeit (starr, verformbar, flexibel).

Das am häufigsten verwandte Pessar ist ein Würfelpessar aus Silikon (**Abb. 8.7**). Seine saugnapfartigen Vertiefungen an den Seitenwänden saugen sich an den Scheidenwänden fest und stützen auch bei insuffizientem Beckenboden. Bei optimaler Wirkung reponiert das Pessar den Prolaps und fällt auch bei intraabdominalem Druckanstieg nicht heraus. Bei einer Zystozele oder Urethrozystozele empfiehlt sich ein rundes Urethralpessar mit einem „Knubbel" zu Unterstützung des urethrovesikalen Übergangs (**Abb. 8.8**). Die richtige Größe ist ausgewählt, wenn das Pessar nicht herausfällt und kein Fremdkörpergefühl auslöst. Bei gleichzeitigem Beckenbodentraining kann die Patientin eventuell nach 3 Monaten auf die nächst kleinere Größe ausweichen. Einige Patientinnen benutzen das Pessar nur zeitweilig, z. B. in der 2. Zyklushälfte oder beim Joggen.

Die Verordnung und Anpassung des Pessars liegt beim Arzt. Das richtige Modell mit der entsprechenden Größe muss angepasst und die Patientin im Gebrauch unterwiesen werden. Bei Bedarf sollte

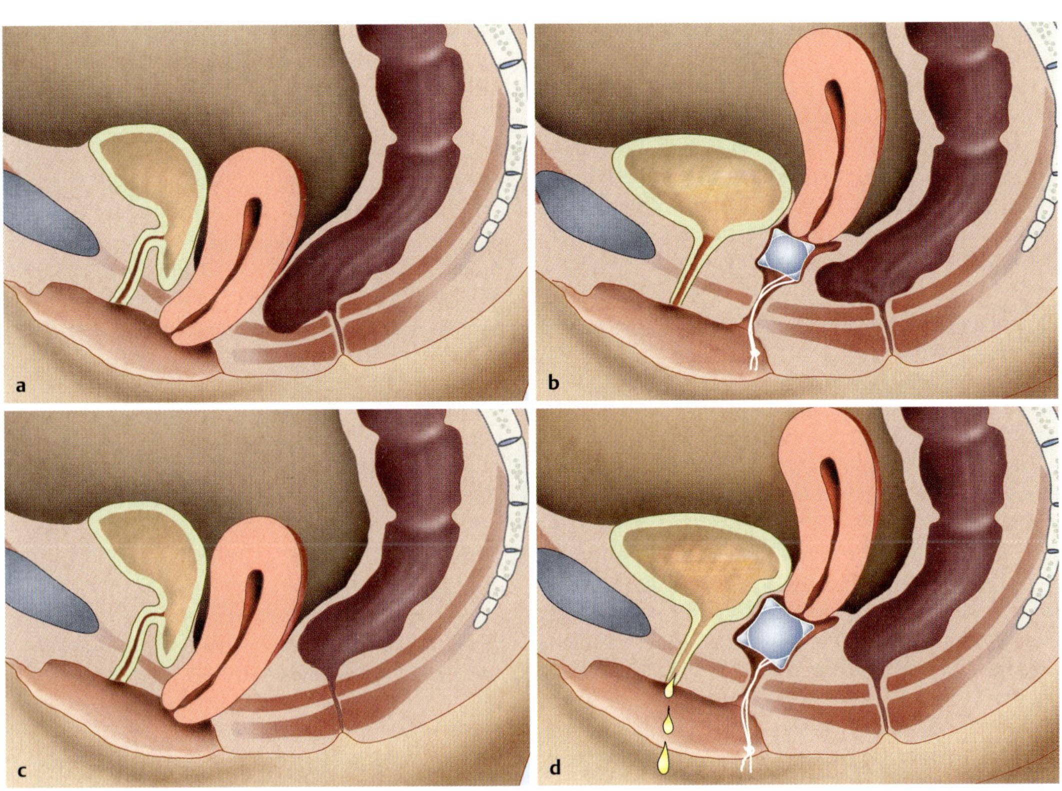


**Abb. 8.6** Prolapssituation **a** ohne Hilfsmittel. **b** Reponierender Wirkmechanismus des Würfels bei Prolaps. **c** Quetschhahnphänomen: Harnröhre wird durch den Deszensus abgeknickt. **d** Das Würfelpessar reponiert die Zystozele und hebt den urethralen Quetschhahn auf: eine maskierte Stress-Harninkontinenz kann manifest werden.

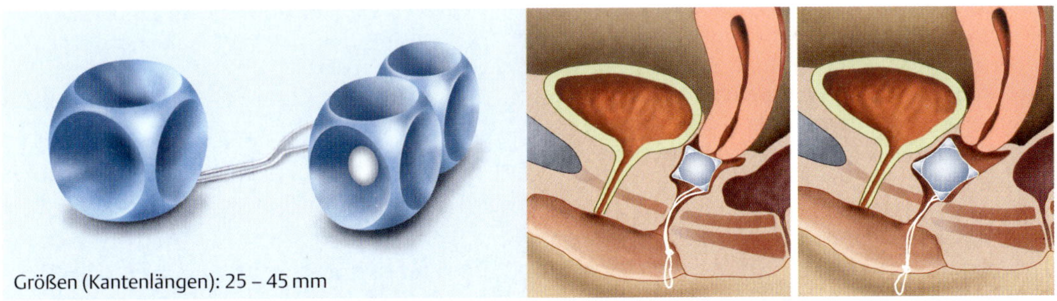


**Abb. 8.7** Würfelpessar nach Arabin. Die Kantenlänge reicht von 25–45 mm (mit freundlicher Genehmigung von J. Eberhard, Kantonsspital Frauenfeld, Schweiz).

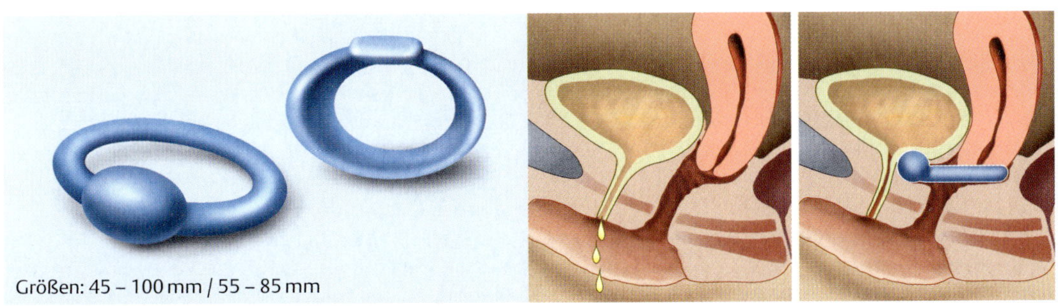


**Abb. 8.8** Urethralpessar von Arabin. Größen 45-100 mm.

die Patientin eine Estriolcreme als Gleitmittel verwenden.

Leider sind viele Ärzte unsicher in der Auswahl und Handhabung des richtigen Modells (Cundiff et al. 2002). Sinnvollerweise sollte die Einführung des Pessars in einer entlastenden Ausgangsstellung (Rückenlage mit unterlagertem Becken, Knie-Ellenbogen-Lage) erfolgen, damit die deszendierten Organe in dieser Position mechanisch reponiert sind.

Voraussetzung für die Pessartherapie ist die aktive Bereitschaft der Patientin und die Fähigkeit, das Pessar täglich einzulegen, zu entfernen und zu reinigen. Selbstverständlich können Pflegepersonen diese Tätigkeit übernehmen. Normalerweise wird das Pessar täglich abends entfernt, mit warmem Wasser gewaschen und am nächsten Morgen wieder eingelegt. Das Würfelpessar lässt sich leichter entfernen, wenn nicht daran gezerrt wird, sondern sich der Unterdruck durch ein „Hinterhaken" mit dem Finger löst (wie ein Schnuller vom Mund eines Babies). Die Therapie ist kostenarm, kann unbegrenzt durchgeführt werden und hat, bei richtigem Gebrauch, keine Nebenwirkungen.

Das Tragen eines Pessars bei Genitalsenkung führt nachweislich zu einer Verbesserung des Störungsbildes (Handa et al. 2002).

### *Operationen*

Die chirurgischen Techniken sollen möglichst die ursprünglichen funktionellen Verhältnisse wiederherstellen und störungsfreie Organfunktionen ermöglichen. Dazu werden befundorientiert Suppositionsmethoden (plastische Wiederherstellung des Beckenbodens) und abdominale, vaginale und laproskopische Suspensionsoperationen (Wiederherstellung der Aufhängevorrichtung von Uterus, Blase, Darm und Urethra) kombiniert. Aufgrund der enormen Kosten dieser Operationen, wie sie beispielsweise in USA ermittelt wurden (Subak et al. 2001), wird zunehmend über präventive und konservative Maßnahmen nachgedacht.

- Bei *Zystozele* und *Urethrozele* s. Operationen im Kapitel 7, ärztliche Maßnahmen;
- bei *Rectozele* und *Enterozele* s. Operationen im Kapitel 7, anorektale Dysfunktionen;
- bei *Uterozele*: abdominale Hysterektomie (Uterusentfernung über Bauchschnitt);
- Sakropexie (Fixation der Vagina am Periost des Os sacrum);
- Promontoriumsfixation (Fixation der Vagina am Periost des Promontorium).
- bei Beckenbodensenkung:
  - Kolporrhaphia anterior (vordere Plastik, Rekonstruktion des Diaphragma urogenitale);
  - Kolporrhaphia posterior (hintere Plastik, Vereinigung der Levatorschenkel vor dem Rektum).

## Zusammenfassung

- Laut WHO haben 30 % der Frauen, die geboren haben und unter 45 Jahre sind, eine Senkung!
- Man unterscheidet Genitalsenkung und Beckenbodensenkung.
- Bei der Genitalsenkung senken sich eines oder mehrere Beckenorgane in oder über die Scheide hinaus. Dazu gehört z. B. die Uterozele, bei der sich die Gebärmutter absenkt.
- Bei der Beckenbodensenkung senkt sich das Perineum (Damm) beim Pressen und in Ruhe über das normale Maß hinaus ab (bis zu 12 cm tiefer).
- Eine gute Körperhaltung, suffiziente Rumpf- und Beckenbodenmuskulatur sowie ein ökonomisches Bewegungsverhalten, z. B. beim Heben und Tragen, wirken Beckenbodensenkung entgegen.
- Senkungen verursachen urethrovesikale, anorektale, sexuelle und andere lokale Symptome, die die Lebensqualität der Frau in Abhängigkeit vom Schweregrad sehr beeinträchtigen.
- Speicher- und Entleerungsstörungen der Blase und des Darmes können ebenso die Folge sein, wie Schmerzen beim Koitus und Libidoverlust.

## 8.2.2 Physiotherapeutische Untersuchung bei Senkung

Grundlage einer differenzierten Behandlung ist neben der ärztlichen Diagnose die physiotherapeutische Befundaufnahme. Relevante Testverfahren sind zur Therapiesteuerung unerlässlich und sollten die ganze Behandlung begleiten.

Bei prämenopausalen Frauen sollte der Untersuchungszeitpunkt, auch für den Retest, mit dem Zyklus der Frau abgeglichen werden. Tests in der 2. Zyklushälfte fallen oft schlechter aus.

Frauen mit Genital- und Beckenbodensenkungen leiden häufig zusätzlich unter urethrovesikalen und anorektalen Dysfunktionen und Schmerzen im Beckenbereich (Meschia et al. 2002). Deshalb müssen geeignete Befundverfahren zu diesen Beschwerdebildern hinzugezogen werden (s. Kapitel 7–9). Zur

Therapieplanung sollten die Motivation der Patientin und ihr persönliches Therapieziel abgefragt werden.

## Befragen der Patientin

Neben Alter, Beruf, Hobbys und allgemeinen Aktivitäten der Patientin sollten gezielt Fragen zur spezifischen Problematik gestellt werden.

### *Senkungsanamnese*

- Druck- oder Schweregefühl in der Scheide;
- Vorwölbung von Gewebe am Scheideneingang;
- Scheidenwinde (Flatus vaginalis);
- Schwierigkeiten, einen Tampon einzuführen;
- herausrutschender Tampon;
- Schmerzen in Ruhe, bei Belastung, im Tagesverlauf (VAS);
- Fremdkörpergefühl in der Scheide oder/und am Scheidenausgang;
- Blutungen;
- Veränderung der Beschwerden im Laufe des Tages, des Monats, bei welchen Belastungen;
- bekannte Bindegewebsschwäche;
- bekannte orthopädische Probleme (z. B. Skoliose, Bandscheibenvorfälle);
- Uterusvergrößerung durch Myome;
- Operationen im Beckenbereich;
- vorangegangene Therapien;
- Hilfsmittel;
- anorektale Dysfunktionen (s. Kapitel 7), insbesondere erschwerte Defäkation;
- urethrovesikale Störungen (s. Kapitel 7), insbesondere erschwerte Miktion und Restharnbildung;
- Sexualität (Kohabitationsfähigkeit, Orgasmusfähigkeit);
- Schwangerschafts- und Geburtsverlauf (Inkontinenz in der Schwangerschaft, Anzahl, Geburtsgewicht, Länge der Austreibungsphase, Einsatz von geburtshilflichen Instrumenten);
- Medikamente;
- sonstige Erkrankungen;
- Körpergewicht (BMI).

## Messen/Schätzen/Untersuchen

### *Vaginale und rektale Untersuchung*

Siehe auch Kapitel 7 anorektale (rektale Untersuchung) und urethrovesikale (vaginale Untersuchung) Dysfunktion).

Diese Untersuchungstechnik erlaubt einen Einblick in das Ausmaß und den Verlauf der Störungen und ermöglicht einen genauen Beckenbodenbefund. Die Senkungsproblematik wird im Ring of Continence (ROC) vaginal oder/und rektal dokumentiert.

### *Bindegewebsbefund*

Bindegewebszonen (nach Head 1898) geben einen Hinweis auf Störungsbilder des autonomen Nervensystems und sind Grundlage einer Bindegewebsmassage.

### *Biofeedbackbefund*

Biofeedback ist eine Möglichkeit, mit Hilfe eines elektronischen oder mechanischen Gerätes oder mit digitalen Hilfen die Aktivität der Beckenbodenmuskulatur nachzuweisen (s. a. Kapitel 7).

### *Überprüfung der Defäkationshaltung*

Siehe Kapitel 7 Physiotherapeutischer Befund.

### *Haltungsstatus*

Abweichungen von der normalen Haltung im Stand können Hinweise auf Ursachen der Störungen geben. Muskelinsuffizienzen wirken sich negativ auf die Funktion der Organsysteme im Beckenbereich aus.

## 8.2.3 Physiotherapeutische Behandlung bei Senkung

Von der physiotherapeutischen Behandlung profitieren vor allem aktive Frauen mit
- insuffizienter Beckenbodenmuskulatur;
- moderater Senkung (Grad I–II);
- postpartaler Senkung;
- bekannter Bindegewebsschwäche (präventiv);
- nicht operablem Deszensus;
- einer Senkungsoperation (postoperativ);
- vor einer Senkungsoperation (präoperativ).

Physiotherapie bei alleiniger ausgeprägter Senkung wirkt vor allem postpartal hebend auf die gesenkten Strukturen. Eine spätere Therapie ist nur bedingt anhebend, lindert aber die Symptome und wirkt einer weiteren Verschlechterung entgegen. Die meisten Betroffenen leiden aber zusätzlich unter weiteren Dysfunktionen, die von einer Thera-

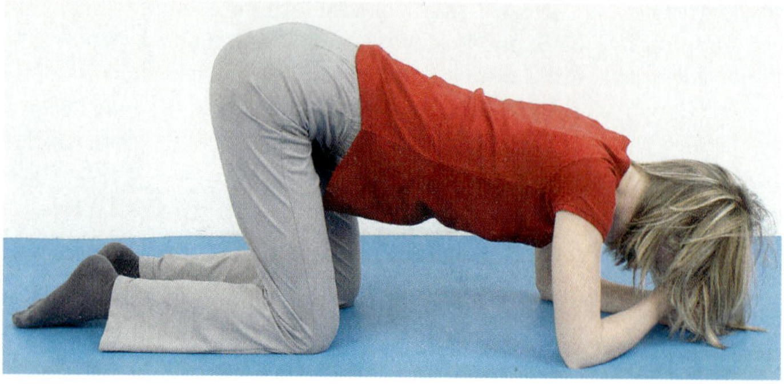

**Abb. 8.9** Knie-Ellenbogen-Lage.

pie positiv beeinflusst werden. Befundorientiert sind folgende Maßnahmen sinnvoll:

### *Verhaltensstrategien*

Die Erarbeitung von Alltagsaktivitäten, die die chronischen Druckeinwirkungen auf den Beckenboden minimieren, ist Ziel dieser Maßnahmen. Insbesondere die Aktivierung des Beckenbodens vor intraabdominaler Druckerhöhung kombiniert mit einer dynamischen aufrechten Haltung sind von besonderer Bedeutung. Nach einer Analyse der patientenspezifischen Belastungen sollte ein rücken- und beckenbodengerechtes Bück-, Hebe- und Tragetraining erarbeitet werden. Ein zusätzliches Defäkationstraining einschließlich stuhlformender Maßnahmen (beides s. Kapitel 7), verhindern weitere Überdehnungen von Beckenbodenstrukturen.

Entlastende Positionen, wie die Knie-Ellenbogen-Lage oder die Rückenlage mit angestellten Beinen und die Unterlagerung des Beckens sind in den Tagesablauf integrierbar und reponieren kurzfristig die gesenkten Organe (**Abb. 8.9**).

Eine vertikale Gebärposition (siehe Kapitel 3) kann Geburtsverletzungen reduzieren. Bei schwangeren Frauen mit einer ausgeprägten Senkung ist ein Kaiserschnitt empfehlenswert.

Nach der Geburt sollte die Wöchnerin das „Wochenbett" ernst nehmen und sich prophylaktisch die ersten 6 Wochen postpartal nicht schwer belasten (siehe Kapitel 4).

### *Haltungskorrektur*

Bei Haltungsveränderungen sind Korrekturen im Sinne einer dynamischen, aufrechten Haltung notwendig (**Abb. 8.10**). Ein gezieltes Training insuffizienter Muskelgruppen kann sich möglicherweise anschließen.

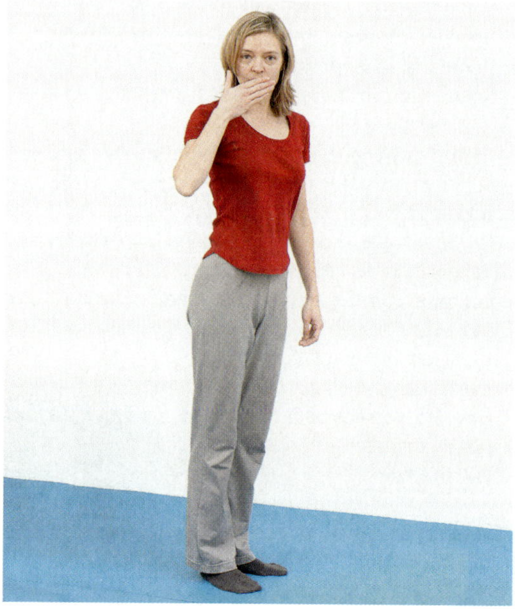

**Abb. 8.10** Husten/Niesen in aufgerichteter Position

### *Funktionelles Beckenbodentraining*

Die Schulung der Beckenbodenwahrnehmung kombiniert mit Trainingstherapie (siehe Kapitel 7, Physiotherapeutische Behandlung) in vorwiegend beckenbodenentlastenden Ausgangsstellungen ohne/mit Pessarunterstützung hilft, konsequent angewandt, bei Wahrnehmungsdefiziten und insuffizientem Beckenboden.

### *Hilfsmittelberatung*

Für die meisten Ärzte ist ein Pessar (s. S. 161) kein gebräuchliches Hilfsmittel. Zusätzlich haben sie Schwierigkeiten, das richtige Modell anzupassen.

Behutsame Hinweise über diese therapeutische Möglichkeit sind gegenüber der Patientin oder dem Arzt oft hilfreich. Frauen mit einer Senkung sollten schon in der Schwangerschaft ein Pessar tragen. Weitere Hilfsmittel, wie Vorlagen oder Medikamente, sollten angesprochen werden (siehe a. Kapitel 7).

### *Bindegewebsmassage*

Bei vorliegendem Bindegewebsbefund ist diese Therapie anzuwenden.

### *Biofeedbackverfahren*

Zusätzlich zum Beckenbodentraining kann als Wahrnehmungs- und Motivationshilfe diese Therapieform eingesetzt werden (siehe a. Kapitel 7).

### *Elektrotherapie*

Bei stark hypotonem Beckenboden oder/und mangelnder Wahrnehmungsfähigkeit der Patientin ist diese Therapieform zeitweilig additiv einsetzbar (siehe a. Kapitel 7, physiotherapeutische Behandlung).

**Fallbeispiel:** Eine 34-jährige Wöchnerin wurde 10 Tage postpartal nach einer vaginalen Zwillingsgeburt mit der Diagnose Uterusprolaps in meine Praxis überwiesen. Die behandelnde Gynäkologin hatte bei einem Hausbesuch eine Senkung des Uterus Grad III (ICS) festgestellt.

Die Patientin verspürte bei ihrem ersten Spaziergang im Freien nach der Geburt einen störenden Fremdkörper im Scheidenausgang, der sie sehr erschreckte. Es handelte sich bei dieser Zwillingsgeburt, die bis zum errechneten Termin ausgetragen war, um die 3. vaginale Geburt. Schon in dieser Schwangerschaft litt sie unter einem vaginalen Druck- und Schweregefühl, aber nicht unter Inkontinenz. Der Geburtsablauf war, bis auf einen mediolateralen Dammschnitt, unauffällig. Die Neugeborenen hatten ein Geburtsgewicht von 3200 g und 3600 g. Die Patientin leidet seit dieser Geburt unter Konstipation (Stool-Form-Scale 2–3) und erschwerter Defäkation (forcierter Einsatz der Bauchpresse). Sie stillt ihre Zwillinge voll.

**Weitere Untersuchungen:** Die Rektusdiastase betrug am 12. Tag post partum 3 Querfinger zwischen Bauchnabel und Sternum, 2 Querfinger zwischen Bauchnabel und Symphyse.

Die vaginale Inspektion in Rückenlage ergab einen geöffneten und vorgewölbten Introitus. Bei Aufforderung den Beckenboden anzuspannen, wölbte sich das Perineum nach kaudal.

Beim Hustentest spannte sich der Beckenboden nicht reflektorisch an. Die Dammnaht heilte regelrecht. Im Stand zeigte sich die deszendierte Zervix am Scheideneingang.

Die rektale Inspektion ergab keine Auffälligkeiten. Die rektale Palpation zeigte reduzierte Muskelwerte.

**Subjektive und objektive Störungen:** Postpartale Bauchmuskelschwäche, Konstipation, pressende Defäkation, Insuffizienz der Beckenbodenmuskulatur, keine korrekte Beckenbodenkontraktion.

Störendes und schmerzhaftes Fremdkörpergefühl am Scheideneingang in vertikalen Positionen, überlange Defäkation.

**Soziale Einschränkungen:** Spaziergänge außerhalb der Wohnung sind nicht möglich, die Versorgung der Säuglinge sowie der Geschwisterkinder ist stark eingeschränkt.

**Physiotherapeutische Behandlung:** Informationen über die Vorteile einer ballaststoffreichen Ernährung, ausreichende Flüssigkeitszufuhr, besonders beim Stillen, und regelmäßige morgendliche Toilettenzeiten sollten die Stuhlform normalisieren und ermöglichen, den Darm problemlos zu entleeren. Die Patientin erlernte die korrekte Defäkation ohne forcierte Bauchmuskelaktivierung.

Ein angepasstes funktionelles Trainingsprogramm, einschließlich des M. abdominis transversus, gegen die insuffiziente Bauchdecke, ohne Hubbelastung von kranial, soll die Rektusdiastase langfristig schließen. Die korrekte Beckenbodenkontraktion, als Voraussetzung für funktionelles Beckenbodentraining, wurde der Patientin durch Informationen zur Lage, Form und Funktion dieser Muskelgruppe und durch eigenes Ertasten der anhebenden Wirkung der Kontraktion vermittelt. Das anschließende Beckenbodenübungsprogramm mit hoher Wiederholungszahl und im submaximalen Bereich (20–60 % der Maximalkraft) sollte 3-mal täglich bis zur 6. Woche post partum durchgeführt werden.

Alle Übungsangebote sollen in entlastenden Ausgangsstellungen stattfinden. Umkehrpositionen (Knie-Ellenbogen-Lage, unterlagertes Becken in Rückenlage mit angestellten Beinen, Bauchlage) sind sinnvoll. Längere Aufenthalte in vertikalen Positionen, insbesondere Gehen und Stehen sollte sie stark einschränken. Rücken- und beckenbodenschonendes Alltagsverhalten wurde trainiert, einschließlich der notwendigen Anspannung der Beckenbodenmuskulatur vor der Belastung.

Zur Entlastung im Haushalt und zur Betreuung der Kinder wurde eine Haushaltshilfe verschrieben.

Nach 6 Wochen post partum und nach Beendigung des Wochenflusses bekam sie ein Würfelpessar (Größe 3) verschrieben.

Die physiotherapeutische Behandlung wurde befundorientiert gesteigert und weitere 3 Monate ambulant fortgeführt.

Nach diesem Zeitraum war die Rektusdiastase geschlossen und die Beckenbodenmuskulatur hatte normale Werte. Die Senkung des Uterus hat sich verbessert (Grad I-II ICS). Die Patientin trägt inzwischen ein Pessar Größe 2 nur noch bei besonderen Belastungen und führt weiterhin ihr Übungsprogramm regelmäßig durch.

## Zusammenfassung

- Schwerpunkte der Physiotherapie sind ein rücken- und beckenbodengerechtes Bück-, Hebe- und Tragetraining, die Korrektur der Haltung im Sinne der dynamischen, aufrechten Haltung einschließlich eines funktionellen Beckenbodentrainings.
- Wichtig ist auch die Hilfsmittelberatung, dazu gehört z. B. Beratung für den richtigen Gebrauch ärztlich verordneter Pessare.

## Literatur

Siehe Kapitel 9.

*Schmerzerfassung: VAS, Schmerztagebücher, Fragebögen, Interviews*

# 9 Schmerzen im Beckenbereich



*Muskuloskeletale Dysfunktionen können zu chronischen Schmerzen führen*

*Entspannungsmethoden einsetzen*

*Störungen auf der Strukturebene reduzieren: Muskeln entspannen und dehnen, Haltung korrigieren, usw.*

# 9 Schmerzen im Beckenbereich

## 9.1 Überblick

Schmerzen können als Symptom kurzzeitig z. B. rund um die Geburt und/oder als Diagnose „chronischer Schmerz" länger andauernd bei Patientinnen vorkommen. Einer neueren Sichtweise, der „Gate-Control-Theorie" (Melzack, Wall 1965) zufolge, ist Schmerz das Ergebnis von Interaktionen zwischen dem peripheren und dem zentralen Nervensystem. Ursache kann ein Zusammenspiel zwischen physiologischen, sensorischen, affektiven, verhaltensbedingten, kognitiven und soziokulturellen Faktoren sein. Klinisch relevante Schmerzen entstehen nicht nur durch eine bloße Aktivierung von Nozizeptoren, sondern sie werden durch neuroplastische Vorgänge im nozizeptiven System mitbestimmt. Nervenzellen sind in ihren Antworteigenschaften und neurochemischen Eigenschaften veränderbar. Die moderne Schmerzforschung zeigt, dass die Schmerzwahrnehmung durch kognitive und psychische Prozesse moduliert wird. Die Schmerzwahrnehmung ist nicht nur eine Reaktion auf Schmerz, sondern ein integraler Teil der Schmerzverarbeitung. Bei Syndromen chronischen Schmerzes spielt das Gehirn eine wichtige Rolle beim Filtern, Auswählen und Modulieren von Empfindungen. Deshalb kann schon die Erinnerung an Schmerz diesen wieder hervorrufen (**Abb. 9.1**).

Der entscheidende Mechanismus, der zur Schmerzchronifizierung führen kann, ist noch nicht eindeutig erkannt. Möglicherweise beruht er auf einer weiter bestehenden Sensibilisierung spinaler Neurone, auch nach dem Abklingen eines Krankheitsprozesses.

### Begriffsdefinitionen

*Nozizeption* (Sherrington 1906) ist die Aufnahme und Verarbeitung noxischer Reize durch das Nervensystem.

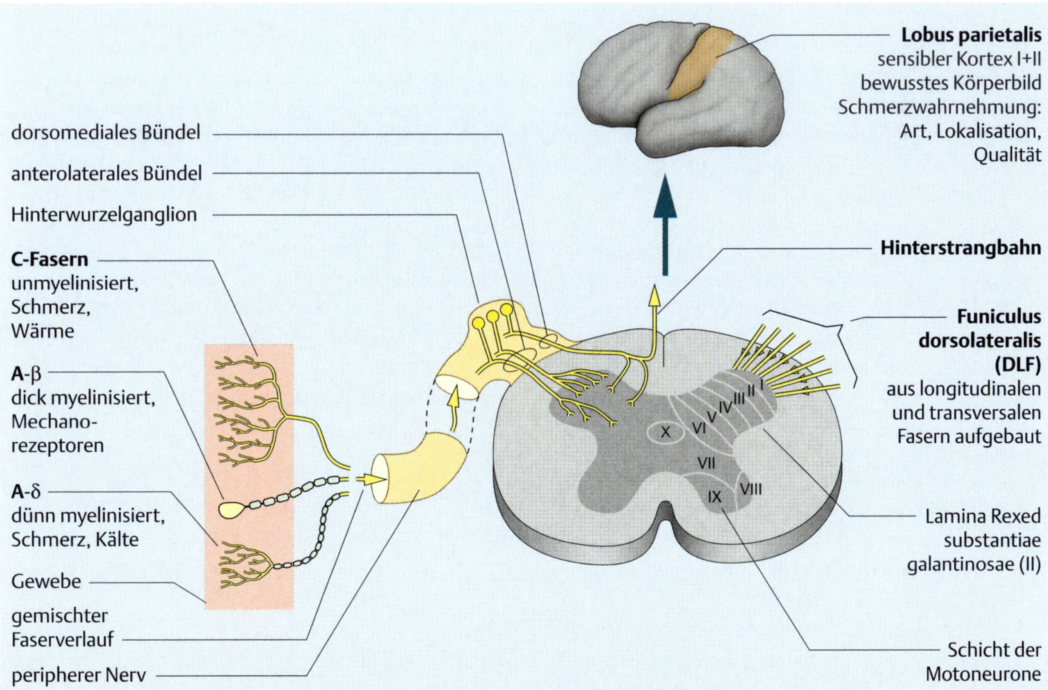


**Abb. 9.1** Der Weg des Schmerzes: Aus der Peripherie gelangen Aktionspotenziale bis zum Parietallappen im Großhirn.

*Noxische Reize* sind mechanische, thermische oder chemische Reize, die das Gewebe aktuell oder potentiell schädigen.

Das *nozizeptive System*, das aus allen nozizeptiven Nervenzellen gebildet wird, besteht aus dem peripheren nozizeptiven System und dem zentralnervösen nozizeptiven System.

*Definition von Schmerz* (International Association for the Studies of Pain = IASP, Merskey 1986):

Es handelt sich um eine unangenehme sensorische und emotionale Erfahrung, die in Zusammenhang mit tatsächlicher oder potenzieller Gewebeschädigung steht oder mit entsprechenden Begriffen beschrieben wird.

*Definition von Syndromen chronischen Schmerzes* (IASP, Merskey, Bogduk 1994):

Es handelt sich um einen seit mehr als 6 Monaten bestehenden, nicht malignen Schmerz.

*Definition von chronischem Beckenschmerz (chronic pelvic pain = CPP, Zondervan, Barlow 2000):*

*Jeder Schmerz zwischen Nabel und Genitalregion, der länger als 3 Monate andauert.*

### Vorkommen

In Großbritannien wurde die Prävalenz von chronischem Beckenschmerz bei Frauen im Alter zwischen 18 und 50 Jahren in der Höhe von 24% ermittelt (Zondervan et al. 2001). In Deutschland gibt keine ähnliche Erhebung.

Patientinnen mit chronischen Schmerzen leiden in der Regel gleichzeitig unter Depressionen, Angstzuständen, Persönlichkeitsstörungen und/oder Medikamentenmissbrauch (Kaplan et al. 1994). Beim gleichzeitigen Auftreten genitaler, gastrointestinaler, sexueller und urologischer Schmerzen im Beckenbereich könnten diese Beschwerden einen gemeinsamen Ursprung haben (Walker et al. 1987).

## 9.2 Syndrom des hyperaktiven Beckenbodens

Chronisches Zurückhalten und Hinausschieben der Miktion und Defäkation und übermäßiges Beckenbodenkrafttraining ohne Entspannungsphasen kann zu einem hypertonen Beckenboden führen. Der nachweislich hypertone Beckenboden könnte Schmerz auslösen, wenn man ihn als Ausdruck eines Abwehrmechanismus gegen Bedrohung ansieht (van der Velde, Everaerd 2001).

Reflektorische Aktivität der Beckenbodenmuskulatur ist eine normale Reaktion auf Eingriffe im Uro-Rekto-Genitalbereich. Nach z. B. wiederholten invasiven Untersuchungen kann die Abwehrreaktion pathologisch werden. Bei Tieren zeigt die Haltung des Schwanzes, der vom Beckenboden bewegt wird, die augenblickliche Stimmung. Bei Furcht ist der Schwanz eingezogen, der Beckenboden angespannt. Bei Freude ist er angehoben, der Beckenboden entspannt.

Traumatische sexuelle Erfahrungen wie Inzest, Vergewaltigung, Missbrauch, die häufig bei diesen Patientinnen vorkommen, führen zu Veränderungen des Körperbildes, Allodynie und Hyperalgesie (Collett et al. 1998, Walling et al. 1999, Devroede 2000). Das gleichzeitige Auftreten von Beckenbodenbeschwerden, Angstzuständen, Somatisierung und traumatischen Erfahrungen weist auf zirkuläre Prozesse hin, die sich gegenseitig verstärken. Neben dem hyperaktiven Beckenboden treten häufig Detrusorinstabilität (Messellink 1999), interstitielle Zystitis (Mc Cormack 1990), anale Fissuren (van Lunsen 1996), und Kokzydynie (van Lunsen 1996) auf.

Weitere mögliche Erkrankungen sind nicht eindeutig zuzuordnende muskuloskeletale Dysfunktionen, Atemstörungen und unerklärliche orofasziale Symptome (van Lunsen 1996, Gaitonde et al. 2002). Die Anamnese von Patientinnen weist erstaunlich viele erfolglose medizinische und chirurgische Interventionen auf. Auf diese Patientinnen treffen gleichzeitig Kriterien für posttraumatische Stressstörungen (post-traumatic stress disorder = PTSD), somatoforme Störungen und Syndrome chronischen Schmerzes zu. In der Minderheit von Fällen hängt der hyperaktive Beckenboden nicht mit sexuellen, körperlichen und psychischen Traumata zusammen, sondern scheint durch verhaltensbedingte Aspekte, Muskelüberlastungen oder besondere Lebensereignisse ausgelöst worden zu sein.

### 9.2.1 Physiotherapeutische Untersuchung bei hyperaktivem Beckenbodensyndrom

Die genaue Differenzierung zwischen hypertonem und hyperaktivem Beckenbodensyndrom ist nach Ramakers und van Lunsen (2003) möglich.

> *Grundlage einer erfolgreichen Behandlung, besonders dieser Patientinnen, ist die Entwicklung eines vertrauensvollen Therapieverhältnisses.*

Eine offene Gesprächsatmosphäre während der behutsamen Anamnese ist ein wichtiger Baustein dieses Prozesses. Nicht verbale Aspekte wie Haltung, Atmung, Stimme, Augenkontakt, sind zu beobachten. Negative sexuelle Erfahrungen in der Vergangenheit wie Missbrauch, Vergewaltigung o.ä., müssen erfragt werden.

## Anamnese

- *Allgemeine* Anamnese, besonders:
  - Erwartungen an die Therapie;
  - traumatische sexuelle Erfahrungen (siehe a. Hinweise auf Missbrauch);
  - medizinische Vorgeschichte;
  - Hinweise auf psychische Erkrankungen;
  - Schlafverhalten;
  - Schmerzen allgemein;
  - Sprachstörungen;
  - Hyperventilationstendenzen.
- *Urologische* Anamnese, besonders:
  - Blaseninfektionen;
  - Schmerzen;
  - Miktionsfrequenz;
  - Urinverlust.
- *Gastroenterologische* Anamnese, besonders:
  - Hämorrhoiden, Fissuren;
  - Schmerzen;
  - Defäkationsfrequenz.
- *Gynäkologische* Anamnese, besonders:
  - Schmerzen, auch bei Untersuchungen;
  - Scheideninfektionen;
  - Menstruation;
  - Tamponbenutzung;
  - Vorlagengebrauch, auch Slipeinlagen;
  - Hygiene im Intimbereich;
  - Senkungsbeschwerden;
  - Schwangerschaften, auch Abtreibungen, Fehlgeburten, Kinderwunsch.
- *Sexologische* Anamnese, besonders:
  - Schmerzen;
  - Geschlechtsverkehr (Initialaktivität, Orgasmusfähigkeit, Libido, Position);
  - Urinverlust bei sexuellen Aktivitäten.

### *Hinweise auf sexuellen Missbrauch*

- Wenig Selbstachtung, unsicheres Auftreten, Vermeiden von Augenkontakt;
- Angst vor Kontrollverlust;
- wenig Körpergefühl;
- Schwierigkeiten mit Ärger und Gewalt;
- Schwierigkeiten mit Nähe und Sexualität;
- Verweigern oder/und Vergessen von Behandlungsaufträgen;
- schlechtes Gedächtnis;
- Neigung zur Selbstverstümmelung;
- zwanghaftes Verhalten;
- Kontrollieren von Umgebung, Behandlung und Behandlungszeit;
- Vorhandensein multipler Persönlichkeiten;
- Dissoziation (Abwehrmechanismus nach Trauma, im Geist woanders sein).

## Kriterien für die Diagnose: Syndrom des hyperaktiven Beckenbodens

- bei gleichzeitigem Vorliegen von mehr als 3 Symptomen (s. u.);
- Nachweis einer Beckenbodendysfunktion durch eine Beckenbodenuntersuchung und/oder funktionelle Tests;
- bei gleichzeitigem Vorliegen von einer oder mehreren psychischen Erkrankungen.

### *Symptome*

- Chronischer Beckenschmerz;
- Reizkolon (irritable bowel syndrome = IBS);
- Konstipation;
- Hämorrhoiden, anale Fissuren;
- urethrales Syndrom (Detrusorinstabilität, hyperaktive Blase, urethrale Dysurie, interstitielle Zystitis (chronisch-entzündliche Veränderung der Blasenwand, die mit Dysurie, Detrusorhyperaktivität und Schmerzen einhergeht);
- Dyspareunie (genitaler Schmerz vor, während oder nach Geschlechtsverkehr) Vaginismus (unwillkürliche Muskelkontraktion des äußeren Drittels der Vagina);
- Vulvodynie (Symptome von Schmerzen der äußeren weiblichen Geschlechtsteile) /Vulvitis/ Vestibulitis (Schmerzen am Scheidenvorhof);
- Störung der sexuellen Erregbarkeit;
- perinealer Schmerz;
- perianaler Schmerz;
- Kongestion im Becken (lokale Blutfülle im Sinne einer arteriellen Hyperämie. Physiologisch wie pathologisch in Form von Entzündung möglich);
- Schmerzen beim Orgasmus;
- Kokzygodynie (schmerzhaftes Steißbein);
- Kreuzschmerzen;
- Hyperventilation.

Van Lunsen (1996) hat auf der Grundlage vorhandener Untersuchungen folgende Kriterien für das Syndrom des hyperaktiven Beckenbodens definiert:

- *Hyperalgesie*: schmerzhafte Reize, z. B. Druck und Zug auf Gewebe, lösen stärkere Schmerzen als normal aus. Aufgrund der gesenkten Schmerzschwelle lösen normalerweise nicht noxische Reize Schmerzen aus.
- *Primäre Hyperalgesie*: gesteigertes Schmerzempfinden aufgrund von Veränderungen im peripheren nozizeptiven System bei verletztem oder geschädigtem Gewebe;
- *Sekundäre Hyperalgesie*: gesteigertes Schmerzempfinden aufgrund von neuroplastischer Veränderung im zentralen nozizeptiven System ohne direkten Zusammenhang mit einem verletzten Gebiet;
- *Allodynie*: einfache Berührungsreize, z. B. enge Unterwäsche im Genitalbereich, können Schmerzen auslösen.

### *Differentialdiagnostik für das hyperaktive Beckenbodensyndrom*

- Endometriose;
- Entzündungen der Genitalorgane.

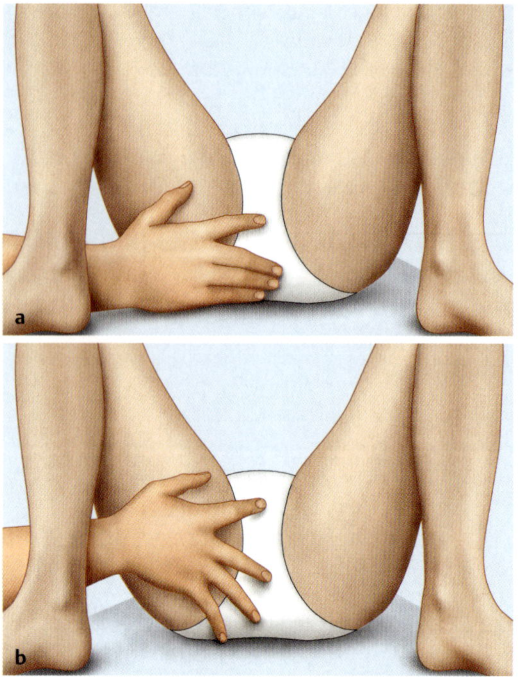

**Abb. 9.2** Spezielle Palpationstechnik. **a** Die dorsale Seite des kleinen Fingers ruht auf der Unterlage am Gesäß. **b** Die Spitze des Mittelfigers befindet sich am Perineum, direkt unter dem Vestibulum, evtl. Daumen oder Zeigefinder an den Adduktoren (am Os pubis).

## Externe Inspektion und Palpation der Beckenbodenmuskulatur

Viele dieser Patientinnen sind missbraucht worden. Deshalb sollten vaginale oder rektale Untersuchungen, wegen der Gefahr der Retraumatisierung, möglichst vermieden werden. Die Patientin muss ihre deutliche Einwilligung zu äußeren körperlichen Untersuchungen, nach eingehender Aufklärung über die Durchführung und das Ziel, vorher geben. Da diese Patientinnen oft Schwierigkeiten haben, etwas abzulehnen, muss die Therapeutin nonverbale Signale bewerten, wie „Kopf wegdrehen" oder Augenkontakt vermeiden. Jeder Untersuchungsschritt sollte angekündigt und erläutert sein.

Es ist möglich, die Beckenbodenmuskulatur therapiebegleitend von außen zu bewerten. Eine *spezielle Palpationstechnik* entwickelten Homann und Westerlink (1996) (**Abb. 9.2a–b**). Die Patientin kann ihre Unterhose auf Wunsch anbehalten.

Der Beckenboden kann beurteilt werden hinsichtlich:

- Wahrnehmung;
- Kontrolle;
- Kraft;
- Entspannungsfähigkeit;
- Grundtonus.

*Ausgangsstellung*: Die Patientin liegt in Rückenlage mit angestellten Beinen auf der Behandlungsbank. Die Untersucherin steht seitlich, in Beckenhöhe, neben der Patientin.

*Ablauf*: Die ruhende Hand wird deutlich sichtbar hingelegt, z. B. hält sie ein angestelltes Bein. Die untersuchende Hand legt man an die verschiedenen Stellen des Beckenbodens:

- die dorsale Seite des kleinen Fingers liegt auf der Unterlage am Gesäß;
- die Ringfingerspitze liegt am Anus;
- die Spitze des Mittelfingers befindet sich am Perineum, direkt unter dem Vestibulum und der Daumen oder Zeigefinger an den Adduktoren am Os pubis.

Die Bewegungen des gesamten Beckenbodens und der Synergisten sind so tastbar. Wenn der Beckenboden korrekt angespannt wird, hebt sich das Gewebe unter der untersuchenden Hand, bei Entspannung senkt es sich. Bei hyperaktivem Beckenboden kann die Patientin nicht „lockerlassen".

Sogar Atembewegungen sind fühlbar. Ein holländischer Beckenboden-Score (Van der Velde, Everaed 2001), von spezialisierten Beckenbodentherapeutinnen durchgeführt, erzielt genauere Ergebnisse, die mit Laboruntersuchungen korrelieren.

### 9.2.2 Physiotherapeutische Behandlung

Maßnahmen zur Schmerzlinderung können, wenn überhaupt, nur vorübergehend Erleichterung verschaffen. Erfolgreichere Ansätze beinhalten multidisziplinäre Behandlungsprogramme, bei denen auf die verschiedenen Aspekte der Probleme geachtet wird (Wesselmann et al. 1997) Die Physiotherapie kann innerhalb eines Teams besonderen Einfluss auf die mangelnde Relaxationsfähigkeit des Beckenbodens nehmen. Eine Therapiedauer von 1 Stunde, eine Frequenz von 2-mal im Monat und eine lange Laufzeit wären ideal.

Weitere begleitende Therapieoptionen wie Atemtherapie, Bauchmassage, Entspannungstechniken und physikalische Maßnahmen sind sinnvoll. Invasive rektale und/oder vaginale Therapieformen wie Elektrostimulation und Elektromyografie mittels entsprechender Sonden oder Konentraining sind wegen der Gefahr der Retraumatisierung kontraproduktiv. Zusätzliche anorektale, urethrovesikale und gynäkologische Dysfunktionen (s. entsprechende Kapitel) müssen bei der Therapieplanung bedacht werden.

**Fallbeispiel:** Die Patientin wird in der 1. Behandlungssitzung zunächst über den allgemeinen Ablauf einer Therapiesitzung informiert. Sie erfährt die notwendigen Grundlagen zur Anatomie und Physiologie des Beckenbodens und der angrenzenden Organsysteme. Mögliche Ursachen ihres Schmerzes können ihr bei Bedarf erläutert werden.

**Verbesserung der Wahrnehmung und Kontrolle:** Die Patientin muss ihre Beckenbodenmuskulatur besser spüren, um sie beeinflussen zu können. Eine Möglichkeit ist die spezielle Palpationsmethode (s. Untersuchungstechniken), die sich auch als Biofeedbackverfahren eignet. Durch Handkontakt unter den Sitzbeinhöckern, im Sitz auf dem Pezziball oder Stuhl, ist der Beckenboden während einer Kontraktion und Relaxation in verschiedenen Beckenstellungen von der Patientin wahrnehmbar. Ein weicher propriozeptiver Gegendruck am Damm im Fersensitz ist eine Wahrnehmungshilfe, z. B. durch eine Hand, einen Luftballon, eine Therapierolle. Eine gleichzeitige Anspannung der Beckenbodensynergisten soll sie schrittweise abbauen können (**Abb. 9.3, 9.4, 9.5**).

**Verbesserung der Kraft, Ausdauer und Kontrolle:** Die Patientin soll die Entspannungsfähigkeit über eine starke Beckenbodenkontraktion, auch gehal-

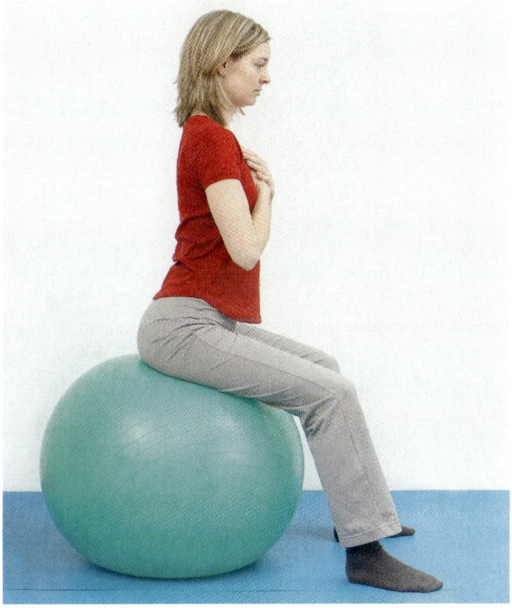

**Abb. 9.3** Übungen zur Beckenbodenwahrnehmung mit dem Pezziball.

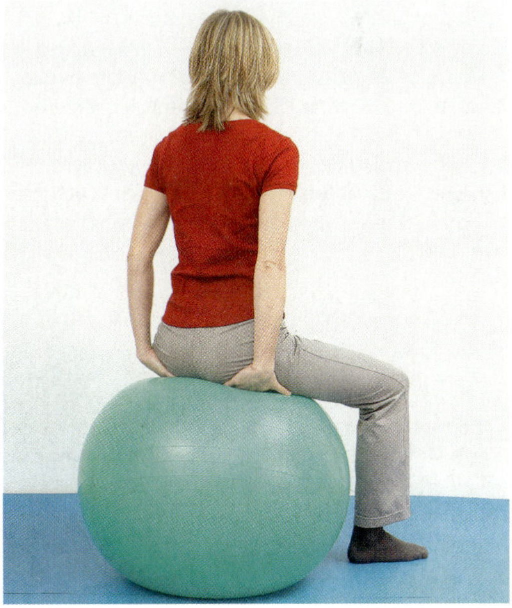

**Abb. 9.4** Hände unter den Sitzbeinhöckern.

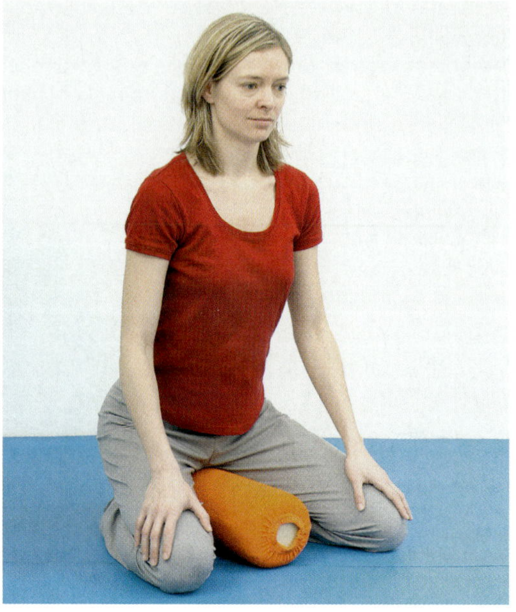

**Abb. 9.5** Fersensitz mit Rolle am Damm.

ten über 2 Atemzüge, verbessern. Nach mehrmaligen kurzen Kontraktionen oder einer gehaltenen Kontraktion soll die Beckenbodenrelaxation betont werden.

**Übertragung in den Alltag:** Die Patientin soll in der Lage sein, während der Alltagsaktivitäten den Spannnungszustand ihrer Beckenbodenmuskulatur zu erkennen und positiv zu beeinflussen. Die Entleerung des Darmes oder der Blase bieten sich als typische Übungssituationen an, besonders bei anorektalen und urethrovesikalen Störungen. Eine optimale Entspannungsposition für den ganzen Körper, z. B. eine Schlafhaltung, sollte erarbeitet werden.

**Übungen auf Wunsch der Patientin:** Geeignete Übungen, die auf das persönliche Behandlungsziel der Patientin ausgerichtet sind, können zur eigenen Übung nach Hause mitgegeben werden.

## Zusammenfassung

- Die moderne Schmerzforschung zeigt, die Schmerzwahrnehmung unterliegt kognitiven und psychischen Prozessen. Schmerz wahrzunehmen, ist nicht nur eine Reaktion auf Schmerz, sondern Teil der Schmerzverarbeitung.
- Der chronische Beckenschmerz, CPP (chronic pelvic pain), ist als Schmerz zwischen Nabel und Genitalregion, der länger als 3 Monate andauert, definiert.
- Ursachen des Syndroms des hyperaktiven Beckenbodens können u. a. sein:
  - chronisches Zurückhalten und Hinausschieben der Miktion und Defäkation,
  - reflektorische Aktivitäten der Beckenbodenmuskulatur, z. B. nach wiederholten invasiven Untersuchungen,
  - traumatische sexuelle Erfahrungen, z. B. Missbrauch.
- Grundlage für eine erfolgreiche Therapie ist ein vertrauensvolles Verhältnis zwischen Patienten und Therapeutin.
- Bei der Untersuchung sollten Physiotherapeuten auch auf Zeichen sexuellen Missbrauchs achten. Dazu gehören z. B. eine geringe Selbstachtung oder wenig Körpergefühl der Patientin.
- Physiotherapeutisch können die Schmerzen in der Regel nur vorübergehend gelindert werden. Erfolgreich sind multidisziplinäre Behandlungsprogramme, in denen die Physiotherapie z. B. das Lehren des Entspannens der Beckenbodenmuskulatur übernimmt.

## 9.3 Entzündung des Scheidenvorhofs (vulvar vestibulitis syndrome = VVS)

Patientinnen mit einer VVS leiden seit mindestens 6 Monaten unter Schmerzen bei Berührung des Scheidenvorhofs (Allodynie) oder versuchtem Endringen in die Vagina. Anfänglich verursacht der Geschlechtsverkehr nur Schmerz bei der Penetration (Dyspareunie), der während des Verkehrs verschwindet. Nach dem Verkehr bleibt oft ein Brennen oder Gefühl des Wundseins in der Vulva. Zunehmend wird der Geschlechtsverkehr schmerzhafter oder sogar unmöglich.

Das brennende Gefühl wird chronisch und schon bei Berührung und bei Miktion verspürt. Alltagsaktivitäten wie Radfahren, reiten und enge Kleidung sind schmerzhaft. Das Einführen eines Menstruationstampons ist problematisch. Die chronische aseptische Entzündung des Scheidenvorhofs

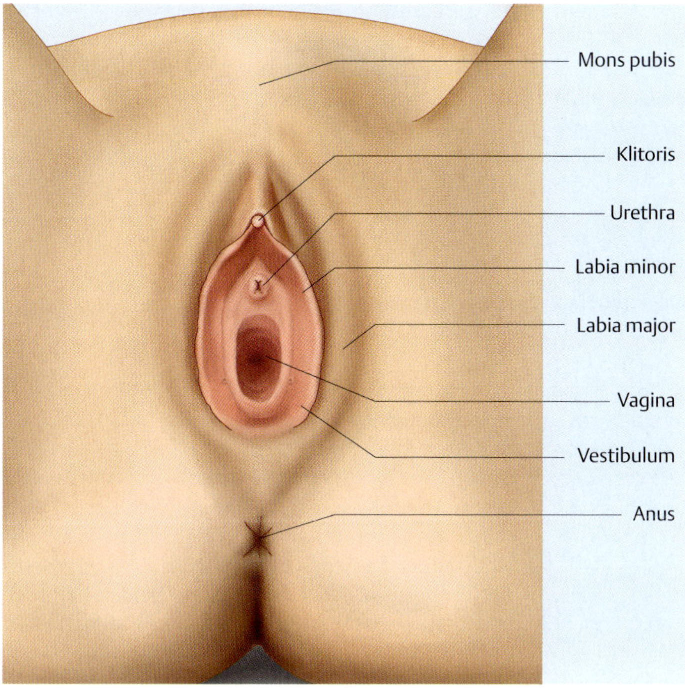


**Abb. 9.6** Vulva und Vestibulum.

wird wahrscheinlich ursprünglich durch eine Hautirritation des Vestibulums (Scheidenvorhof) verursacht. Geschlechtsverkehr ohne genügende Gleitfähigkeit aufgrund mangelnder Libido und/oder durch mechanischen Druck hypertoner Beckenbodenmuskulatur (Vaginismus) ist die wahrscheinliche Ursache (**Abb. 9.6**).

Das Schmerzempfinden verstärkt sich typischerweise durch die Schmerzerwartung, z. B. auch durch Missbrauchserfahrungen in der Vergangenheit.

### 9.3.1 Physiotherapeutische Behandlung

Psychotherapie und Sexualtherapie sind die Optionen der ersten Wahl. Eine begleitendes Desensibilisierungsprogramm, ähnlich wie bei Vaginismus und Hilfen zur Beckenbodenwahrnehmung sind hilfreich. Extensive Intimpflege muss abgebaut werden.

**Fallbeispiel:** In der **Anamnese** beschreibt die Patientin wiederholte Scheideninfektionen und betreibt extensive Intimpflege. Geschlechtsverkehr, ohne selbst erregt zu sein, markiert für sie den Beginn der Schmerzsymptome. Sie hat trotz Schmerzen weiterhin Geschlechtsverkehr, manchmal über Jahre.
**Klinisch** findet sich ein positiver Berührungstest (s. o.) und fehlende Wahrnehmung und Relaxationsfähigkeit der Beckenbodenmuskulatur (spezieller Palpationstest s.o).

## 9.4 Vulvodynie

### Untersuchung der Vulva auf Schmerzen

Ein angefeuchtetes Wattestäbchen berührt im Scheideneingang in 3 Bereichen (3, 6, 9 Uhr) die Haut. Wenn die Patientin dabei Schmerzen verspürt, gilt der Test als positiv.

**Bei zusätzlichen anorektalen Dysfunktionen**: Bestehen laut Anamnese anorektale Dysfunktionen wie Hämorrhoiden, Konstipation oder Reizkolon, sollten weitere spezifische Befundverfahren herangezogen werden (siehe Kapitel 7).

**Bei zusätzlichen urethrovesikalen Dysfunktionen**: Bestehen laut Anamnese urethrovesikale Dysfunktionen wie Harnverhalt, Pressmiktion, erhöhte Miktionsfrequenz und interstitielle Zystitis, sollten weitere spezifische Befundverfahren herangezogen werden (siehe Kapitel 7).

**Bei zusätzlichen Senkungsbeschwerden**: Bestehen laut Anamnese Senkungsbeschwerden wie Organ- und Beckenbodensenkungen, sollten weitere spezifische Befundverfahren herangezogen werden (siehe a. Kapitel 8).

## 9.5 Vaginismus

Eine unwillkürliche Kontraktion der Beckenbodenmuskulatur verhindert das Eindringen in die Vagina. Das Einführen des Penis beim Geschlechtsverkehr ist schmerzhaft (Dyspareunie) oder sogar unmöglich (Kaplan et al. 1994). Es wird angenommen, dass die Abwehrkontraktion der Beckenbodenmuskulatur einen nonverbalen Protest darstellt, z. B. gegen den Partner, eine mögliche Schwangerschaft oder nach sexueller Traumatisierung.

Schmerzhafte gynäkologische Untersuchungen, Sexualität ohne Geschlechtsverkehr und nicht erfüllten Kinderwunsch kennzeichnen die gynäkologische Anamnese. Klinisch sind fehlende Wahrnehmung, mangelnde Relaxationsfähigkeit und Abwehrkontraktionen der Beckenbodenmuskulatur feststellbar. Der Gebrauch von Menstruationstampons ist meist unmöglich.

### 9.5.1 Physiotherapeutische Behandlung

In den meisten Fällen wird diese Störung durch Sexualtherapie kombiniert mit Entspannungs- und Atemübungen behandelt. Um die Abwehrreaktionen der Beckenbodenmuskulatur schrittweise zu reduzieren, kann die Patientin versuchen, sich durch das Einführen des eigenen Fingers zu desensibilisieren. Dieser Schritt ist nur sinnvoll, wenn der Störungsauslöser weitgehend geklärt ist, z. B. Missbrauch, ein ungeliebter Partner, traumatisches Gebärerlebnis.

## 9.6 Interstitielle Zystitis

Diese schmerzhafte Störung der Blasenfunktion geht mit Dysurie, Detrusorhyperaktivität und erhöhter Miktionsfrequenz einher. Zusätzliche chronische Schmerzen im Beckenbereich sind häufig (Clemons et al. 2002). Klinisch sind keine Bakterien nachweisbar.

In der urologischen Anamnese beschreibt die Patientin häufige Blasenentzündungen, Dysurie und eine erhöhte Miktionsfrequenz.

## 9.7 Muskuloskeletales Schmerzsyndrom

Muskuloskeletale Dysfunktionen können ebenfalls ein chronisches Schmerzsyndrom auslösen. Ein Zusammenhang zwischen Rückenschmerzen, Dyspareunie (Schmerzen beim Geschlechtsverkehr) und chronischem Schmerz wird von Gurel und Atar (1999) beschrieben. Die Theorie physischer Belastung beschreibt die Beziehung zwischen mechanischer Belastung biologischen Gewebes und muskuloskeletalem Schmerzsyndrom (Mueller, Maluf 2002).

Nach dieser Theorie kann eine unangemessene physische Belastung, z. B. Bewegung, verschiedene Reaktionen hervorrufen. Dazu gehört auch Atrophie infolge mangelnder physischer Belastung, Hypertrophie infolge zu hoher Belastung und Verletzung nach übermäßiger Belastung. Tonische Muskulatur scheint eher mit Hypertonizität zu reagieren, während phasische Muskeln eher hypotonisieren (Mense 1997). Gewebeveränderungen an Nerven, Muskeln, Bändern und Knorpelstrukturen von Wirbelsäule, Becken und Hüfte können Schmerzen hervorrufen (Mueller, Maluf 2002).

Chronische Verletzungen von Gewebe, die zu einem länger als 8 Wochen anhaltenden Schmerz führen, reduzieren die Toleranz gegenüber physischer Belastung (Mueller, Maluf 2002). Es besteht ein direkter Zusammenhang zwischen Verletzungen des N. pudendus und Schmerzen im Beckenbereich, zumeist lokalisiert am Damm (perinealer Schmerz) (Robert et al. 1998, Thoumas et al. 1999, Soulie et al. 2002).

### Kinesiologisches Modell (Hislop 1975)/ Kinesiopathologisches Modell (Sahrmann 2002)

Bei Patientinnen mit muskuloskeletal bedingtem Schmerz liegt eins von mehreren möglichen Syndromen von Bewegungsbeeinträchtigung vor. Hislop (1975) hat ein kinesiologisches Modell aufgestellt (**Abb. 9.7**), mit dem sich die Systeme be-

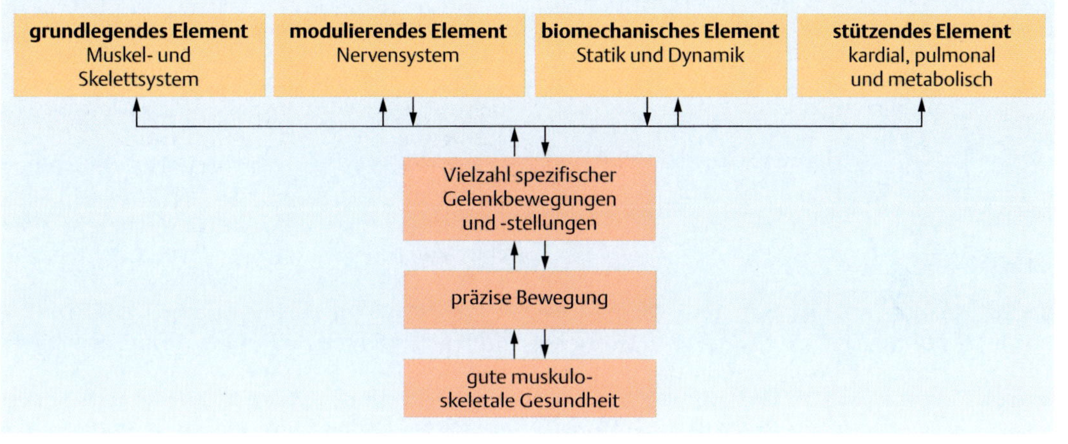


**Abb. 9.7** Kinesiologisches Modell (nach Hislop).

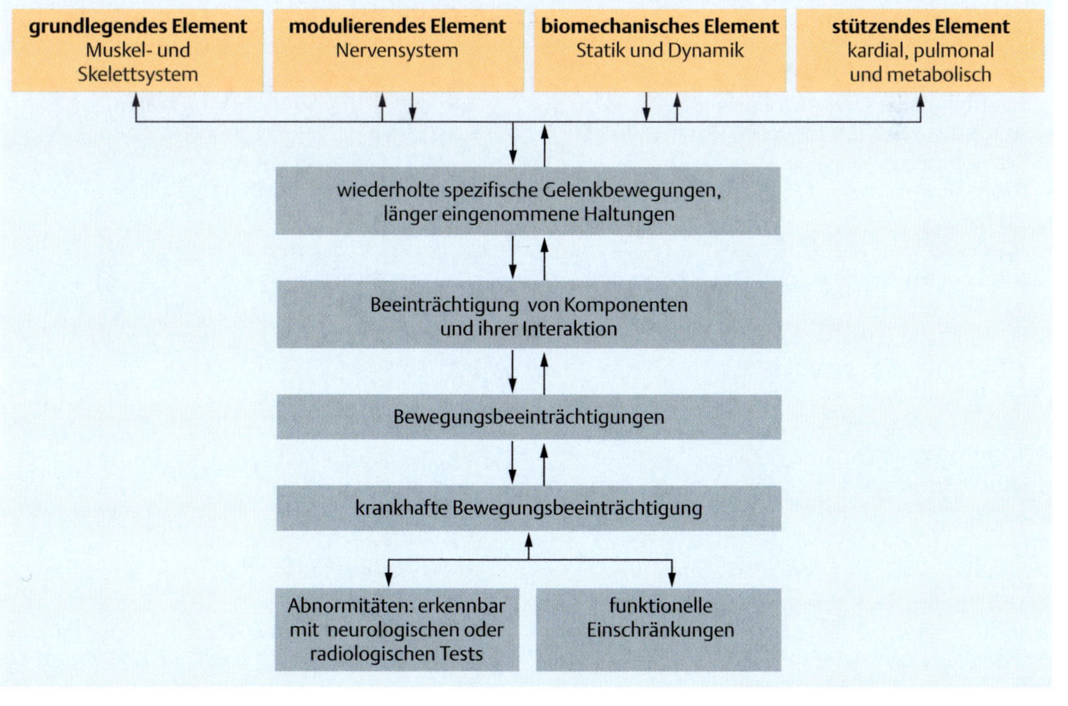


**Abb. 9.8** Kinesiopathologisches Modell (nach Sahrmann).

schreiben lassen, die zum Bewegungssystem beitragen. Sahrmann (2002) hat auf der Grundlage dieses Modells ein kinesiopathologisches Modell vorgestellt (**Abb. 9.8**), das die Entwicklung von Bewegungsbeeinträchtigungen erklärt. Jedes einzelne Element dieses Modells sollte zur vollständigen Diagnostik und Therapie herangezogen werden.

- Das grundlegende Element, das muskuläre und skeletale System;
- das modulierende Element, das Nervensystem;
- das biomechanische Element, Statik und Dynamik;
- das stützende Element, das kardiale, pulmonale und metabolische Element.

## 9.7.1 Ärztliche Diagnostik und Therapie

### Diagnostik

Bei Schmerz im Beckenbereich muss eine medizinische Abklärung auf gynäkologische, gastrointestinale, urologische und sexologische Ursachen stattfinden. Orthopädische und neurologische Untersuchungen müssen im Bedarfsfall mit herangezogen werden.

#### *Differentialdiagnostik für das muskuloskeletale Schmerzsyndrom*

- Spinale Stenose;
- Syndrom der Intervertebralgelenke;
- degnerative Erkrankungen der Bandscheiben;
- Spondylose;
- Osteoporose;
- Skoliose;
- Malignom;
- entzündliche Zustände (z. B. Tuberkulose, Osteomyelitis);
- Kompression des Rückenmarks;
- Kauda-equina-Syndrom;
- Fraktur;
- Morbus Bechterew;
- Spondylolisthesis;
- Morbus Scheuermann.

### Therapie

#### *Medikamentöse Schmerztherapie*

Analgetika (Schmerzmittel) können Schmerzen zeitweise oder dauerhaft unterdrücken. Handelt es sich um einen peripheren Schmerz (primäre Hyperalgesie) aufgrund einer Gewebeschädigung können spezifische Schmerzmittel eingesetzt werden, die die Synthese von Prostaglandinen am verletzten Gewebe blockieren. Fast alle peripheren Mittel sind mit Azetylsalicylsäure verwandt und werden in Tablettenform gereicht. Die frühzeitige Verabreichung dieser Mittel kann eine Zentralisierung des Schmerzes verhindern.

Bei einer sekundären Hyperalgesie, d. h. Schmerzen aufgrund Veränderungen im zentralen nozizeptiven System, müssen zentrale Analgetika eingesetzt werden. Sie imitieren die Wirkung von körpereigenen Schmerzmitteln (Endorphine), indem sie an deren Rezeptoren im ZNS ansetzen. Diese Opiate reduzieren die Wahrnehmung von Schmerzen.

Insbesondere bei hartnäckigen chronischen Schmerzen kombiniert mit depressiven Stimmungslagen empfiehlt sich die zusätzliche Gabe von Antidepressiva, die als Nebeneffekt die Wirkung von Schmerzmitteln verstärken.

Die WHO empfiehlt, periphere und zentrale Schmerzmittel mit Antidepressiva zu kombinieren und diese stufenweise einzusetzen (**Abb. 9.9**).

Schmerzmittel, rechtzeitig vor der physiotherapeutischen Behandlung eingesetzt, können das therapeutische Ergebnis verbessern.

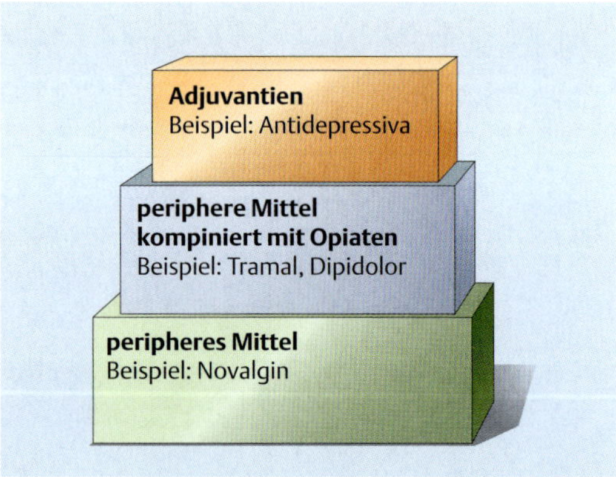


**Abb. 9.9** Stufenschema der WHO.

## 9.7.2 Physiotherapeutische Untersuchung

Die Unterscheidung zwischen dem muskuloskeletal bedingten Schmerzsyndrom, dem Syndrom des hyperaktivem Beckenbodens und anderen Störungen ist durch spezifische Untersuchungsmethoden möglich, trotzdem können Überschneidungen vorkommen. Das Leitsymptom ist der Schmerz im Beckenbereich.

## Schmerzmessung

Schmerz stellt, unabhängig von der Definition, ein unangenehmes Sinnes- und Gefühlserlebnis dar. Naturgemäß ist Schmerz daher nicht mit objektiven Messverfahren quantifizierbar, sondern nur subjektiv eingrenzbar.

Die klinische Schmerzmessung (Algesimetrie) beschäftigt sich mit der Schmerzwahrnehmung durch den Patienten. Eindimensionale Skalen, die entweder analog, numerisch oder verbal angelegt sind, erlauben eine schnelle Verlaufskontrolle. In der Vergangenheit hat sich gezeigt, dass diese Verfahren einfach zu handhaben sind, über ausreichende Sensitivität und Reliabilität verfügen und für Patienten sehr verständlich sind. Allerdings erlauben sie keine differenzierten diagnostischen Aussagen.

Bei *visuellen Analogskalen (VAS)* hat sich eine 10 cm lange, horizontale Linie etabliert, an deren linkem Ende „kein Schmerz" und am rechten Ende „maximal vorstellbarer Schmerz" steht.

Um die Nachteile eindimensionaler Skalen auszuräumen, wurden verschiedene Fragebögen und Tagebücher entwickelt, die mehr oder weniger allgemein bzw. auf spezifische Syndrome abzielend die Schmerzwahrnehmung mehrdimensional erfassen. Der McGill Schmerzfragebogen (McGill Pain Questionnaire = MPQ) wurde von Melzack (1975) vorgestellt. Neben dem MPQ gibt es verschiedene deutschsprachige Fragebögen, so den *Fragebogen zur Schmerzerfassung* (Hohenberger 1982), die revidierte *mehrdimensionale Schmerzskala* (Cziske 1983), die *Schmerzempfindungsskala* (Geissner 1995).

*Schmerztagebücher* sind Berichte über verschiedene Facetten des Schmerzes, beinhalten aber auch schmerzbeeinflussende Bedingungen und Faktoren (z. B. Schlaf) sowie eingeleitete Maßnahmen gegen die Schmerzen. Hierbei halten die Patienten in schriftlicher, standardisierter Form die vorbestimmten Parameter über einen definierten Zeitraum fest. Das korrekte Führen des Tagebuches zeigt gleichzeitig die Therapiebereitschaft des Patienten. Schmerztagebücher eignen sich besonders als Methode zur Verlaufskontrolle und Therapieevaluation.

*Fragebogenmethoden* und das *Schmerzinterview* zählen zu den Selbstberichtsmethoden. Beide dienen der Erfassung von Schmerzverhalten, Bewältigungsstrategien und von Einstellungen gegenüber dem Schmerz. Sie entsprechen daher am ehesten der Multikomponentenstruktur von Schmerz. Sie sind wesentlich aufwendiger als alle bislang beschriebenen Verfahren.

## Untersuchung bei muskuloskeletal bedingtem Schmerzsyndrom

Bei chronischem, muskuloskeletalem Beckenschmerz ist es sehr schwierig, die genaue(n) Struktur(n) zu erkennen, die der Auslöser der Beschwerden ist (sind). Aufgrund neuroplastischer Veränderung im nozizeptiven System sind positive manuelle Differenzierungstests bei chronisch Schmerzkranken kein sicherer Hinweis auf ein bestimmtes verletztes oder geschädigtes Gewebe (Meyer 1994, Dubner 1994). Die unten vorgestellte Überprüfung kann der Patientin zusätzlich zur ausführlichen Anamnese Hinweise auf mögliche Ursachen geben.

### *Die Untersuchung nach Sahrmann*

Die Untersuchung der Bewegung nach Sahrmann (2002) sieht vor, eine Bewegungsprüfung in verschiedenen Positionen (Stehen, Sitzen, in Rückenlage, Seitlage, Bauchlage und Vierfüßlerstand) durchzuführen (**Tab. 9.1**). Die Tests geben Auskunft zu den verschiedenen Elementen des kinesiopathologischen Modells. Angaben zum grundlegenden Element (Muskel- und Skelettsystem) werden von Tests zu Muskelfestigkeit, Muskelkraft, Muskellänge und zur Gelenkbeweglichkeit geliefert.

Das modulierende Element (Nervensystem) wird durch Tests zum Ausmaß der Muskelkontraktion sowie zur zeitlichen Abstimmung synergistischer Muskeln dargestellt. Die Komponenten Statik und Dynamik werden geprüft durch Beobachtung von Körperproportionen und strukturelle Reaktionen auf die Auswirkungen der Schwerkraft und anderer, während Bewegung erzeugter Kräfte. Die vaginale und rektale Inspektion und Palpation (siehe a. Kapitel 7) kann einen Hinweis auf Schmerzen, Organsenkungen und Muskeldysbalancen der Beckenbodenmuskulatur, des M. obturatorius internus und des M. piriformis ergeben.

Häufig anzutreffende Bewegungsdiagnosen bei Frauen:

- im Hüftgelenk;
- adduktorische und innenrotatorische Einstellung des Femur im Hüftgelenk;

**Tabelle 9.1** Muskuloskeletale Untersuchung bei chronischem Beckenschmerz

| | | |
|---|---|---|
| 1. Anamnese | Beschreibung des Schmerzes | ▪ Qualität<br>▪ Ort<br>▪ Timing<br>▪ Beginn |
| | Funktion | ▪ Positionen, die den Schmerz verschlimmern/verbessern<br>▪ Schlafstellungen<br>▪ Dyspareunie<br>– Positionen für Geschlechtsverkehr<br>– Ort des Schmerzes: tief versus oberflächlich<br>– Kommt es zum Orgasmus?<br>▪ Kontinenz-Vorgeschichte<br>▪ Darm-Vorgeschichte |
| | medizinische Vorgeschichte | ▪ Verlauf der Betreuung<br>– Zeitpunkt des Symptombeginns, verglichen mit der Vorgeschichte körperlicher Aktivität<br>▪ Operationen<br>▪ Medikationen |
| 2. körperliche Untersuchung | Haltungsausrichtung | ▪ Haltungstyp<br>▪ Ausrichtung des Thorax<br>▪ Ausrichtung der Lendenwirbelsäule<br>▪ Ausrichtung des Beckens<br>▪ Ausrichtung des Femur |
| | Beurteilung der motorischen Leistung: | |
| | Bewegungstests | ▪ Haltungssymptome und Haltung werden vor jedem Bewegungstest beurteilt<br>▪ Übergänge zwischen Positionen werden auf Symptome und Bewegungsleistung überwacht (dies hilft bei der Unterrichtung des Patienten über funktionelle Positionen)<br>▪ Bewegungstests werden durchgeführt und auf Symptome überwacht, und anschließend folgt Bewegungskorrektur, weiterhin mit Überwachung auf Symptome<br>▪ Übungen werden anhand des Versagens bei Bewegungstests, mit Modifikationen auf der Grundlage von funktionellen Aktivitäten und Fragen der Muskelleistung bestimmt<br>▪ Tests von Muskelkraft und -länge finden in den verschiedenen Positionen während der ganzen Untersuchung statt<br>▪ die Prioritäten bei der Untersuchung richten sich nach der Vorgeschichte des Schmerzes bei funktionellen Aktivitäten<br>▪ die Muskelleistung wird während Bewegungstests eingeschätzt, um Folgendes zu bestimmen:<br>– das Timing von Synergisten<br>– die Notwendigkeit von Krafttests<br>– das Vorliegen einer Muskelzerrung |
| | Stehen | ▪ Position: Symptome/Haltung<br>▪ Vorbeugen<br>– Palpation der SIPS<br>▪ Rückkehr vom Vorbeugen<br>– Palpation der SIPS<br>▪ Wiederholung des obigen bei abduziertem Stehen<br>▪ Einbeinstand<br>▪ Seitneigung des Rumpfes<br>▪ Rumpfrotation |
| | Sitzen | ▪ Position: Symptome/Haltung<br>– Palpation der SIPS<br>– Wiederholung des obigen mit abduzierten unteren Extremitäten<br>▪ Knieextension<br>– Überwachung des PICR der Hüfte<br>▪ Hüftflexion<br>▪ Hüftrotation |

**Tabelle 9.1** (Fortsetzung)

| | |
|---|---|
| Rückenlage | ▪ Position: Symptome/Haltung<br>– Palpation der SIAS, des Os pubis<br>– Wiederholung des obigen mit abduzierten unteren Extremitäten<br>▪ Hüft- und Knieflexion<br>▪ Hüftflexion mit Überwachung des PICR der Hüfte<br>– Knie gebeugt<br>– Knie gerade<br>▪ Hüftabduktion mit Außenrotation |
| Seitlage | ▪ Position: Symptome/Haltung<br>– Position des Trochanter major/der Crista iliaca<br>▪ Hüftabduktion<br>▪ Außenrotation der Hüfte |
| Bauchlage | ▪ Position: Symptome/Haltung<br>– Palpation der SIPS, des Sakrums<br>▪ Knieflexion<br>▪ Hüftextension |
| Vierfüßlerstand | ▪ Position: Symptome/Haltung<br>▪ Hüft- und Knieflexion in dieser Position (Schaukeln nach hinten)<br>▪ Flexion einer Schulter in dieser Position (Arm heben) |
| Längentests | ▪ Abfolge der durchgeführten Tests im Zusammenhang mit den Positionen während des Bewegungstests<br>▪ die Entscheidung, einen Test durchzuführen, beruht auf der Bewegungsbeurteilung<br>▪ üblichste Längentests:<br>– abdominale Längentests<br>– Haltungstyp<br>– Rippenbogen-Winkel<br>– Längentest des M. latissimus dorsi<br>– Längentest des M. pectoralis minor<br>– Längentest der Ischiokruralmuskeln<br>– Länge des M. glutäus maximus<br>– Länge der Beckenbodenmuskeln |
| Krafttests | ▪ Abfolge der durchgeführten Tests im Zusammenhang mit den Positionen während des Bewegungstests<br>▪ die Entscheidung, einen Test durchzuführen, beruht auf der Bewegungsbeurteilung und der Vorgeschichte von Beschwerden bei funktionellen Leistungen<br>▪ am häufigsten getestete Muskeln:<br>– Bauchmuskeln<br>– Außenrotatoren der Hüfte<br>– Hüftextensoren<br>– Hüftflexoren<br>– Hüftabduktoren<br>– Beckenbodenmuskulatur |
| Palpationstests | ▪ Abfolge der durchgeführten Tests im Zusammenhang mit den Positionen während des Bewegungstests<br>▪ Die Entscheidung, einen Test durchzuführen, beruht auf der Bewegungsbeurteilung und der Vorgeschichte von Beschwerden<br>▪ Palpation ist nötig zur Bestimmung von:<br>– Beteiligung von Weichteilgewebe, wie Verletzung von Bändern und Muskeln<br>– Vorliegen von Narben/Adhäsionen<br>– Vorliegen von Trigger Points<br>– Position knöcherner Anhaltspunkte<br>▪ üblichste Orte für Palpationstests:<br>– abdominale Region<br>– Symphysis pubis<br>– posteriore sakrale Region<br>– Glutäalregion<br>– Beckenbodenregion |

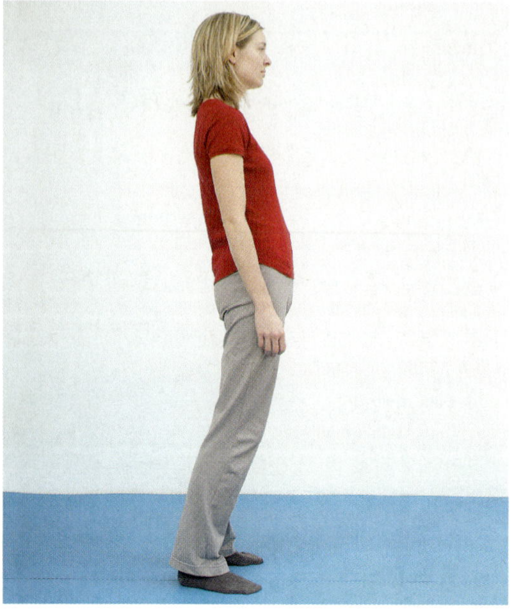

**Abb. 9.10** Hüftextension und Knieextension im Stand.

- Hüftextension verbunden mit Knieextension (**Abb. 9.10a–b**);
- Antetorsionsstellung des Hüftkopfes;
- am Rumpf;
- Rotation der BWS;
- Rotation und Flexion der BWS;
- Rotation der LWS;
- Rotation und Extension der LWS;
- Rotation und Flexion der LWS;
- im Iliosakralbereich;
- Hypermobilität des Iliosakralgelenks;
- Hypermobilität der Symphyse.

### *Triggerpunkte*

Muskeldysfunktionen sind durch Ertasten der den Muskeln zugeordneten, stimmhaften Triggerpunkte am Becken identifizierbar (**Abb. 9.11a–g**). Hat der Befund stimmhafte Triggerpunkte ergeben, können diese manuell, mit thermischen oder mit elektrischen Reizen behandelt werden.

## 9.7.3 Physiotherapeutische Behandlung

Dysbalancen im Bewegungssystem verursachen Traumen im muskuloskeletalen Weichteilgewebe (Sahrmann 2002), die Schmerzen hervorrufen.

Wichtiger als die Behandlung spezifisch schmerzender Strukturen ist die Therapie des Auslösers (nach Spitznagle 2003) der Schmerzen – soweit man ihn findet.

In der Behandlung muss die Patientin

- verstehen, dass sie sich selbst behandeln kann, indem sie auf die richtige Körpermechanik und Bewegung achtet;
- erlernen, ihre Haltung selbst zu korrigieren;
- bereit sein, therapeutische Übungen, die korrigierend auf die spezifische Bewegungsbeeinträchtigung wirken, durchzuführen.

Übermäßige Belastung infolge fehlerhafter Haltung und Bewegung kann durch diesen selbstbestimmten Behandlungsansatz reduziert oder beseitigt werden. Angemessene Belastung kann wiederhergestellt werden und die Patientin kann ihre Aktivitäten langsam steigern. Vorübergehend kann eine äußere Stabilisierung des Beckens mit Gürteln oder Tapeverbänden notwendig sein.

Die folgenden schmerzlindernden und korrigierenden Maßnahmen sind unter Verwendung spezifischer Techniken hilfreich:

- Dehnung verkürzter Muskeln;
- Entspannung angespannter Muskeln;
- Kräftigung insuffizienter Muskeln;
- Gleichgewichtstraining;
- Atemtherapie;
- Behandlung von Weichteilgewebe, Narben und Triggerpunkten;
- Hilfsmittelberatung- und Anpasssung.

**Fallbeispiel:** Eine 34-jährige Patientin wurde mit der Diagnose perinealer Schmerz in meine Praxis überwiesen. Seit der Geburt ihres 1. Kindes vor 3 Jahren treten diese Schmerzen (VAS zwischen 5 und 7) kontinuierlich auf. Bei anstrengender körperlicher Arbeit und im Tagesverlauf vermehrt sich gewöhnlich die Symptomatik. Ohne Schmerzmittel übersteht die Patientin nach eigenen Angaben den Tag nicht. Im Laufe der Zeit steigerte sie die Tagesdosis in Absprache mit dem behandelnden Arzt.
Die vaginale Geburt ihres 1. Kindes schildert die Patientin als traumatisch. Ein Dammschnitt und ein nachfolgender Dammriss, der Einsatz der Geburtszange, intensives Kristellern (äußerer Druck am Oberbauch nach kaudal) nach einer langen Eröffnungsphase standen im Gegensatz zu ihrer eigenen Vorstellung von einer „sanften“ Geburt.
Das nachfolgende Wochenbett empfand sie durch den schreienden Säugling in Kombination mit einem wenig engagierten Kindsvater als sehr anstrengend und überforderte sie. Die Dammnaht entzündete sich und heilte darüber hinaus

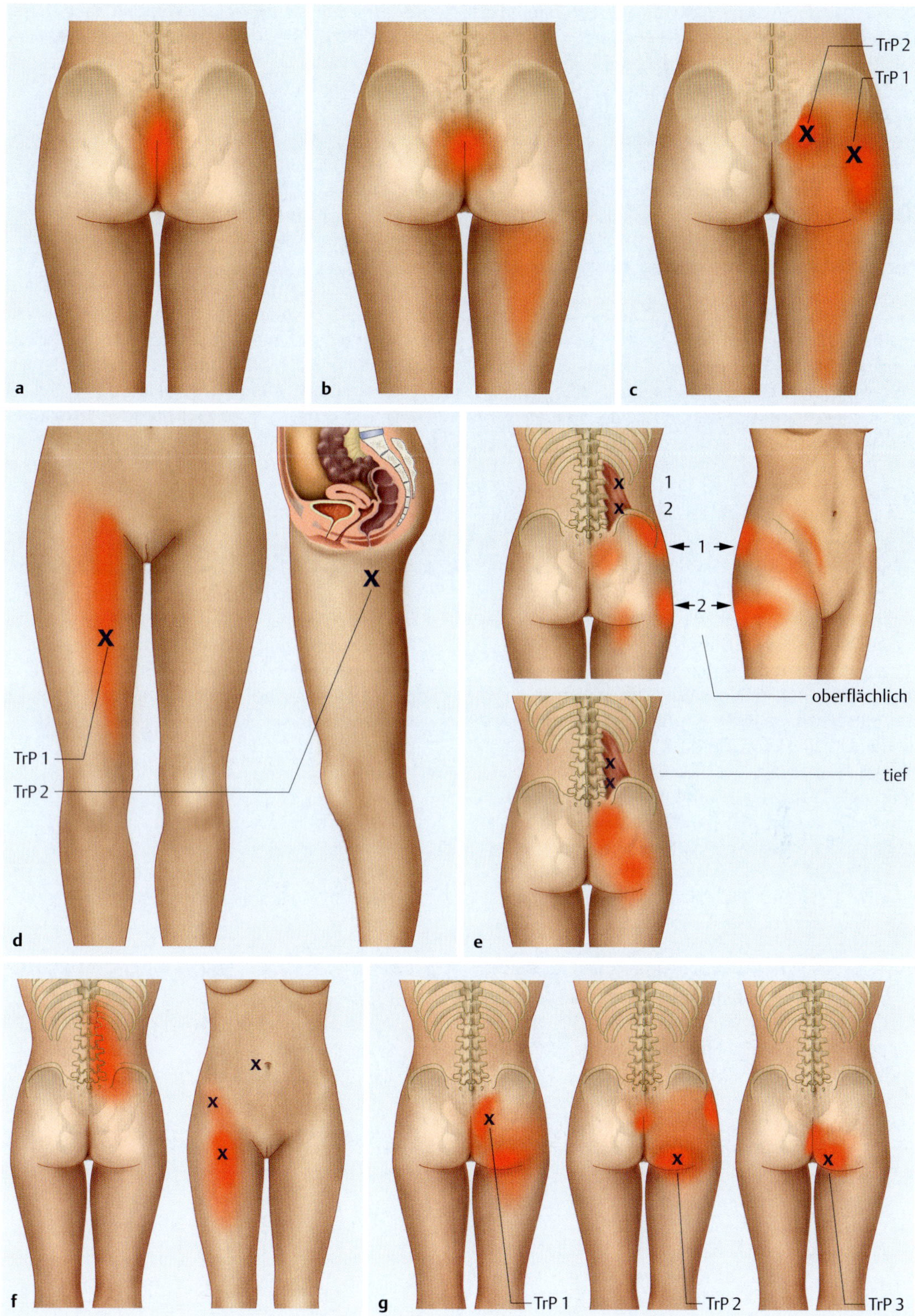


**Abb. 9.11** Triggerpunkte am Becken.

sehr schlecht. Sexuelle Aktivitäten ohne/oder mit schmerzhaften Geschlechtsverkehr fanden – auf Initiative des Partners – erst 1 Jahr nach der Geburt wieder statt. Die Partnerbeziehung ist seit der Geburt schwierig.
An ein Missbrauchserlebnis konnte die Patientin sich nicht erinnern. Die Patientin befindet sich zusätzlich in psychotherapeutischer Behandlung.
**Weitere Untersuchungen:** Das Miktionsprotokoll ergab eine Entleerungsstörung der Blase (Stotterharn, erhöhte Miktionsfrequenz, wiederholte Miktion).
Eine Entleerungsstörung des Darmes konnte anhand der Bristol-Stool-Form-Scale, des Konstipationsfragebogens und der Untersuchung der Defäkationsposition festgestellt werden.
**Die spezielle Palpationstechnik** zeigte einen hypertonen Beckenboden, mangelnde Relaxationsfähigkeit und ausgeprägten Berührungsschmerzen am Damm.
Die Beckenbodensynergisten, insbesondere die Bauchmuskulatur, zeigten einen erhöhten Tonus.
**Impairment:** Hyperaktives Beckenbodensyndrom, Allodynie am Damm, Entleerungsstörung der Blase und des Darmes, hypertone Beckenbodenmuskulatur und seiner Synergisten.
**Handicap/Activity:** Häufige Toilettenzeiten, mangelnde Libido, kein Orgasmus, Depressionen.
**Disability/Participation:** Sportliche Aktivitäten und kontinuierliche Berufstätigkeit sind nicht möglich, die Patientin würde gern ein 2. Kind bekommen.
**Therapie:** In den ersten Therapieeinheiten standen die Förderung der allgemeinen Entspannungsfähigkeit und der Körperwahrnehmung im Vordergrund. Verschiedene Techniken (autogenes Training, progressive Relaxation nach Jacobson u.ä.) in angenehmer Umgebung und in Kombination mit Musik, verschiedenen Düften und Positionen wurden ausprobiert, bis die Patientin eine optimale Entspannungsmethode für sich gefunden hatte, die sie zu Hause weiterführen wollte. In Absprache mit dem Partner sollte der Geschlechtsverkehr bis auf Weiteres nicht stattfinden.
Die Verbindung zum schmerzenden Beckenbereich stellte die behutsame taktile Kontaktaufnahme auf dem Bauch her. Bauchmassage, heiße Rolle und Kontaktatmung in Richtung kostoabdominal sind mögliche Maßnahmen, die zusätzlich die Verdauung stimulieren.
Ein Schmerzprotokoll über einen „typischen" Tag, einmal pro Woche, dokumentierte den Therapieverlauf.
Mit der speziellen Palpationstechnik erlernte die Patientin die Kontrolle über ihre Beckenbodenmuskulatur, insbesondere die Relaxation, und baute langsam die übermäßige Synergistenspannung ab. Im Alltag erleichterte die bewusste Entspannung dieser Muskulatur die Entleerung der Blase und des Darmes.
Die Anleitung zur Selbstuntersuchung des Beckenboden und des Genitalbereichs, zu Hause und/oder in der Praxis, soll die Patientin in die Lage versetzen, sich zu beobachten und den schmerzenden Damm zu berühren und langfristig zu desensibilisieren.
Nach einer halbjährigen Therapie in großen Abständen hatte die Patientin ihre Schmerzmittel, bis auf besondere Ausnahmen, abgesetzt. Das Ausscheidungsverhalten der Blase und des Darmes haben sich normalisiert. Inzwischen walkt die Patientin 2-mal pro Woche. In einer begleitenden Sexualtherapie versuchte das Paar wieder zur Intimität und Sexualität vor der Geburt ihres Kindes zurückzufinden.

## Zusammenfassung

- Muskuloskeletale Dysfunktionen können chronische Schmerzsyndrome auslösen.
- Zusammenhänge zwischen Rückenschmerzen, Schmerzen beim Geschlechtsverkehr und chronischen Schmerzen sind bekannt.
- Schwerpunkte der physiotherapeutischen Untersuchung sind
  - die Schmerzerfassung mittel VAS,
  - Schmerztagebücher,
  - Fragebogenmethoden und Schmerzinterviews,
  - differenzierende Untersuchung der Strukturen und Funktionen des Bewegungsapparates, um Schmerzauslösern auf die Spur zu kommen.
- Ziel der Therapie ist es, die Patientin zur Eigentherapie anzuleiten:
  - ihre Haltung selbst zu korrigieren und zu kontrollieren,
  - die für ausgearbeiteten therapeutischen Übungen durchzuführen.

## Literatur

Abrams P, Blaivas JG, Stanton SL, Andersen JT. The standardization of terminology of lower urinary tract function. The International Continence Society Comitee on Standardization of Terminology Scand. J Urol Nephrol Supp. 1988;114:5.

Agachan G, Chen T, Pfeifer J, Reissmann P, Wexner S. Aconstipation scoring system to simplify evaluation and management of constipated patients. Dis Col Rectum. 1996;39:681-685.

Aronson MP, Lee RA, Berquist TH. Anatomy of anal sphincters and related organs in continent women studied with magnetic resonance imaging. Obstet Gynecol. 1990;76:846–51.

Ashton-Miller JA, DeLancey JOL. The Knack: use preciselytimed pelvic contraction can reduce leakage in SUI. Neurourology Urodynamics. 1996;15:392.

Asmussen U, Ulmsten U. On the physiology of continence and pathophysiology of stress incontinence in the female. Contr Gynec Obstet. 1983;10:32.

Azpiroz F, Enck P, Whitehead WE. Anorectal functional testing: a review of collective experience. AM J Gastroenterol. 1997;232–40. (2002).

Baljet B, Drukker J. The extrinsic innervation of the pelvic organs in the female rat. Acta anat. 1990;107:241.

Barber MD, Visco AG, Wyman JF, Fantl JA, Bump RC; Continence Program for Women Research Group.Sexual function in women with urinary incontinence and pelvic organ prolapse. Obstet Gynecol. 2002; 99(2):281-9.

Bassotti G, Germani U ,Morelli A. Human colonic motility: physiological aspects. International Journal of colorectal Disease. 1995;10:173–180.

Benson JT. Rectocele, descending perineal syndrome, enterocele. In Benson JT, ed.Female pelvic floor disorders. New York:WW Norton & company;1992.

Bø K, Stein R. Needle EMG registration of striated urethral wall and pelvic floor muscle activity patters during cough, valsalva, abdominal hip, adductor and gluteal muscle contraction in nulliparous healthy females. Neurourology Urodynamics. 1994;13:13.

Bø K, Hagen RH, Kvarstein B, Jörgensen J, Larsen S. Pelvic floor exercise for the treatment of female stress urinary incontinence: 3. Effects of two different degrees of pelvic floor muscle exercise. Neurourol Urodynam. 1990;9:489.

Berghmanns LC, Hendriks HJ, Bo K, Hay-Smith EJ, de Bie RA, van Waalwijk von Doorn ES. Conservative treatment of stress urinary incontinence in women: a systematic review of randomized clinical trials. Br J Urol. 1998;82:181–91.

Bernstein I, Balslev E, Bodker A et al. Estrogen receptors in the human levator ani muscles. Neurourology and Urodynamics. 1995;14:520–521.

Bø K, Larsen S, Oseid S, Kvarstein B, Hagen R, Jorgensen J. Knowledge about and ability to correct pelvic floor exercises in women with urinary stress incontinence. Neurourol Urodyn. 1990;7:261.

Bø K, Talseth T, Holme I. Single blind, randomized controlled trial of pelvic floor exercises, electrical stimulation, vaginal cones, and no treatment in management of genuine stress incontinence in women. BMJ 1999;318:487.

Bø K, Talseth T. Change in urethral pressure during voluntary pelvic floor muscle contraction and vaginal electrical stimulation. Int Urogyn J. 1997;8:3.

Bø K. Evaluation of PFM function and strenght. 12. Jahrestagung GIHÖ, Gesellschaft für Inkontinenzhilfe Österreich, Innsbruck 2001.

Bø K, Bergmanns LC. Non pharmacologic treatments für overactive bladder-pelvic exercises. Urology. 2000; 55:7–11.

Bø K, Finckenhagen HB. Vaginal palpation of pelvic floor muscle strenght: inter-test reproducibility and comparison between palpation and vaginal squeeze pressure. Acta Obstet Gynecol Scand. 2001;80 (10):883–877.

Bonney V. On diurnal incontinence of urine in women. J Obstet Gynaecol. 1923;30:358.

Bump RC, Norton PA. Epidemiology an natural history of pelvic floor dysfunction. Obstet Gyneco Clin North Am. 1998;25:725.

Carrière B. Der große Ball in der Physiotherapie. Berlin: Springer; 1999.

Carrière B. Fitness für den Beckenboden. Stuttgart: Thieme; 2001a.

Carrière B. Beckenbodendysfunktionen. In: Heller A, Hrsg. Nach der Geburt. Stuttgart: Thieme; 2002.

Cherry DY, Rothenberger DA. Pelvic floor physiology. Surgical Clinics of North America 1988;68:1217–1230.

Christensen J. The motility of colon. In: Johnson LR, ed. Physiology of the Gastrointestinal Tract. New York: Raven; 1994.

Collett BJ, Cordle CJ, Stewart CR, Jagger C. A comparative study of women with chronic pelvic pain, chronic nonpelvic pain and those with no history of pain attending general practitioners. Br J Obstet Gynaecol. 1998; 105:87-92.

Cornes H, Bartolo DCC, Stirrat GM. Changes in anal sensation after childbirth. Br J Surg. 1991;78:74–77.

Constantinou C, Govan DE. Spatial distribution and timing of transmitted and reflexively generated urethral pressures in healthy women. J Urol. 1982;127:964–967.

Cundiff GW, Weidner AC, Visco AG, Bump RC, Addison WA. A survey of pessary use by members of the American urogynecologic society. 1: Obstet Gynecol. Jun. 2000;95(6 Pt 1):931-5.

Cziske R. Faktoren des Schmerzerlebens und ihre Messung: Revidierte
mehrdimensionale Schmerzskala. Diagnostica. 1983; 29:61–74.

DeGroat WC, Booth AM. Synaptic transmission in the pelvic ganglia. In: Maggi CA, ed. Nervous control of the Urogenitalsystem. Harwood Academie Publishers; 1993:291.

DeLancey JOL. Functional anatomy of the pelvic floor and urinary continence mechanism. In: Schüsssler B, Laycock J, Norton P, Stanton S, eds. Pelvic floor Reeducation. London: Springer; 1994.

DeLancey JOL. Anatomy and biomechanics of genital prolapse. Clin Obstet Gynecol. 1993;36:897.

Devroede G. Early life abuse in the past history of patients with gastrointestinal tract and plevic floor dysfunctions. Prog.Brain Res. 2000;122:131.

Dimpfl T, Jaeger C, Müller-Felber W, Anthuber C, Hirsch A, Brandmaier R, Schüssler B. Myogenic changes in the levator ani muscle in premenopausal women: the impact of vaginal delivery and age. Neurourol Urodynam. 1998;17:197.

Di Nubile NA. Strength training. Clinics in Sports Medicine. 1991;10:33.

Elbadawi A. Pathology and pathophysiology of the detrusor in incontinence. Urologic clinics of the North America. 1995;22:499.

Drossmann DA, Li Z, Andruzzi E et al. U.S householder survey of functional gastrointestinal sideorders. Dig Dis Sci. 38:1569-1580.

Dubner R, Basbaum A. Spinal Dorsal Horn Plasticity following Tissue or Nerve Injury. In: Wall P, Melzack R, eds. Textbook of Pain. Edinburgh: Churchill Livingstone; 1994.

Dukas L, Willett WC, Giovannucci EL. Associations between physical activity, fiber intake, and other lifestyle variables and constipation in study of women. Am J Gastroenterol. 2003;98:1790–1796.

Ellerkamm RM,Cundiff GW, Melcik CF, Nihira MA, Leffler K, Bent AE. Correlation of symptoms with location an d severity of pelvic organ prolapse. Am J Obstet Gynecol. 2001; 185:133-7.

Enck P, Bielefeldt K, Krasemann T, Legler T, Musial F, Erckenbrecht JF. Kann man eine Verstopfung lernen? Eine experimentelle Untersuchung bei gesunden Probanden. Z Med Psychol. 1992;1:31.

Engel AF, Kamm MA, Bartram CI, Nicholls RJ. Relationship of symptoms in faecal incontinence to specific abnormalities. Int J Colorectal Dis. 1995;10:152–155.

Floyd WF, Walls EW. Electromyography of the sphincter ani externus in humans. Journal of Physiology. 1953;122:599–604.

Fritsch H, Lienemann A, Brenner E, Ludikowski B. Clinical Anatomy of the Pelvic Floor. Berlin: Springer; 2004.

Gaitonde P, Rostron J, Longman L, Field EA. Burning mouth syndrome and vulvodynia coexisting in the same patient: a case report.1: Dent Update. 2002; 29(2):75-6.

Gardosi J, Sylvester S, B-Lynch C. Alternative positions in the second stage of labour: a randomized trial. Br J Obstet Gynaecol. 1996;11:1290–1296.

Gaudenz R. Der Inkontinenz-Fragebogen mit einem neuen Urge-Score und Stress-Score. Geburtshilfe Frauenheilkunde. 1979;39:784.

Geissner E. Die Schmerzempfingungsskala SES – Ein differenziertes und veränderungssensitives Verfahren zur Erfassung chronischer und akuter Schmerzen. Rehabilitation. 1995; 34:35-43.

Gosling JA. The structure of the bladder and urethra in relation to function. Urologic Clinics of the North America. 1979;6:31.

Gosling JA, Dixon JS, Critchley HOD et al. A comparative study of the human external sphincter and periurethral levator muscles. British J Urology. 1981;53:35.

Güllich A, Schmidtbleicher D. Struktur der Kraftfähigkeiten und ihre Trainingsmethoden. Dt Z Sportmed. 1999; 50:223.

Gunnersson M. Cortical magnetic stimulation in patients with genuine stress incontinence: correlation with results of pelvic floor exercises. Neurourol Urodyn. 1999;18:437.

Haslam EJ. Examination and assessment of the female pelvic floor. In: Notes on Good Practice, No. 2: Association for Continence Advice (ACA) 2001.

Gupta JK, Nikodem VC. Woman's position during second stage of labour. Cochrane Database Syst Rev. 2000; 2: CD002006.

Gurel H, Atar GS.Dyspareunia, back pain: the improtance of this pain complex in gynecological practice and ist relation with multiparity and pelvic relaxation. Gynecol. Obstet Invest. 1999;48:119.

Hamilton C, Junginger B. Persönliches Gespräch. 2002.

Handa VL, Jones M. Department of Gynecology and Obstetrics, Johns Hopkins. Do pessaries prevent the progression of pelvic organ prolapse? Int Urogynecol J Pelvic Floor Dysfunct. 2002; 13:349-51; discussion 352.

Head H. Die Sensibilitätsstörungen der Haut bei Viszeralerkrankungen. Gut. 1999; 44:77-80.

Heaton KW, Radvan J, Cripps H et al. Defaecation frequenca and timing, and stool form in the general population: a prospective study. Gut. 2001;33:818–824.

Heit M, Benson JT, Russell B, Brubaker L. Levator ani muscle in women with genitourinary prolapse: indirect assessment by muscle histopathology.1: Neurourol Urodyn. 1996;15:17-29.

Heit M, Culligan P, Rosenquist C, Shott S. pelvic organ prolapse a cause of pelvic or low back pain? Obstet Gynecol. 2002;99:23-8.

vHemborg B, Moritz M, Lowing H. Intra-abdominal pressure and trunk activity during lifting. Scand J Rehabil Med. 1985;17:25.

Hendrix SL, Clark A, Nygaard I, Aragaki A, Barnabei V, McTiernan A. Pelvic organ prolapse in the Women's Health Initiative: gravity and gravidity Am J Obstet Gynecol. 2002;186:1160-6.

Hislop HJ. The not-so-impossible dream. Phys.Therapy. 1975;55:1069.

Hodges PW, Richardson CA. Feedforward contraction of transversus is not influenced by the direction of arm movement. Exp Brain Res. 1997;114:362.

Hodges PW, Gandieva SC. Activation of the human diaphragm during a repetitive postural task. J App Physiol. 2000;89:967.

Höfner K, Jonas U. Praxisratgeber Harninkontinenz. Bremen: Uni-Med; 2000.

Hohenberger E. Entwicklung eines diagnostischen Instruments zur sprachlichen Beurteilung und Differenzierung klinischer Schmerzen. Diagnostica. 1982;28: 154–167.

Homann L, Westerlink O. Fysiotherapeutische benadering van de hypertone bekkenbodem. Profundum 1996;2:8.

Janßen U, Lienemann A, Fritsch H. Die Bedeutung des M. Levator ani-Fossa ischioanalis-Gluteus maximus (LFG-)Komplex für den weiblichen Beckenboden. Ann Anat Suppl. 2001;183:11.

Jünemann KP, Lue TF, Schmidt RA, Tanagko RA. Clinical significance of sacral and pudendal nerve anatomy. J Urol. 1988;139:74.

Ingelmann-Sundberg A. Urinary incontinence in women, excluding fistulas. Acta Obstet Scand. 1952;31:266.

Kaplan HI, Sadock BJ, Grebb JA. Kaplans and Sadocks synopsis of psychiatry, 7.edition.Baltimore: Williams and Wilkins; 1994.

Kegel A. Physiologic therapy for urinary stress incontinence. JAMA. 1951;14:915.

Kelly FW, Terry R, Naglieri R. A review of alternative birthing positions. J Am Osteopath Assoc. 1999;9:470–474.

Kenneth EL, Pemberton JH. Rectal prolapse: pathogenesis and management. In: Benson JT, ed. Female pelvic floor disorders. New York: WW Norton & Company.

King Baker. Muscosceletal problems. In: Steege JF et al. (eds.) Chronic pelvic pain. Philldelphia: WB Saunders; 1998.

Klarskov P, Belving D, Bischoff N et al. Pelvic exercises versus surgery for female urinary stress incontinence. Urol Int. 1986;41:129. (1992??#)

Klarskov P, Bernstein I, Juul N et al. Pelvic floor muscle thickness measured by perineal ultrasonography. Neurourology and Urodynamics. 1991;10:388–389.

Kling KM, Rongione AJ, Evans B, Mc Fadden DW. The Delorme procedere: a useful operation for complicated rectal prolapse in the elderly. Am Surg. 1996;10: 857–860.

Kiff ES, Swash M. Slowed conduction in the pudendal nerves in idiopathic (neurogenic) faecal incontinence. British Journal of Surgery. 1984;71:614–616.

Kuijpers JHC. Anatomy and physiology of the mechanism of continence. Netherlands Journal of Medicine. 1990; 37:2–5.

Laferte RO, Blais DJ. Integral storage and voiding reflexes. Urology. 1977;9:95.

Laycock J, Sherwood D. Pelvic floor Assessment: The PERFECT Scheme. Physiotherapy. 2001;12:631–642.

Laycock J, Plevnik S, Senn E. Electrical Stimulation. In: Schüssler B et al. (eds.). Pelvic Floor Reeducation-Principals and Practice. London: Springer; 1994.

Laycock J. Treatment of faecal incontinence. In: Therapeutic management of incontinence and pelvic pain. London: Springer; 2002.

Lefevre K. Medicare Coverage Process: Biofeedback for treatment of urinary incontinence. Technology Assessment. March 2000. http://www.hcfa.gov/quality/8b-x2.htm Physiotherapy Ass Women's Health J. 1994;13:40.

Leroi AM, Duval V, Roussignol C, Berkelmans I, Peninque P, Denis P. Biofeedback for anismus in 15 sexually abused women.Int J Colorectal Dis. 1996; 11:187-90.

Lestar B, Benninchx I, Kerremans R. The composition of the anal basal pressure. An vivo or in vitro study in man. International Journal of Colorectal Diseases. 1989;4:118–122.

Lose G, Colstrup H, Thind P. Urethral elastance. In: Healthy and stress incontinent women. Neurourology Urodynamics. 1989;8:370.

Lubowski DZ, King DW, Finlay G. Electromyography of pubococcygeus muscles in patients with obstructed defaecation. Int J of colorectal Diseases. 1992;7:184–187.

Mahoney DT, Laferte RO, Blais DJ. Integral store and voiding reflexes.Urology. 1977;9:95.

Markwell S, Sapsford R. Physiotherapy Management of Pelvic floor Dysfunction in Women's Health. London: W. B. Saunders; 1998:383.

Marshall VF, Marchetti A, Kranz K. The correction of stress incontinence by simple vesicourethral suspension. Surg Gynecol Obstet. 1949;88:509.

Martin D, Carl K, Lehnertz K. Handbuch der Trainingslehre. Beiträge zur Lehre und Forschung im Sport. 2. Aufl. Schorndorf: Hoffmann; 1993.

Mc Cormack WM. Two urogenital sinus syndromes. Interstitielle cystitis und focal vestibulitis. J Reprod. Med. 1990; 35: 873.

Meschia M, Buonaguidi A, Pifarotti P, Somigliana E, Spennacchio M, Amicarelli F. Prevalence of anal incontinence in women with symptoms of urinary incontinence and genital prolapse. Obstet Gynecol. 2002;4: 719–723.

Melzack R. The McGill Pain Questionnaire: Major properties and scoring methods. Pain. 1975;1:277-99.

Mense S. Pathophysiologic basic of muscle pain syndromes .Ohys.Med Rehab Clin N Am 1997;8:23–53.

Merskey H. Claasification of chronic Pain:description of chronic pain syndromes and definitions of pain terms. Pain.Suppl 1986;3:217.

Merskey H, Bogduk N. Classification of chronic pain, description of chronic pain syndromes and definitions of pain terms. Seattle: IASP; 1994.

Messelink EJ. The overactive bladder and the role of the pelvic floor muscles. BJU Int. 1999;83:31.

Meyer R, Campell J, Raja S. Peripheral Neural Mechanisms of Nociception. In: Wall P, Melzack R, eds. Textbook of Pain. Edinburgh: Churchill Livingstone; 1994.

Michot F, Costaglioli B, Leroi AM, Denis P. Artificial anal sphincter in severe faecal incontinence: outcome of prospective experience with 37 patients in one institution. Ann Surg. 2003;1:52–56.

Miller JM, Ashton-Miller JA, De Lancey J. A pelvic muscle precontraction can reduce cough-related urine loss in selected women with mild SUI. J Am Geriatr Soc. 1998;46:870.

Mordved S, Bø K. The effect of postpartum pelvis floor exercises in the prevention and treatment of urinary. 2000.

Mordved S, Bø K. The effect of postpartum pelvis floor exercises in the prevention and treatment of urinary incontinence. Int Urogynecol. 1997:8:217.

Mordved S, Bø K. The effect of postpartum pelvis floor exercises in the prevention and treatment of urinary incontinence-one year follow up. Br J Obstet Gynecol. 2002;107:1022.

Muellner SR. Physiology of micturition. J Urol. 1951; 65:805–810.

Neumann P, Gill V. P elvic floor and abdominal muscle interaction: EMG activity and intra-abdominal pressure. Int Urogynecol J Pelvic Floor Dysfunct. 2002;13(2): 125-32.

Mueller MJ, Maluf KS. Tissue adaption to physical stress: a proposed theory to guide phyical therapist practice, education, and research. J Am Physical Ther. Ass. 2002: 82:38.

Nicholls DH, Randall CL. Types of Prolapse in Vaginal Surgery. 4. edition. Baltimore: Williams and Wilkins; 1996.

Norton C, Hosker G, Brazzelli M. Biofeedback and/or sphincter exercises for the treatment of faecal incontinence in adults. Chochrane Database Syst Rev. 2001;2:CK002111.

O'Boyle AL, O'Boyle JD, Ricks RE, Patience TH, Calhoun B, Davis G. The natural history of pelvic organ support in pregnancy.Int Urogynecol J Pelvic Floor Dysfunct. 2003; 46-9; discussion 49. Oelrich TM. The striated urogenital sphincter in female. Anatomical Record. 1983;205:223.

Okamura S, Sekiguchi T. Irritable bowel syndrome; criteria, sub-classification, etiology.

Nippon Rinsho. 1992;11:2686–2690.

Peschers UM, DeLancey Jol, Fritsch H, Quint LE, Prince MR. Cross-sectional imaging anatomy of the anal sphincters. Obstet Gynecol. nov;90(5):839-44 (1997).

Pages IH, Jahr S, Schaufele MK, Conradi E. Comparative analysis of biofeedback and physical therapy for treatment of urinary stress incontinence in women. Am J Phys Med Rehabil. 2001;80:494–502.

Parks AG, Porter NH, Melzak J. Experimental study of the reflex mechanism controlling muscles of the pelvic floor. Dis Colon Rectum. 1962;5:407–414.

Peschers UM, DeLancey JOL. Anatomy. In: Laycock J, Haslam J, eds. Therapeutic Management of Incontinence and Pelvic Pain. London: Springer; 2002.

Pollock ML, Gaesser GA, Butcher JD, Despres JP, Dishman RK, Franklin BA et al. Recommended quantity and quality of exercises for developing and maintaining cardiorespiratory and muscular fitness and flexibility in healthy adults. Med Sci sports exercises. 1998;30:975.

Quadrilatero J, Hoffmann-Goetz L. Physical activity and colon cancer. A systematic review of potential mechanisms. J Sports Med Phys Fitness. 2003;43:121–138.

Ramakers M, Ramakers MJ, van Lunsen RHW. Behandlung von sexuellen und Beckenbodendysfunktionen. In: Carriere B. (Hrsg.) Beckenboden. Stuttgart: Thieme; 2003.

Rao SSC, Welcher K. Periodic rectal motor activity in humans – the nocturnal gatekeeper? Gastroenterology. 1994;107:1233.

Richardson C, Jull G, Hodges P, Hides J. Therapeutic exercise for spinal segmental stabilization in low back pain. Edinburgh: Churchill Livingstone; 1999.

Richter K. Lageanomalien. In: Käser O et al. (Hrsg.) Gynäkologie und Geburtshilfe. Band III/1. Stuttgart: Thieme; 1985.

Robert R, Prar-Pradal D, Labat JJ et al. Anatomic basic of chronic perineal pain: role of the pudendus nerve. Surg.Radiol Anat. 1998;20: 93-8.

Roberts WH, Harrison CW, Mitchell DA, Fischer HF. The levator ani muscle and nerve supply of its puborectalis component. Clin Anat. 1988;1:267.

Rock C. Funktionelle Störungen und reflektorische Inkontinenz. In: Carriere B. (Hrsg.) Beckenboden. Stuttgart: Thieme; 2003.

Rongen MJ, Uludag O, El Naggar K, Geerdes BP, Konsten J, Baeten CG. Long-Term follow-up of dynamic graciloplasty for faecal incontinence. Dis Colon Rectum. 2003;6:716–721.

Saad LH, Coy CS, Fagundes JJ, Ariyzono Mde L, Shohi N, Goes JR. Sphincteric function quantification by measuring the capacity to sustain the squeeze pressure of the anal canal. Arq Gastroenterol. 2002;4:233–239.

Sahrmann SA. Diagnosis und Treatment of Movement Impairment Syndromes. St.Louis:Mosby; 2001.

Sampsell CM, DeLancey JOL. The urin stream interruption test and pelvic muscle function. Nursing Research. 1992;41:73.

Sampsell CM, Miller JM, Mims BL, DELancey J, Ashton-Miller JJ, Antonakos CK. Effect of pelvic floor exercise of transient incontinence during pregnancy and after birth. Obstet Gynecol. 1998;91:406.

Samuelsson E, Victor A, Tibblin G. A population study of urinary incontinence and nocturia among women aged 20-59 years. Acta Obstet Gynecol Scand. 1997; 76:74.

Santiesteban AJ. Electromyographic and dynamometric characteristics of female pelvic floor musculature. Physical Therapy. 1988;68:344.

Sapsford RR, Hodges PW, Richardson CA, Cooper DH, Markwell SJ, Jull GA. Co-activation of the abdominal and pelvic floor muscles during voluntary exercises. Neurourol Urodyn. 2001;20:31–42.

Sapsford RR, Hodges PW. Contraction of the pelvic floor muscles during abdominal maneuvres. Arch Phys Med Rehabil. 2000;82(8):1081–1088.

Sapsford R, Bullock-Saxton J, Markwell S. Women's health. A textbook for physiotherapists. London: W.B. Saunders; 1998.

Sapsford R, Hodges PW, Richardson CA, Cooper DH, Markwell SJ, Jull GA. Co-activation of the abdominal and pelvic floor muscles during voluntary exercises. Neurourology Urodynamics. 2001;20:3.

Sayer T, Hosker GI, Dixon JS, Warrell DW. A study of paraurethral connective tissue in women with stress incontinence of urine. Neurourol Urodynam. 1990;9: 319-320.

Schmidtbleicher D. Konzeptionelle Überlegungen zur muskulären Rehabilitation. Med Orth Tech. 1994; 114:170.

Schröder W, Bender HG. Phylogenetische Aspekte. In: Bender HG, Distler W. Der Beckenboden der Frau. Berlin: Springer; 1992:1–5.

Schuh I. Bindegewebsmassage. Stuttgart: Fischer; 1992.

Shull BL, Halaska M, Hurt G, Kinn A, Laycock J, Palmtag H, Reilly N, Yong Y, Zubieta R. Physical examination. In: Abrams P, Khoury S, Wein A. (eds.) Incontinence. Plymouth: HealthPublication; 1999.

Schulz HS, Benedicic C, Arikan MG, Haas J, Petru E. Spontaneous vaginal delivery in the birth chair versus conventional dorsal position: a matched controlled comparison. Wien Klein Wochenschr. 2001;113:695–697.

Shafik A. A new concept of anatomy of the anal sphincter mechanism and the physiology of defecation: mass contraction. Int Urogynecol J Pelvic Floor Dysfunction. 1998;9:28.

Shafik A, El-Sibai O. Study of the levator ani muscle in the multipara: role of levator dysfunction in defecation disorders. J Obstet Gynaecol. 2002;22:87-92.

Sherrington CH. The integrative action of the nervous system. New Haven: Yale University Press; 1906.

Simren M. Physical activity and gastrointestinal tract. Eur J Gastroenterol Hepatol. 2002;14:1125–3112.

Singh K, Reid WM, Berger LA. Magnetic resonance imaging of normal levator ani antomy and function. Obstet Gynecol. 2002; Mar;99(3):433–438.

Slattery ML, Ballard-Barbash R, Edwards S, Caa BJ, Potter JD. Physical activity and colorectal cancer. Am J Epidemiol. 2003;158:214–24.

Smith ARB, Hosker GL, Warrell DW. The role of partial denervation of the pelvic floor in the aetiology of genitourinary prolapses and stress incontinence of urine. A neurophysical study. BR J Obstet Gynaecol. 1989;96: 24–28.

Snooks SJ et al. Effect of vaginal delivery on the pelvic floor. 5 year follow up. British Journal of Surgery. 1990;77:1358–1360.

Solomon MJ, Pager CK, Rex J, Roberts R, Manning J. Randomized, controlled trail of biofeedback with anal manometry, transanal ultrasound, or pelvic floor retraining with digital guidance alone in treatment of mild to moderate faecal incontinence. Dis Colon Rectum. 2003; 46:703–710.

Soulie M, Vazzoler N, Seguin P, Chiron P, Plante P. Consequences of pudendal nerve trauma during orthopedic surgery: review and practical advice] Prog Urol. 2002;12:504-9.

Spitznagle TM, Van Dillen LR. Pain in the sacral region. JOSPT. 2001;31:35.

Spitznagle T. Muskoskeletal bedingte chronische Schmerzen. In: Carriere B. (Hrsg.) Beckenboden. Stuttgart: Thieme; 2003.

Stanton SL. Genital prolapse. In: Henry MM et al. (eds) Coloproctology and the pelvic floor. 2.edition. Oxford: Butterworth Heinemann; 1992.

Subak LL, Waetjen LE, van den Eeden S, Thom DH, Vittinghoff E, Brown JS. Cost of pelvic organ prolapse surgery in the United States. Obstet Gynecol. 2001;98: 646-51.

Sunderland S. Nerves and nerve injuries. 2nd ed. Edinburgh: Churchill Livingston; 1978.

Sultan AH, Kamm MA, Hudson CN, Bartram CI. Anal Sphincter disruption during vaginal delivery. N Engl J Med. 1993;329:1905–1911.

Sultan AH, Kamm MA, Hudson CN. Pudendal nerve damage during labour: prospective study before and after childbirth. Br J Obstet Gynaecol. 1994;101: 22–128.

Swift S. Current opinion on the classification and definition of genital tract prolapse. Curr Opin Obstet Gynecol. 2002;14: 503-7.

Swift S. The distribution of pelvic organ support in a population of female subjects seen for routine gynecologic health care.Am J Obstet Gynecol. 2000;183:277-85.

Tanzberger R. Beckenboden-/Sphinktertraining bei Dysfunktionen. Krankengymnastik. 1998;7:1174.

Thind P, Lose G, Jorgensen L, Colstrup H. Variations in urethral and bladder pressure during stress episodes in healthy women. Br J Urol. 1990;66:389.

Thomson JR, Chen AH, Pettit PD, Bridges MD. Incidence of occult rectal prolapse in patients with clinical rectocele and defacatory dysfunction. Am J Obstet Gynecol. 2002; 187:1494-9.

Thoumas D, Leroi AM, Mauillon J, Muller JM, Benozio M, Denis P, Freger P. Pudendal neuralgia: CT-guided pudendal nerve block technique: Abdom Imaging. 1999; 24:309-12.

Tortora G, Anagnostakos NP. Principles of Anatomy and Physiology. 5th ed. New York: Harper and Row; 1987.

Van Lunsen HW, Ramakers M. The hyperactive pelvic floor syndrome (HPFS); psychosomatic and psycho-sexual aspects of hyperactive pelvic floor disorders with comorbidity of uro-gynaecological, gastro-intestinal and sexual symptomatology. Acta Endoscopia. 2002.

Van Lunsen HW. Het hypertone bekkenbodemsyndroom (HBS); seksuele dysfunctie. Profundum 1995;2:19.

Van der Velde J, Everaed W. The relationship between involuntary pelvic floor muscle activity, muscle awareness and experienced threat in women with and without vaginismus. Behav Res Ther. 2001;10:230.

Vaizey CJ, Carapeti E, Cahill JA, Kamm MA. Prospective comparison of faecal incontinence grading systems. Gut. 1999;44:77-80.

Vereecken RL, Cornelissen M, Das J, et al. Urethral and perineal instability. Urology Int. 1985; 40:325.

Viereck V, Peschers U, Singer M, Schüssler B. Metrische Quantifizierung des weiblichen Genitalprolapses: eine sinnvoll Neuerung in der Prolapsdiagnostik. Geburtsh. Frauenheilkunde. 1997;57:177.

Viktrup L, Lose G, Rolf M, Barfoed K. The frequence of urinary symptoms during pregnancy and puerperium in the primipara. Int Urogynecol J. 1993;4:27.

Walker ML, Rothstein JM, Finucane SD, Lamb RL. Relationship beween lumbar lordosis, pelvic tilt and abdominal muscle perfomance. Physical Therapy. 1987.

Walling MK, Reiter RC, OHara MW et al. Abuse history and chronic pain in women: 1. Prevalence of sex abuse and physical abuse.Obstet Gynecol. 1994;84:193-9.

Weber AM, Abrams P, Brubacker L, Cundiff G, Davis G, Dmochowski RR, Fischer J, Hull T, Nygaard I, Wedel T, Roblick U, Gleiss J, Schiedeck T, Bruch HP, Kühnel W, Krammer HJ. Organization of enteric nervous system in the human colon demonstrated by wholemount immunhistochemistry with special reference to the submucous plexus. Ann Anat. 1999;181:327.

Weidner AC. The standardization of terminology for researchers in female pelvic floor disorders. Int Urogynecol J Pelvic Floor Dysfunct. 2001;12:178–186.

Weidner AC, Barber MD, Visco AG, Bump RC, Sanders DB.Pelvic muscle electromyography of levator ani and external anal sphincter in nulliparous women and women with pelvic floor dysfunction. Am J Obstet Gynecol. 2000;183:1390-9.

Wesselmann U, Burnett AL, Heinberg LJ. The urogenital and rectal pain syndromes. EJP. 1997;73:269.

Whitehead WE, Crowell MD. Psychologic considerations in the irritable bowel syndrome. Gastroenterol Clin North AM. 1991;20:249–267.

Wilmore JH, Costill DL. Physiology of sport and exercise. Human kinetics. Illinois: Champaign; 1994.

Wilson PD, Herbison P. A randomized controlled trial of pelvic floor muscle exercises to treat postnatal urinary incontinence. Int Urogynecol. 1998;9:257.

Wise BG, Khullar V, Cardozo LD. Bladder neck movement during pelvic floor contraction and intravaginal electrical stimulation in women with or without genuine stress incontinence. Neurourology and Urodynamics. 1992;11:309–311.

Wise BG, Cardozo LA , Cutner A et al. Prevalence and significance of urethral instability in women with detrusor instability. Brit J Urol. 1993;72:26.

Womack NR, Morrison JFB, Williams NS. The role of the pelvic floor denervation in the aetiology of idiopathic faecal incontinence. British Journal of Surgery. 1986; 73:404–407.

Wyndaele JJ. Studies on the different clinical sensation during bladder fillling. Neurourology Urodynamics. 9:353.

YamamotoT, Samoti H, Ise H. Sacral spinal innervation or the rectal and vesical smooth muscle and sphincter striated muscle. Neuroscience. 1978;7:41.

Zondervan KT, Barlow DH. Epidemiology of chronc pelvic pain. Best Practice Res Clinical Obstet Gynaecol. 2000;14:403.

Zondervan KT, Yudkin PL, Vessey MP, Jenkinson CP, Dawes MG, Barlow DH, Kennedy SH. Community prevalence of chronic pelvic pain in women and associated illness behaviour.Br J Gen Pract. 2000;5:541-7.

Sport in der Krebsnachsorge trägt zur Genesung bei

Therapie in Gruppen ist sinnvoll

# 10 Physiotherapie nach Brustoperationen



Manuelle Lymphdrainage bei Lymphödemen

Wundheilungsphasen nach OP beachten

Brustkrebs ist die häufigste Krebserkrankung der Frau

# 10 Physiotherapie nach Brustoperationen

## 10.1 Überblick über das Arbeitsfeld

Die weibliche Brust hat in vielen Kulturen eine besondere Bedeutung. Neben ihrer nährenden Aufgabe ist sie ein äußeres Zeichen für Weiblichkeit und gilt als erotisches Symbol. Die Vorstellung von einer „idealen Brust" ist gesellschaftlich geprägt und modischen Einflüssen unterworfen. In der Pubertät, Schwangerschaft, Stillzeit und im Alter verändert sich die Brust.

Aus Unwissen können gutartige Brusterkrankungen Frauen unnötig ängstigen. Jährlich erkranken in der Bundesrepublik etwa 47.000 Frauen an Brustkrebs. Eine von zehn Frauen muss damit rechnen, selbst zu erkranken. Zu der Auseinandersetzung mit einer unter Umständen lebensbedrohlichen Krankheit kommt bei Brustkrebs noch ein massiver Angriff auf das Selbstwertgefühl der Betroffenen bei gleichzeitig stark tabuisierter Haltung der Öffentlichkeit hinzu. Die physiotherapeutische Behandlung orientiert sich an den physischen und psychischen Auswirkungen bestimmter operativer und nicht operativer Behandlungsmethoden. Die Begleitung der Patientin im Alltag nach überstandener Krankheit ist ein wichtiger Bestandteil der Therapie.

## 10.2 Anatomie

Die weibliche Brust (mamma/mammae) ist nur ein Teil der oberflächlichen Schicht der Brust. Zu dieser Schicht gehören die Haut, das Unterhautfettgewebe und die Milchdrüsen selbst.

Nach der Pubertät liegen die Brüste der Frau vor dem großen Brustmuskel in Höhe der 3.-6. Rippe. Der äußere Anteil des großen Brustmuskels (M. pectoralis major) bedeckt den unter ihm liegenden kleinen Brustmuskel (M. pectoralis minor). Im Zentrum jeder Brustdrüse liegen Brustwarze (Mamille) und Warzenhof (Areola). Die Haut der Brust ist fast überall leicht verschieblich. Eine feste Verbindung von Haut und Unterlage findet sich nur über dem Brustbein.

Form und Größe der weiblichen Brust, der Brustwarze und des Warzenhofs unterliegen großen individuellen Schwankungen. Sie sind von Alter, Körperbau, Ernährungslage und Funktionszustand der Brüste abhängig. Zur besseren Lokalisation von Veränderungen wird die Brust in vier Quadranten aufgeteilt (**Abb. 10.1**).

Die Gewebe der weiblichen Brust sind Drüsen-, Binde- und Fettgewebe. Das Drüsengewebe ist in seiner Verteilung innerhalb der Brust altersabhängig. Je kleiner die Brust, desto größer ist im Verhältnis der Anteil des Drüsengewebes. Die Stillfähigkeit einer Frau ist völlig unabhängig von der Größe der Brust.

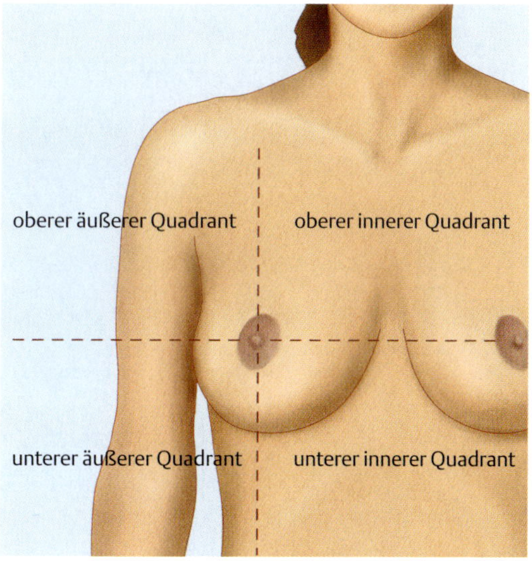


**Abb. 10.1** Einteilung der Brust in vier Quadranten.

### 10.2.1 Lymphsystem und Blutversorgung

Das Lymphgewebe der Brust besteht aus Lymphbahnen und Lymphknoten. Jede Lymphknotengruppe hat bestimmte Abflussgebiete (**Abb. 10.2**).

Der Lymphabfluss der Brust erfolgt über folgende drei Wege:

- Axillär: Hier finden sich die Lymphgefäße parallel zum Unterrand des M.pectoralis major, die Lymphnodoli axillaris mit Verbindung zur Fossa supraclavicularis, die Lymphnodoli cervicalis subscapularis.
- Parasternal: Der mediale Lymphabfluss führt zu interkostalen parasternalen Lymphknoten entlang der V.thoracica interna mit Verbindung zur V. subclavia sowie dem kontralateralen Lymphsystem.
- Interpektoral: Diese Abflussbahn verläuft zwischen beiden Mm. Pectorales und mündet direkt in die tiefen axillären oder infraklavikulären Lymphknoten.

Die Blutversorgung erfolgt aus der A. thoracica interna, aus der zweiten und dritten A. intercostalis sowie aus der A. thoracica lateralis (**Abb. 10.3**).

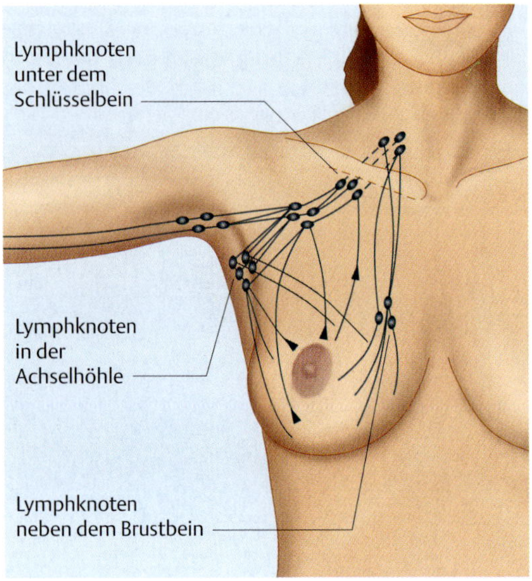


**Abb. 10.2** Lymphabfluss der Brust.

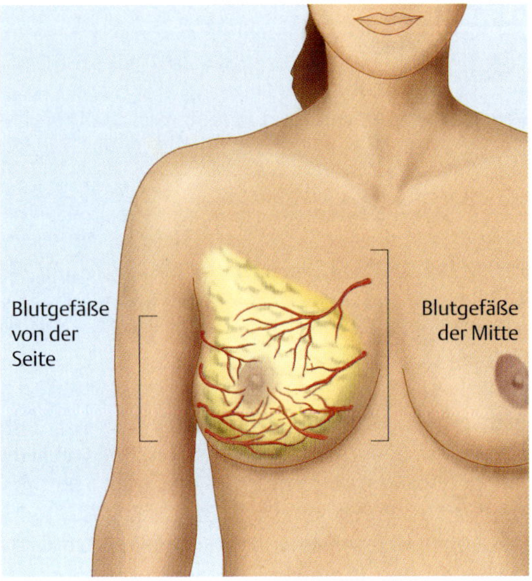


**Abb. 10.3** Blutversorgung der Brust.

## 10.3 Abweichungen, Veränderungen und Erkrankungen der Brust

### 10.3.1 Abweichungen und Veränderungen

#### Sehr große Brüste (Makromastie)

Die Makromastie ist nicht nur ein ästhetisches, sondern auch ein medizinisches Problem. Teilweise fällt die Hypertrophie der Brüste in der Pubertät, nach einer Schwangerschaft oder nach einer großen Gewichtszunahme auf. Durch das übergroße ventrale Gewicht kann die Statik gestört werden, Haltungsveränderungen und Schmerzen sind die Folge. Oft zeigen die betroffenen Frauen starke Hautveränderungen (Narbenbildungen) auf der Schulter, wenn zu schmale BH-Träger jahrelang in die Haut eingeschnitten haben.

#### Sehr kleine Brüste (Mikromastie)

Eine „kleinbrüstige" Frau kann wegen der ihrer Meinung nach fehlenden weiblichen Attribute unter Minderwertigkeitsgefühlen leiden. Diese Tendenzen können durch den jeweiligen Modetrend verstärkt oder abgeschwächt werden.

### Ungleiche Brüste

Unterschiedlich große Brüste können von den betroffenen Frauen als psychisch belastend empfunden werden.

## 10.3.2 Gutartige Erkrankungen der Brust

### Tumoröse Veränderungen

Bei *Lipomen, Fibromen, Zysten* und *Milchgangs-Papillomen* handelt es sich um gutartige Tumore. Sie werden untersucht und bei Bedarf entfernt.

### Nichttumoröse Veränderungen

Die *Fibrozystische Mastopathie* oder „Knotige Brust" ist eine Veränderung des ganzen Brustgewebes.

*Die Mastitis nonpuerpalis* (außerhalb der Stillzeit) ist selten, kann aber bei erhöhter Infektanfälligkeit auftreten.

## 10.3.3 Bösartige Erkrankungen der Brust

Das *Mammakarzinom* ist die häufigste Krebserkrankung der Frau in Deutschland. Die Sterblichkeit ist mit 65 % der Erkrankten sehr hoch. Man unterscheidet zwischen nichtinvasiven Karzinomen (carcinoma in situ), die noch nicht das umliegende Gewebe infiltrieren und invasiven Karzinomen. Das inflammatorische Mammakarzinom, das mit 1 % sehr selten auftritt, weist die Symptome einer Brustentzündung (Mastitis) auf.

Die Tumorzellen breiten sich lokal-segmental in den Milchgängen und Bindegewebssepten aus, später über die Lymphabflusswege der Brust. Möglich ist auch ein frühzeitiges Streuen auf dem Blutweg.

Die lymphogene Metastasierung befällt zuerst die axillären, später die supraklavikulären und infraklavikulären Lymphknoten.

Metastasen finden sich am häufigsten im Skelettsystem. Außerdem können Haut, Lunge, Leber oder Gehirn betroffen sein.

Das Mammakarzinom entsteht vorwiegend einseitig, meistens im oberen äußeren Quadranten. Dieser Quadrant enthält das meiste Drüsengewebe.

### Prognosefaktoren

Diese Erkrankung bleibt in ihrem Verlauf unberechenbar. Trotzdem gib es medizinische Kriterien, die eine Vorhersage über die wahrscheinliche Entwicklung des Brustkrebses erlauben, die Prognosefaktoren. Sie dienen als Hinweise zur Eingrenzung der Überlebensaussichten der Patientinnen und ermöglichen eine „maßgeschneiderte" Therapieplanung. Ihre Grundlage sind verschiedene Untersuchungsmethoden, die sich in einer Stadieneinteilung niederschlagen.

Folgende prognostische Kriterien sind mit abnehmender Bedeutung anerkannt:

- Axillärer Lymphknotenstatus (Nodalstatus)
- Größe und Histologie (WHO Kriterien 1981) des Primärtumors
- Tumorgrading
- Steroidrezeptorstatus

Der Befall der axillären Lymphknoten ist der wichtigste Prognosefaktor des primären Mammakarzinoms. Es besteht eine direkte Korrelation zwischen dem axillären Lymphknotenbefall mit der Rezidivrate. Die Primärtumorgröße hat einen direkten Einfluss auf den Lymphknotenbefall.

**Das Tumorgrading** (G 1-G 3,Nottingham Score 1992) gehört zum Standard der pathologischen Tumorbeurteilung. Aggressive Tumore mit einem Grading 3 neigen eher zur Metastasierung als Karzinome mit einem günstigeren Grading. Je differenzierter das Krebszellgewebe ist, desto gutartiger ist es, da es dem gesunden Gewebe am ehesten gleicht:

- G1: gut/hoch differenziert;
- G2: mäßig differenziert;
- G3: schlecht differenziert.

**TNM-Klassifikation** *(UICC nach Wittekind und Wagner 1997):* (T = Tumor, N = Noduli bzw. Lymphknoten, M = Metastasen). Bei diesem Tastbefund werden die Größe des Tumors, die Anzahl der befallenen Lymphknoten und die mögliche Metastasierung festgehalten. Nach der Operation/Probeentnahme kann der Pathologe diesen Erstbefund bestätigen oder verändern (zu erkennen am kleinen „p" vor dem TNM-Schema). Ein kleiner Tumor, kein Lymphknotenbefall und keine nachweisbare Metastasierung bedeuten eine gute Prognose (T1/N0/M0).

**Stadieneinteilung (Staging):** Nach Abschluss der Einteilung in das TNM-Schema wird das Ergebnis in Stadien zur Gesamtbeurteilung zusammengefasst (Stadien 0–IV). Stadium 1 steht z. B. für T1/N0/M0.

**Der Östrogen- und Progesteronstatus** des Tumors spielt eine untergeordnete Rolle für die Vorhersage einer Fernmetastasierung. Es ist aber entscheidend für den Einsatz einer Hormontherapie. Bei etwa 25 % der Frauen finden sich sowohl Östrogen- als auch Progesteronrezeptoren (hormonrezeptorpositiv), in weiteren 25 % nur Östrogen und in 8 % nur Progesteronrezeptoren. Die restlichen Fälle sind rezeptornegativ, was eine Hormontherapie nutzlos macht. Hormonrezeptoren nehmen mit dem Alter zu. Ein Tumor gilt als rezeptorpositiv (ER+, PR+), wenn 10 % rezeptorpositive Zellen gefunden werden (Score nach Remmele und Stegner 1987).

**Laboruntersuchungen:** Von prognostischer und therapeutischer Bedeutung scheint die Bestimmung des Onkoproteins erB-2 (HER-2) zu sein.

Die Bestimmung der Tumormarker CA 15–3 und CEA wird auf Grund ihrer mangelnden Relevanz nicht mehr durchgeführt.

## 10.4 Früherkennung

### 10.4.1 Selbstuntersuchung

Als wichtigste Möglichkeit, Brustkrebs frühzeitig zu erkennen, gilt die Selbstuntersuchung der Frau. Jede Frau sollte sich im Verlauf ihres Zyklus mit ihren Brüsten vertraut machen, um ungewohnte Veränderungen an ihnen wahrzunehmen, zu beobachten und bei Verdacht ärztlich abklären zu lassen. Der günstigste Untersuchungszeitpunkt für prämenopausale Frauen ist der 5. Tag nach Beginn der letzten Regelblutung.

Durch Betrachten und Abtasten der Brüste im Liegen und im Stand vor dem Spiegel lassen sich im Seitenvergleich folgende Veränderungen feststellen:

- Verdichtungen des Gewebes (Knotenbildung)
- Seitendifferenzen
- Rötungen, Vorwölbungen, Einziehungen der Haut
- Flüssigkeitsaustritt, Einziehungen, ekzemartige Veränderungen der Brustwarze
- Fixierung der Brustdrüse auf dem M. pectoralis
- vergrößerte Lymphknoten im Achselbereich
- Druck, Spannungsgefühl, Schmerzen.

### 10.4.2 Bildgebende Verfahren zur Diagnostik

#### Mammographie

Dieses zweidimensionale bildgebende Verfahren zur Untersuchung der Brust mittels Röntgenstrahlen ermöglicht eine genauere Diagnostik verdächtiger Knoten. Mikroverkalkungen, die auf ein Karzinom hinweisen können, erscheinen auf dem Bildschirm als weiße Flecken auf schwarzem Hintergrund. Prämenopausal ist die Aussagekraft einer Aufnahme geringer, da der Anteil des Drüsengewebes in der Brust sehr hoch ist.

Empfehlungen zur Durchführung (Deutsche Gesellschaft für Senologie 2000):

- zwischen dem 30. und 35.Lebenjahr Anfertigung einer Basismammografie zum Vergleichen mit späteren Aufnahmen
- Ab dem 40 Lebensjahr alle 2 Jahre
- Ab dem 50 Lebensjahr 1 x jährlich
- Bei Risikopatientinnen (familiäre Belastung) sollte die mammografische Überwachung bereits ab dem 25.Lebensjahr im zweijährigen Abstand erfolgen.

#### Mammasonographie

Die Ultraschalluntersuchung der Brust kann ebenfalls zur Diagnostik verdächtiger Befunde herangezogen werden. Durch Schallwellen, die auf das zu untersuchende Gewebe treffen, wird ein sichtbares Echo besonders von Binde- und Drüsengewebe zurückgeworfen. Tumoren „schlucken" Schallwellen und erscheinen als dunkle Flächen mit mangelnder Abgrenzung von der Umgebung. Insbesondere bei Frauen vor den Wechseljahren hat diese Methode einen zusätzlichen diagnostischen Wert.

#### Kontrastmittel-Magnetresonanztomografie (KM-MRT)

Die Untersuchung hat keine Nebenwirkungen und eignet sich ebenfalls gut für Frauen vor den Wechseljahren. Dieses Verfahren gilt als hochsensitiv bei der Entdeckung kleiner Tumore, Multizentrizität, in der Schwangerschaft und Stillzeit und kann auch bei Prothesenimplantaten angewandt werden.

### Verfahren zur Erkennung von Metastasen:

Metastasen lassen sich mit folgenden Verfahren nachweisen:

- Knochenszintigramm: Metastasen im Skelett,
- Lebersonographie/-szintigramm: Krebsansammlungen in der Leber,
- Röntgenthorax: Auffällige Veränderungen der Lunge.

## 10.4.3 Invasive Verfahren zur Diagnostik

### Biopsie

Zusätzlich zu bildgebenden Untersuchungsverfahren kann eine Gewebeentnahme (Biopsie) als histologische Sicherung, auch präoperativ oder intraoperativ nötig sein. Man unterscheidet die Nadelbiopsie (Feinnadel- oder Stanzbiopsie) und die „offene" operative Biopsie (Exzisionsbiopsie). Als präoperative Methode der Wahl hat sich die sonografisch oder stereotaktisch (unter Röntgenkontrolle) unterstützte Stanzbiopsie durchgesetzt.

Das bei der Biopsie entnommene Gewebe wird vom Pathologen untersucht und beurteilt (s. Grading). Eine intraoperative Schnellschnittuntersuchung ist bei einer brusterhaltenden Operation sinnvoll, damit die Resektionsränder beurteilt werden können.

In Deutschland ist die so genannte Ein-Schritt-Methode üblich, bei der die Patientin vor dem Eingriff ihr Einverständnis zu einer sofortigen Brustoperation (auch Brustamputation und Rekonstruktion) gibt, falls sich der Krebsverdacht unter der Biopsie erhärtet. Im zweischrittigen Verfahren entnimmt man erst die Gewebeprobe und entscheidet nach ausführlicher Diagnose über die weiteren Behandlungsschritte.

# 10.5 Medizinische Behandlung

## 10.5.1 Plastische Operationen an der weiblichen Brust

### Brustvergrößerung (Augmentationsplastik)

Über einen Zugangsweg in der Achselhöhle wird einer Brustprothese in der gewünschten Größe zwischen Brustdrüse und Pektoralismuskulatur implantiert. Die Stillfähigkeit ist dadurch gewöhnlich nicht eingeschränkt.

### Brustverkleinerung (Reduktionsplastik)

Bei der operativen Verkleinerung der Brust wird überschüssiges Brustgewebe entfernt und der Hautmantel entsprechend der neuen Größe gestrafft. Die Brustwarze kann an einem schmalen Gewebestiel belassen werden. Die Stillfähigkeit bleibt hierbei zu 50 % erhalten.

### Brustanpassung

Bei asymmetrischen Brüsten kann entweder die eine Brust verkleinert oder die andere vergrößert werden.

### Bruststraffung (Mastopexie)

Hierbei wird die Brust geliftet, überschüssige Haut entfernt und die Brustwarze nach oben versetzt. Oft wird dieser Eingriff mit einer Augmentations- oder Reduktionsplastik kombiniert.

## 10.5.2 Brustkrebsoperationen

Das brusterhaltende Vorgehen ist bei 2/3 aller Patientinnen möglich (Veronesi 1990). Nach dieser Operation erfolgt immer eine Strahlentherapie.

### Brusterhaltende Operationen

- Partielle Mastektomie
- Tumorektomie (**Abb. 10.4a–b**)
- Quadrantenektomie (**Abb. 10.5a–b**)

Bei diesen Operationstechniken wird das Tumorgebiet anschließend mit Titanclips für die nachfolgende Strahlentherapie markiert.

Nach der Entfernung des Tumors, einschließlich einer tumorfreien Randzone, muss das kosmetische Ergebnis für die Patientin akzeptabel sein. Die Größe des Tumors im Verhältnis zur Brustgröße bestimmt das Ergebnis. Die Radikalität des Eingriffs ist durch die histologischen Eigenschaften des Tumors bedingt.

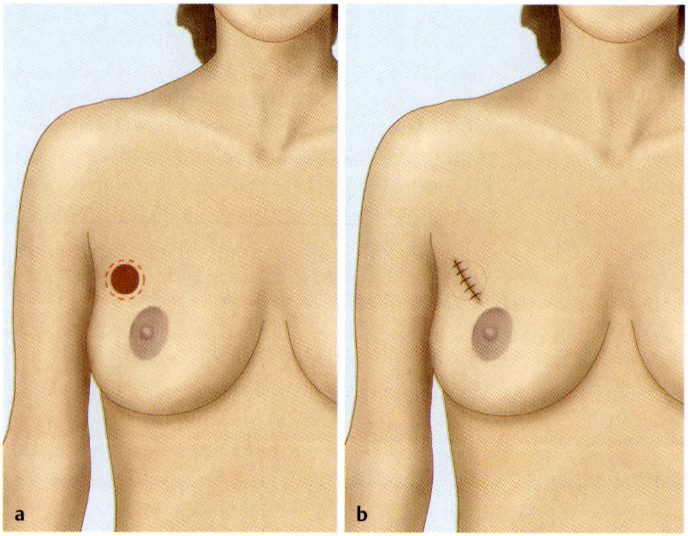


**Abb. 10.4** Tumorektomie
**a** Umschneidungsfigur,
**b** Postoperatives Bild.

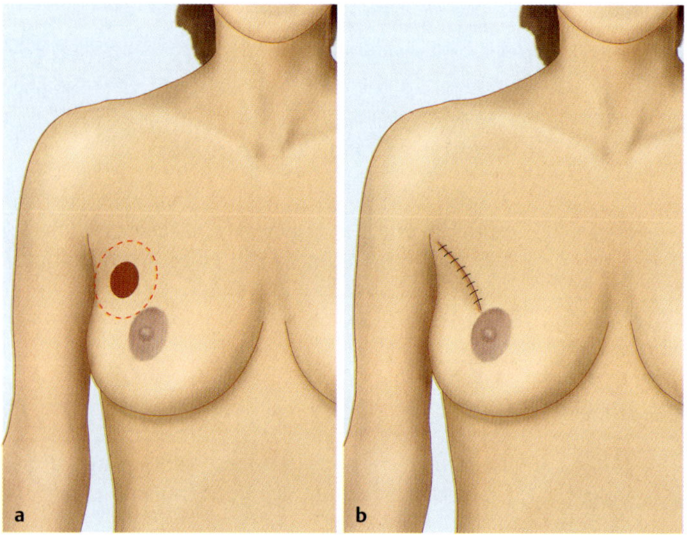


**Abb. 10.5** Quadrantenektomie
**a** Umschneidungsfigur,
**b** Postoperatives Bild.

## Brustentfernende Operationen

- **Subkutane Mastektomie:** Hierbei wird das Drüsengewebe unter der Haut entfernt und Brustwarze, Haut und das darunter liegende Fettgewebe bleiben erhalten.
- **Radikale Mastektomie nach Halsted:** Brustgewebe, Achsellymphknoten und die darunter liegenden Brustmuskeln (Mm. pectoralis major et minor) werden entfernt. Dieser Eingriff ist selten.
- **Modifizierte Mastektomie nach Patey:** Bei dieser weniger radikalen Technik werden das Brustgewebe, ein Teil der Achsellymphknoten und die Pektoralisfaszie entfernt. Die Patientinnen sind mit dem kosmetischen Ergebnis zufriedener als bei der radikalen Mastektomie (**Abb. 10.6**).
- **Einfache Mastektomie:** Es wird nur das Brustgewebe entfernt. Die Achsel-Lymphknoten und die Brustmuskulatur bleiben erhalten.
- **Entfernung der Lymphknoten** (Lymphonodektomie): Nach der eigentlichen Brustoperation wird ein etwa fünf Zentimeter großer Schnitt in die Achselhöhle geführt und Fettgewebe mit den enthaltenen Lymphknoten für eine histologische Untersuchung entnommen. Nach Empfeh-

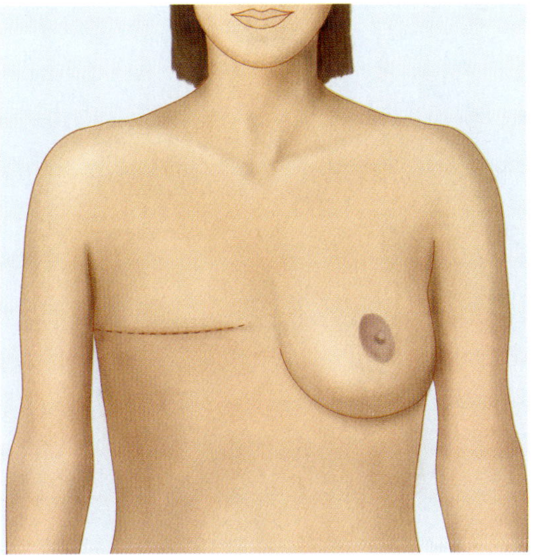

**Abb. 10.6** Modifizierte Mastektomie.

lungen der *Deutschen Krebsgesellschaft* wird geraten, Lymphknoten der ersten und zweiten Ebene (level I und II) zu entfernen. Bei Brustoperationen mit Verdacht auf Krebs wird die Entnahme der Lymphknoten in Etagen *(level)* eingeteilt (**Abb. 10.7**).

## *Postoperative Komplikationen*

- *Sensibilitätsstörungen*: Durch das zu entnehmende Fettgewebe verläuft ein sensibler Hautnerv (N. intercostobrachialis), der die hintere Achselhöhle und den medialen Anteil des Oberarms versorgt. Oft wird dieser beim Eingriff durchschnitten oder irreversibel gedehnt. Die Patientin beschreibt in diesem Bereich Hyperrästhesien, die als stechend und brennend empfunden werden.
- *Scapula alata*: Eine sehr seltene Komplikation ist die Verletzung motorischer Nerven. Bei einer Verletzung des N. thoracicus longus, der den M. serratus anterior versorgt, kann die Patientin den unteren Schulterblattwinkel nicht nach lateral-ventral bewegen und deshalb den Arm nicht über 90° anheben (**Abb. 10.8**).
- *Schwäche oder Lähmung des M. latissimus dorsi*: Sehr selten bei einer Verletzung des N. thoracodorsalis.
- *Sklerodisierte Lymphbahnen* (Geigensaitenphänomen): Durch den verminderten Abtransport von Lymphflüssigkeit bilden sich eiweißreiche Ödeme. Das Eiweiß wird von Fibroblasten zu Fasern umgebaut. Es entstehen unelastische, schmerzhafte Fibrosen. Die Patientinnen klagen etwa ab dem 10. postoperativen Tag einige Wo-

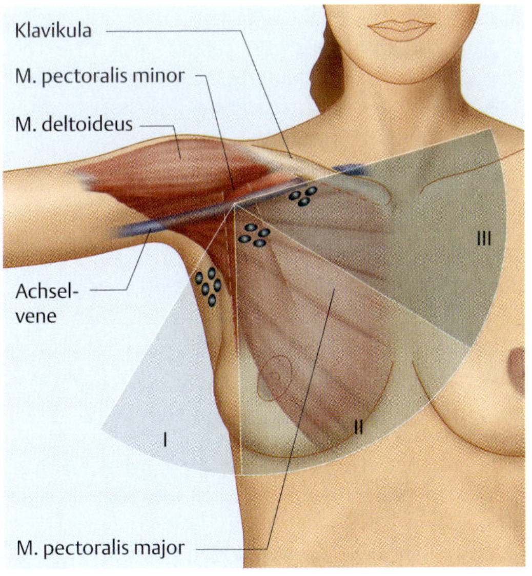


**Abb.10.7** Entfernung der Lymphknoten (Lymphonodektomie). Level I: Lymphknoten im äußeren Anteil der Achselhöhle; Level II: Lymphknoten im inneren Anteil der Achselhöhle unter dem kleinen Brustmuskel; Level III: Lymphknoten unterhalb des Schlüsselbeins.

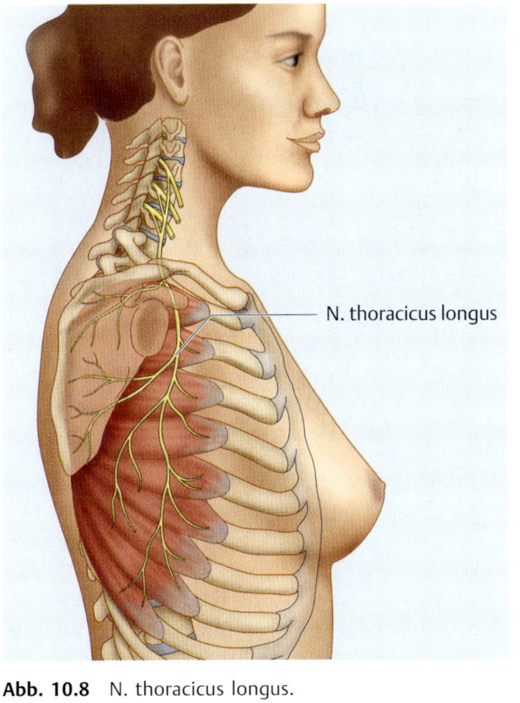


**Abb. 10.8** N. thoracicus longus.

chen lang über starke Spannungsgefühle in der Achsel und im Oberarm. Die Beweglichkeit ist eingeschränkt.

- *Ödem*: Abhängig von der Anzahl der entfernten Lymphknoten ist der Lymphabfluss aus dem Arm eingeschränkt. Bei etwa 20 % der operierten Frauen kommt es in der späten postoperativen Phase im Arm zu einem Stau von Lymphflüssigkeit, der ohne Behandlung „elefantöse" Maße annehmen kann. Über zeitweise leichte Schwellungen der Finger, abhängig von der körperlichen Belastung und Jahreszeit, klagen fast alle Patientinnen. Zur Ödemprophylaxe wird jeder Patientin ein Merkblatt mit einer Auflistung von Verhaltensweisen gegeben, mit denen sie vermehrte Ausschüttung von Lymphflüssigkeit vermeiden können.
- *Hämatom*: Ein großflächiges Hämatom im ganzen Operationsgebiet ist typisch. Es resorbiert sich innerhalb von 2-6 Wochen.
- Serombildung: Bei der Brustoperation werden ein bis zwei Drainagen in den Wundbereich gelegt, eine ringförmige (Redon-Saugdrainage) im Mastektomiegebiet, eine weitere in der Achselhöhle. Bei normaler Sekretabsonderung werden sie nach zwei bis sechs Tagen gezogen.

## 10.5.3 Wiederaufbauoperationen (Brustrekonstruktionen)

### Einbau von körperfremdem Gewebe

Implantat mit und ohne Expander: Es wird ein Implantat zur Volumenauffüllung der Brust unter die Brustmuskulatur eingesetzt. Es ist mit Silikongel, Kochsalzlösung oder Sojaöl gefüllt. Durch vorheriges Einlegen eines Expanders (mit 50-100 ml NaCl alle 14 Tage aufzufüllende Kunststoffhülle) kann das verbliebene Brustgewebe über 2-3 Monate langsam gedehnt werden (**Abb. 10.9**). Danach wird das endgültige Implantat eingesetzt.

### Einbau von körpereigenem Gewebe

Diese Eingriffe sind sehr kompliziert und aufwändig und führen zum Verlust eines körpereigenen Muskels. Die Operationen dauern wesentlich länger und sind belastender als die vorausgegangene Mastektomie (sekundäre Rekonstruktion). Grundsätzlich ist es möglich, die Mastektomie mit einer Wiederaufbauoperation (primäre Rekonstruktion) zu kombinieren. Die Patientinnen benötigen anschließend eine lange Erholungszeit.

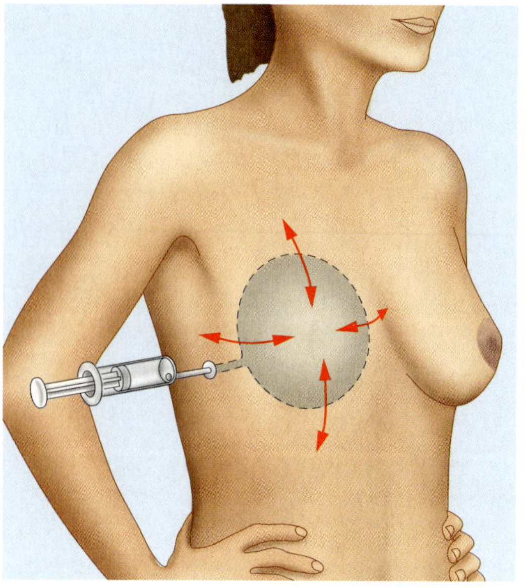

**Abb. 10.9** Hautexpander.

### *Schwenklappenplastik*

Hierbei wird ein Gewebestück, bestehend aus Haut-, Fett-, Nerven- und Muskelgewebe, teilweise vom Rücken oder Bauch abgelöst und unter der Haut in das Zielgebiet geführt (untertunnelt). Die Blutversorgung des Lappens bleibt durch das übrig gebliebene Gewebe bestehen (gestielter Lappen). Dadurch ist die Gefahr einer Nekrose geringer. Die rekonstruierte Brust ist und bleibt gefühllos und die durchtrennte Muskulatur büßt ihre vorherige Funktion ein.

#### *Tram-flap (transverse rectus abdominis myocutaneus flap)*

Der ganze oder ein großer Teil des gleichseitigen oder sogar beidseitigen M. rectus abdominis wird gestielt herauspräpariert. Verbunden mit einem entsprechend großen Gewebestück aus dem Unterbauch wird dieser Lappen bis zur eröffneten Mastektomienarbe unter der Haut hochgezogen. Anschließend kann die Brust mit dem leicht geschwenkten Gewebe neu geformt werden. Der Lappen ist sowohl im Haut- als auch im Muskelbereich denerviert.

Zusätzlich wird die Bauchhaut gestrafft und der Nabel neu platziert. An der nicht betroffenen Brust wird bei Bedarf eine Reduktionsplastik durchgeführt.

Wegen der fehlenden Bauchmuskulatur neigen die Patientinnen zur Hernienbildung. Bei Patientinnen mit einer schwachen Bauchmuskulatur wird präventiv ein „Netz“ eingelegt, um die Stabilität der Bauchwand zu verbessern. Die Drainagen im Bauchbereich liegen ca. 6-8 Tage. Diese Technik eignet sich zur Rekonstruktion einer volleren Brust, wenn die Patientin über genügend Bauchgewebe verfügt. Präoperativ empfiehlt sich bei schwacher Bauchmuskulatur ein funktionelles Bauchmuskeltraining.

***M.-latissismus-dorsi-Plastik (LAT-Flap)***

Hierbei wird ein großer Teil des M. latissimus dorsi mit einem darüber liegenden Stück Haut- und Fettgewebe vom M. serratus anterior abgelöst und unter der Achsel subkutan zur eröffneten Mastektomienarbe geschwenkt. Danach wird die „neue“ Brust geformt. Bei ungenügendem Volumen kann zusätzlich ein Implantat unter dem M. pectoralis major implantiert und mit dem Muskelgewebe des M. latissimus dorsi bedeckt werden. Diese Methode hinterlässt zusätzlich eine ca. 15 cm lange Narbe am Rücken.

#### *„Freie“ Techniken*

Durch den raschen Fortschritt in der Mikrochirurgie ist es möglich, ein Gewebestück ohne blutversorgende Verbindung zu verpflanzen, z. B. einen Gluteallappen.

#### *Rekonstruktion der Mamille und der Areola*

**Mamille:** Rekonstruktion mit Gewebe der halbierten kontralateralen Mamille oder ein Teil der Labia minora

**Areola:** Rekonstruktion durch Tätowierung oder Vollhauttransplantation aus der Oberschenkelinnenseite

## 10.5.4 Postoperative Therapie

### Strahlenbehandlung (Radiotherapie)

Die postoperative Bestrahlung wird bei einer gleichzeitigen Hormontherapie innerhalb von 4-8 Wochen postoperativ begonnen.

Eine parallele Applikation von Strahlen- und Chemotherapie verringert die Strahlentoleranz der Haut und des Bindegewebes. Strahlenfibrosen und Armödeme treten dann gehäuft auf.

Das Bestrahlungsfeld wird über eine Computertomografie äußerlich durch Markerstifte oder Tätowierung festgelegt.

Der Terminplan für die Strahlentherapie legt über 5-6 Wochen eine Bestrahlung pro Tag (Dauer ca. 2 Minuten) mit einer bestimmten Strahlendosis fest. Die Nebenwirkungen der Behandlung zeigen sich erst nach einiger Zeit. Die Haut der Patientin reagiert wie bei einem Sonnenbrand; sie rötet sich, ist berührungsempfindlich und überwärmt.

Eine mögliche Pigmentveränderung verschwindet nach etwa drei Monaten. Im Extremfall kann es zu einer Strahlenfibrose kommen, bei der sich das Bindegewebe nicht schmerzhaft verhärtet. Zur schonenden Hautpflege wird empfohlen, während der Bestrahlung Wasser und Seife zu meiden. Stattdessen sollte die betroffene Haut lediglich mit einem Puder oder einem allergenfreien Öl gepflegt werden.

Ist die Lunge durch die Therapie in Mitleidenschaft gezogen, kann sich ein vorübergehender „Strahlenhusten“ entwickeln.

Oft fühlen sich die Patientinnen während der anstrengenden Strahlenbehandlung niedergeschlagen, müde und appetitlos.

### Chemotherapie

Im Gegensatz zu den örtlich begrenzten operativen und radiologischen Maßnahmen versucht die adjuvante medikamentöse Therapie (Chemotherapie und/oder Hormontherapie), die zum Zeitpunkt der Primärbehandlung noch nicht nachweisbaren okkulten Streuherde bzw. Mikrometastasen zu erreichen. Die Wirkung der Chemotherapie zeigt sich bei prämenopausalen Frauen am deutlichsten. Bei postmenopausalen Frauen ist diese Therapie umstritten.

Diese Zytostatika wirken auf alle Zellen, sodass beispielsweise alle Haare ausfallen können (Alopezie). In der Regel beginnt bereits vor Ende der Behandlung wieder ein leichter Flaum zu wachsen. Gelegentlich hat das neu gewachsene Haar eine andere Farbe oder Struktur als zuvor und wird z. B. lockig.

Eine Chemotherapie erfolgt in der Regel in 4–6 Zyklen von 21 Tagen. Zwischen den einzelnen Zyklen liegt eine Pause von einer bis drei Wochen. Die Patientinnen erhalten die Präparate ambulant oder stationär über einen Zeitraum von zwölf Wochen bis zu einem Jahr alle drei Wochen über einige Stunden als Infusionen oder Tabletten.

Mögliche Nebenwirkungen können Haarausfall, Kopfschmerzen, Übelkeit und Erbrechen, Appetitlosigkeit, Durchfall, gestörte Geruchswahrnehmung, Bindehautentzündung, Mundtrockenheit und Schlafstörungen sein. Der „Chemo-Brain" ist eine Mischung aus Merkfähigkeits- und Konzentrationsstörungen, leichter Ablenkbarkeit und Wortfindungsstörungen, der am 2. Tag nach einer Chemotherapie auftritt und sich nach drei Tagen bessert.

Während der Chemotherapie soll sich die Patientin vor Infektionen schützen.

Bei sehr schlechter Prognose werden Zytostatika in drei- bis fünffacher Menge verabreicht. Wenn die ausreichende Produktion von Stammzellen nicht sichergestellt ist, kann diese Therapie lebensgefährlich sein. Deshalb werden den Patientinnen durch eine Knochenmarktransplantation Stammzellen entnommen, die nach Abschluss der Medikamentengabe reimplantiert werden. Alternativ werden wachstumsfördernde Mittel (G-CSF) für die Stammzellen verabreicht Die vermehrten Stammzellen werden aus dem Blut herausgefiltert und nach der Chemotherapie wieder zugeführt.

### Hormontherapie

Bei positivem Rezeptorstatus beruht die Hormonbehandlung auf einer Beeinflussung des Hormonhaushaltes durch operative (Ovariektomie) oder medikamentöse Ausschaltung (GnRH-Analoga) hormonproduzierender Organe oder durch medikamentöse Beeinflussung des Östrogenspiegels (Aromatasehemmer). Eine weitere Möglichkeit besteht in der Blockade des Östrogen- oder Progesteronrezeptors (Antiöstrogene, Gestagene). Vor Eintritt der Wechseljahre soll vor allem die Funktion der Eierstöcke ausgeschaltet werden. Nach den Wechseljahren erfolgt die Gabe von Antiöstrogenen. Das bekannteste Anti-Östrogen ist Tamoxifen, das als Nebenwirkung klimakterische Beschwerden wie Hitzewallungen, Nachtschweiß und Depressionen auslösen und die Entstehung von Gebärmutterkrebs fördern kann.

## 10.6 Physiotherapie bei Frauen mit Brustkrebs

### 10.6.1 Physiotherapeutische Untersuchung

Im Verlauf der Primärtherapie können verschiedene Komplikationen schon ab der frühen postoperativen Phase auftreten. Die Physiotherapie spielt eine wichtige Rolle bei der Erkennung, Verhütung und/oder Behandlung folgender Probleme:

- *Eingeschränkte Funktion* und Beweglichkeit der Schulter und der HWS/BWS durch Lymphonodektomie, Operationsnarben, Hämatom im Operationsgebiet, sklerodisierte Lymphbahnen (Strangbildung), Fibrosen, verzögerte Wundheilung und/oder Wundinfektion in der frühen postoperativen Phase,
- *Ergussbildung* nach Ziehen der Drainagen im oberen Brustkorbbereich und in der Axilla,
- *Lymphödem* des Arms,
- *Neurologische Probleme* wie Sensibilitätsstörungen an der medialen Seite des Oberarms, einschießende Nervenschmerzen im Arm, Bewegungseinschränkungen durch Nervenverletzungen (N. thoracius longus, N. thoracodorsalis),
- *„Tennisballsyndrom"* (Verklebungen in der Achselhöhle),
- *Psychische Folgen* durch die Krebsdiagnose und die Brustoperation,
- *Weitere Einschränkungen* durch die Radiotherapie, Hormontherapie, Chemotherapie,
- *Angst* vor/bei lokalen Rezidiven und/oder Metastasierung.

### Anamnese

- *Persönliche Anamnese*: Name, Geburtsdatum, ausgeübter Beruf (siehe besondere Belastung, z. B. Computerarbeitsplatz), Sport, Allergien, Größe/Gewicht, Aufnahmetag, Einweisungsdiagnose, aktuelle Diagnose, OP-Tag, Zeitpunkt und Art der verordneten Physiotherapie. Relevante Begleiterkrankungen wie vorangegangene Operationen (weitere Krebsoperationen), Thromboseneigung, Atemwegserkrankungen,
- *Informationen zur momentanen Erkrankung* wie ärztliche Untersuchungsergebnisse (pathologischer Befund, Knochenszintigramm, etc.), Operationsbericht (Operationstechnik, Komplikationen), operationsbedingte Einschränkungen (Drainageentfernung).

### Subjektive Beschwerden der Patientin

***Psychische Situation; Mattigkeit (Fatigue)***

Schätzungen zufolge leiden etwa 70-80% aller Krebspatienten zumindest zeitweise unter einer besonders quälenden und anhaltenden Form der Mattigkeit, der Fatigue. Sie wird empfunden als eine völlige körperliche und geistig-seelische Erschöpfung und ist eine der häufigsten Begleiterscheinungen der Krebserkrankungen. Fatigue ist häufig verbunden mit Angstgefühlen, Depression, Schlafstörungen, Schmerzen und Atemnot. Patientinnen, die mit einer Kombinationstherapie (Radiatio, Hormon- und Chemotherapie) behandelt werden, haben das höchste Risiko an Fatigue zu erkranken, Frauen mit einer Strahlentherapie das niedrigste Risiko (Woo et al. 1998). In den ersten zwei Tagen nach einem Chemotherapiezyklus erreicht die Fatigue den höchsten Stand (de Jong et al. 2002). Häufig wird sie durch Anämie, Fieber, Infektionen und ein fortschreitendes Tumorwachstum ausgelöst. Mangelernährung, Gewichtsverlust und Muskelatrophie fördern die Krankheitssymptome. Nach einem biopsychologischen Modell (Piper-Fatigue- Scale, Piper 1990, Piper et al. 1998) sind biochemische, pharmakologische, physiologische und psychologische Faktoren genannt, die eine Fatigue auslösen oder beeinflussen können:

- Ansammlung schädlicher Stoffwechselprodukte
- Änderungen im Energiestoffwechsel
- Persönliche Schlaf- und Ruhegewohnheiten
- Schlaf-Wach-Rhythmus
- Die Grunderkrankung
- Die zur Anwendung kommenden Behandlungsschemata
- Muster und Auftreten von Symptomen
- Individuelle Stress- und Krankheitsbewältigungsmuster des Betroffenen
- Seine Sauerstoffversorgung
- Mögliche Änderungen der neuronalen Übertragung
- Seine Umgebung und Umwelt
- Besondere prägende Ereignisse im bisherigen oder derzeitigen Leben
- Weitere individuelle Faktoren

#### *Körperliche Beschwerden*

- *Schmerzen* (wann, bei welchen Bewegungen, beim Atmen, ausstrahlend, Schmerzqualität? (VAS);
- *Sensibilitätsstörungen* (z. B. durch Verletzung des N. intercostobrachialis);
- *Bewegungseinschränkungen* (wo bzw. in welchen Ausgangsstellungen?, bei welchen Aktivitäten?);
- *Ödembildung* (zeitliche und örtliche Eingrenzung, belastungsabhängig?).
- *Hilfsmittelversorgung*: Prothesen, Gehhilfen, Perücke, Korsett, Atemhilfen, Lagerungsmaterial (z. B. Keilkissen, Knierolle).

### Visuelle Beurteilung

- *Statik*: Lage im Bett; Haltungsstatus im Stand,
- *Bewegungsübergänge* (von der Rückenlage in den Stand),
- *Gangablauf*;
- *Bewegungsverhalten* bei Alltagsbelastungen,
- *Haut*: Aussehen der Narbe mit Narbenverlauf, Beurteilung des Wundheilungsprozesses, Einziehungen, Keloidbildung; Hämatombildung; Rötungen (z. B. bei Bestrahlung, Störungen der Wundheilung), lokale Schwellungen (Narbenbereich), generalisierte Schwellungen (Armödem im Seitenvergleich),
- *Muskelrelief*: abgeschwächte Kontur, durch postoperative Ruhigstellung Ödembildung, verstärkte Kontur durch einseitige Belastung oder Schonhaltung,
- *Atmung*: Atemrichtung, Atembewegung, Atemrhythmus.

### Taktile Beurteilung

- *Haut und Unterhaut*: Temperatur, Verschieblichkeit der Narbe, Spannungszustand (Turgor),
- *Muskeln und Sehnen*: Tonusveränderungen, Druckschmerz.

### Messen/Schätzen

- *Umfangmaße des Armes* im Seitenvergleich (10-cm-Schritte, distal beginnend),
- *Messen der Beweglichkeit des Schultergelenks und Schultergürtels* im Seitenvergleich in der frühen postoperativen Phase durch Schätzziele mit kurzem Hebel (Finger-Nase-Versuch, Haare kämmen), später mittels Neutral-Null-Methode,
- *Prüfen der Muskelkraft* (MFP).

## 10.6.2 Physiotherapie nach Brustkrebsoperationen

Jede Patientin steht nach einem derartigen Eingriff unter starker psychischer Spannung, besonders wenn Probeentnahme und Mastektomie in einer Operation vorgenommen wurden.

Die Patientinnen sind neben der akuten Traumatisierung durch die Krebsdiagnose und der jahrelangen Angst vor Rezidiven und Metastasen vor allem durch das veränderten Körperbild belastet. Angst, Depressionen, Suizidgedanken und Erschöpfung (Fatigue) sind häufige Folgen.

Innerhalb eines interdisziplinären Teams sollte die Physiotherapie neben der Beachtung allgemeiner Prophylaxen insbesondere die Funktion und Beweglichkeit des Armes erhalten oder wiederherstellen, Schonhaltungen vermeiden und ein Lymphödem verhüten helfen.

In der *palliativen Phase* findet eine symptomorientierte Behandlung statt, die sich stark nach den Wünschen der Patientin richten sollte.

Nach E. Kübler-Ross verläuft die Krankheitsbewältigung in typischen Phasen, die unterschiedlich lang dauern und auch parallel auftreten können. Da diese Phasen sinnvolle Mechanismen zur Bewältigung extrem schwieriger Situationen darstellen, sollte die Patientin in ihrem Verlauf unterstützt werden.

Phasen der Krankheitsbewältigung nach Kübler-Ross:

- Nicht-wahrhaben-wollen und Isolierung
- Zorn
- Verhandeln
- Depression
- Zustimmung
- Hoffnung

Die ersten postoperativen Tage sind geprägt vom Warten auf das Ergebnis der endgültigen histologischen Untersuchung, der Erleichterung über den vollzogenen ersten Behandlungsschritt und dem Wissen über die Krebsdiagnose. In dieser Phase wird von den Physiotherapeuten ein besonders einfühlsames, adäquates Verhalten erwartet.

Die Bewegungseinschränkung ist in der Akutphase eine Folge der Operationsnarben. Bis zur Entlassung nach fünf bis zehn Tagen sollen die Patientinnen in der Lage sein, ihren Arm über 90° anzuheben, um beispielsweise ohne Probleme die Bestrahlungshaltung einnehmen zu können.

Nach dem Krankenhausaufenthalt steht den Patientinnen eine Anschlussheilbehandlung (AHB) in einer speziellen Rehaklinik zu.

Regelmäßiges moderates Ausdauertraining (z. B. Walking, Radfahren) verringert Fatigue, verbessert die Beweglichkeit und verhilft zu einem positiven Lebensgefühl (Mock et al. 1997, Mock et al. 2001). Weitere Symptome wie Schlafstörungen und depressive Stimmungslagen sind medikamentös und/oder psychotherapeutisch behandelbar.

Heute weiß man, dass Frauen mit Brustkrebs enorm von gezielter körperlicher Aktivität profitieren können. Die sofortige schonende, an der Schmerzgrenze orientierte postoperative Behandlung und die dosierte Fortsetzung während der Strahlen- und/oder Chemotherapie erhöhen die Beweglichkeit, stärken das Immunsystem und dämpfen die Nebenwirkungen der medizinischen Therapie.

Die regelmäßige Teilnahme an einer Sportgruppe für Krebspatientinnen in der Nachsorge hilft, die Körperwahrnehmung zu verbessern, die allgemeine Kondition zu stärken, Bewegungseinschränkungen aufzuheben und die Entspannungsfähigkeit zu fördern. Die Ödemprophylaxe bzw. -therapie ist ein wesentlicher Bestandteil der Übungsstunde.

Jede Frau kann nach einer Krebsoperation einen Schwerbehindertenausweis beantragen.

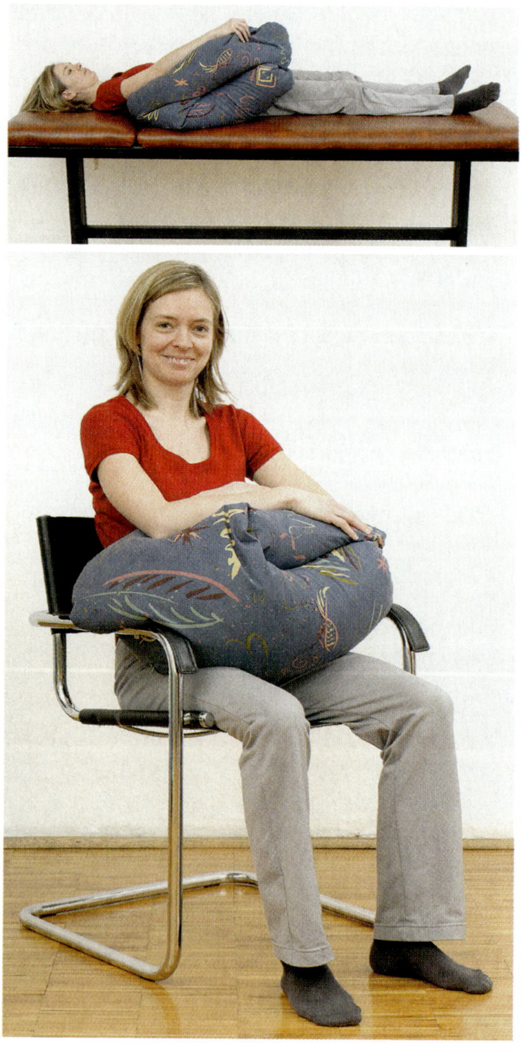

**Abb. 10.10** Hochlagerung zur Ödemprophylaxe

## Ziele und Maßnahmen

### *Pneumonieprophylaxe*

Belüften aller Lungenabschnitte, Atemvertiefung, Dehnen der operierten Körperhälfte.

### *Thromboseprophylaxe*

Schnelles, kräftiges Bewegen der kleinen und mittleren Gelenke in Rückenlage, Hochlagern, Aufstehen in den Sitz und Stand, Abrollphase im Sitzen, Stehen und Gehen verdeutlichen.

### *Ödemprophylaxe/Fördern des Lymphabflusses*

Hochlagern auf Keil- oder Krümelkissen, aktive langsame Pumpübungen, manuelle Lymphdrainage, Verhaltenstraining. Entstauendes Lagern (Hochlagern des Armes, wobei die Fingerspitzen höher als der Ellenbogen und der Ellenbogen höher als die Schulter gelagert sind z. B. auf einem Keil oder Stillkissen) (**Abb. 10.10**, **Abb. 10.11a–b**).

**Entstauende Bewegungsübung**

Das Ziel der Übung ist die Lymphödemprophylaxe und Therapie. Sie sollte zweimal täglich mit zehn Wiederholungen durchgeführt werden. Die folgenden Übungsanweisungen beziehen sich auf die Rückenlage. Im Sitz und Stand wird die Patientin weiter gefordert.

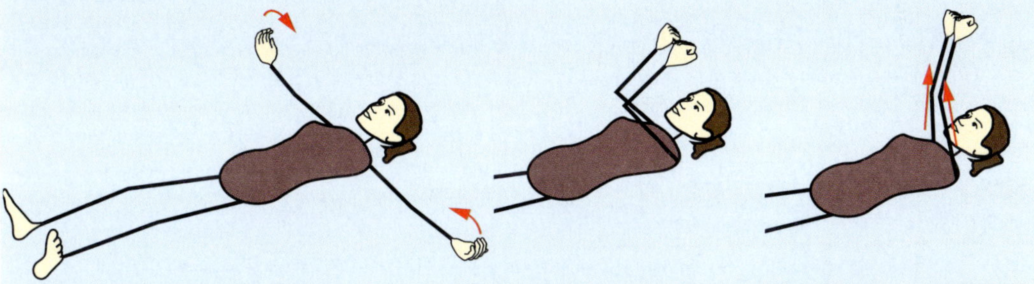

**1** Die Patientin faustet erst langsam ihre Hände und beugt dann die Ellenbogen.

**2** Die Ellenbogen werden in der Körpermitte zusammengeführt.

**3** Die Ellenbogen werden in Richtung Decke gestreckt und diese Spannung über zehn Sekunden gehalten.

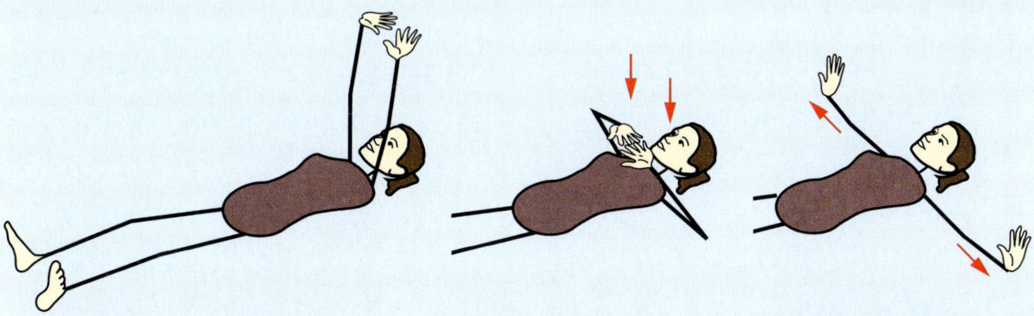

**1** Auf dem Rückweg entrollt die Patientin erst ihre Finger, dann streckt sie die Handgelenke. (Die Hände und Arme könnten eine Schale über dem Kopf tragen.)

**2** Die Patientin dreht ihre Fingerspitzen nach innen, beugt ihre Ellenbogen und führt ihre Handrücken nach unten zur Brust.

**3** Wenn die Oberarme die Unterlage seitlich berührt haben, werden die Ellenbogen gestreckt. Diese Dehnung wird einen kurzen Moment gehalten, bis die Entspannung folgt.

**Abb. 10.11** Ödemprävention nach Brustoperationen mit Entfernung von Lymphknoten. **a** Hinweg. **b** Rückweg.

### Atemtherapie

Tiefes Atmen regt den venös-lymphatischen Rückstrom an.

### Ödemtherapie

Dazu gehören abschwellende Umschläge, wie z. B. Quarkwickel, Kohlblattwickel; aktive langsame Pumpübungen, manuelle Lymphdrainage, Kompression durch Armstrumpf und/oder Bandage. Das sekundäre Armlymphödem betrifft etwa 14–63 % der brustoperierten Frauen (Kissin et al. 1986, Nikkanen et al. 1978, Zeissler et al. 1972). Es tritt besonders häufig bei Patientinnen mit brusterhaltender Operation und einer begleitenden Chemotherapie (Engel et al. 1987) und bei Patientinnen mit einer modifizierten radikalen Mastektomie (Rodier et al.1987) auf. Der Beginn der Physiotherapie hat keinen Einfluss auf den Lymphabfluss (Rodier et al.1987). Aufklären über mögliche Risiken, Möglichkeiten der Vermeidung, Früherkennung und Behandlung des Lymphödems sind Aufgabe der Physiotherapie. Risiken eines Lymphödems sind in **Tabelle 10.1** zusammengefasst.

**Tabelle 10.1** Risikofaktoren für ein Lymphödem

| ***Risikofaktoren*** | ***Gesteigertes Risiko*** |
|---|---|
| Lymphknotenentfernung | Viele Lymphknoten und hohes Level |
| Positive Lymphknoten | Große Anzahl |
| Wundinfektion, verstärkte Serombildung (>100 ml/24 Stunden) | In der frühen postoperativen Phase |
| Postoperative Schulterbewegungen | Starke Bewegungen, die einen Zug auf die Narbe ausüben und die Regeneration der Lymphbahnen behindern |
| Wunddrainage | Langes postoperatives Liegen der Drainage |
| Radiotherapie | In der Axilla und/oder der Brust |
| Überforderung des Lymphsystems | Aktivitäten, die das Lymphsystem überfordern |

### Mobilisieren der Schulter- und Schultergürtelgelenke

Der günstigste Zeitpunkt für den Beginn der postoperativen Physiotherapie wird in Kliniken wegen einer erhöhten Serom- und Lymphausschüttung immer wieder diskutiert. Mehrere Studien stellten eine erhöhte Seromausschüttung nach sehr früher physiotherapeutische Mobilisierung des betroffenen Armes (ab dem 1. postoperativen Tag) fest (Schultz et al.1997, Lotze et al. 1981, Dawson et al. 1989). Der verzögerte Beginn der Schultermobilisierung (ab dem 7.postoperativen Tag) hat nach einer Studie von Schultz et al. 1997 keinen Einfluss auf das spätere Bewegungsausmaß. Den zitierten Studien lässt sich leider nicht entnehmen, wie die Mobilisierung durchgeführt wurde, z. B. ob die Mobilisierung endgradig oder im Bereich bis 90 Grad Abduktion erfolgte.

*Insgesamt beschleunigt aktive Physiotherapie die Wiederherstellung der vollen Schulter-Armbeweglichkeit eher als das ausschließliche Verteilen eines Übungszettels postoperativ (Box et al 2002). Eine schonende Mobilisierung während des Klinikaufenthaltes und in der Rehabilitationsphase hilft, physische und psychische Anspannung abzubauen und unnötige Schonhaltungen zu vermeiden (**Abb. 10.12**).*

### Versorgen mit einer Brustprothese

Viele Patientinnen haben den Wunsch, die fehlende Brust durch eine Prothese zu ersetzen. Als erste Möglichkeit bietet sich eine leichte Watteprothese an, die im BH in einer speziellen Tasche getragen wird. Nach Abheilen der Narbe kann eine Silikonprothese eingelegt werden, die dem Gewicht und der Beweglichkeit des Brustgewebes ähnlich ist und der verbliebenen Brust angepasst wird. Im Hinblick auf die Ödemprophylaxe muss der BH ausreichend breite Träger haben und darf besonders in der Achsel nicht einengen. Der Orthopädiefachhandel bietet inzwischen eine große Auswahl an modischer Wäsche und Badebekleidung. Neu auf dem Markt sind hautfreundliche Klebeprothesen, die auch ohne BH direkt auf der Haut getragen werden können. Beraterinnen für diese Hilfsmittel kommen meist schon in die Klinik. Bis zu einer bestimmten Höhe werden die Kosten dafür von den gesetzlichen Krankenkassen übernommen (**Abb. 10.13**).

**Kleines Übungsprogramm nach Brustoperationen**

Das Ziel der Übungen ist die Mobilisierung des Schultergürtels. In den ersten vier Wochen sollte täglich einige Minuten nur bis an die Schmerzgrenze geübt werden. Die Patientin kann danach, bis zum Erreichen der normalen Beweglichkeit, intensiver trainieren. Zur Kontrolle der aufrechten Körperhaltung kann das Üben vor einem Spiegel hilfreich sein. Nach jeder Übung sollte sich die Patientin bewusst entspannen.

Ausgangsstellung: Stehen oder sitzen (3 mal wiederholen)

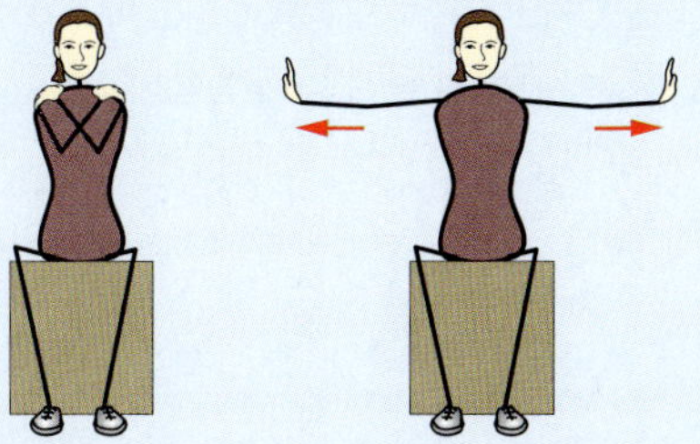

**1** Schulterwaschen:
Die Patientin wäscht mit der rechten Hand die linke Schulter und umgekehrt. Danach schiebt sie beide Arme weit zur Seite hinaus.

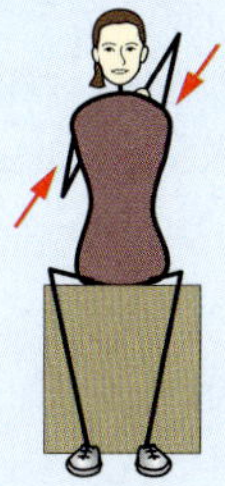

**2** Rückenwaschen
Die Patientin greift mit der rechten Hand von oben auf den Rücken und versucht mit der linken Hand die andere Hand zu erreichen (und umgekehrt).

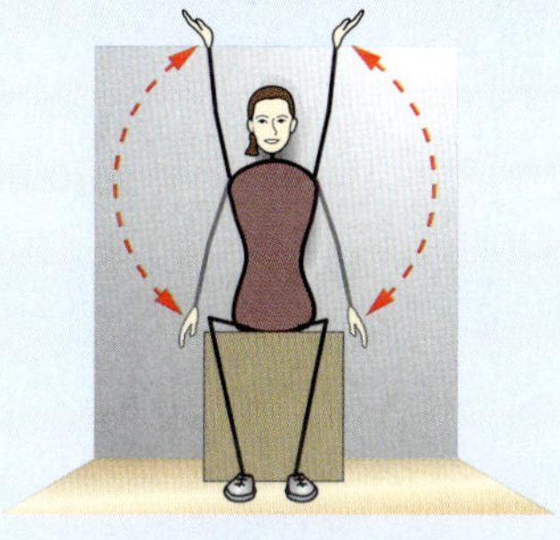

**3** „Hampelmann" (mit Wandkontakt)
Die Patientin hebt beide gestreckten Arme seitwärts bis über den Kopf an und führt sie wieder zurück.
Auf dem Hinweg zeigen die Handinnenflächen nach oben, auf dem Rückweg nach unten!

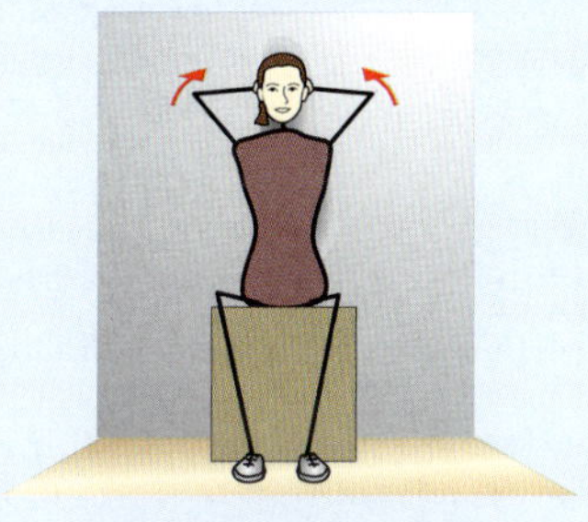

**4** Ellenbogen zurückführen (möglichst mit Wandkontakt)
Die Patientin legt beide Handflächen an den Hinterkopf; danach werden die Ellenbogen langsam nach hinten geführt.

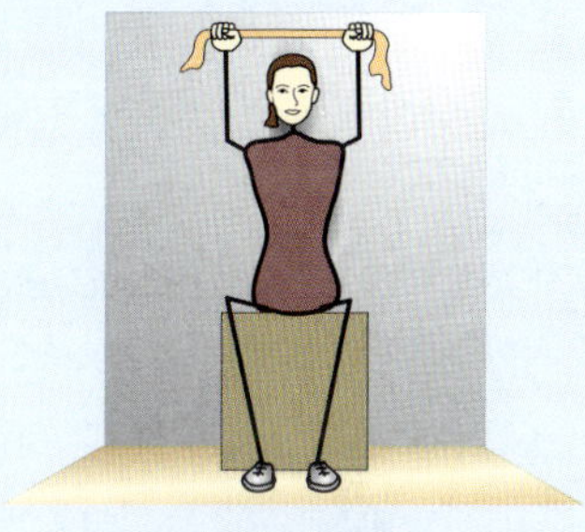

**5** Handtuchübung (möglichst mit Wandkontakt)
Die Patientin führt ein gespanntes Tuch (oder einen Stab) mit gestreckten Armen über den Kopf.

Dehnlagerungen in Rückenlage (Übung 7 und 8)

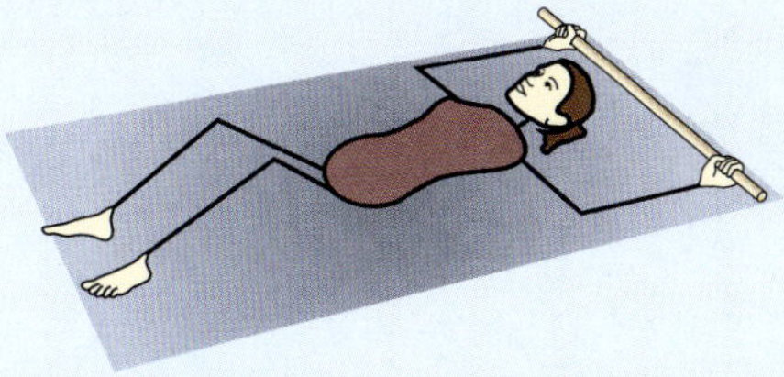

**7** Die Patientin legt einen Stab (oder Tuch) mit gebeugten Armen auf den Boden.

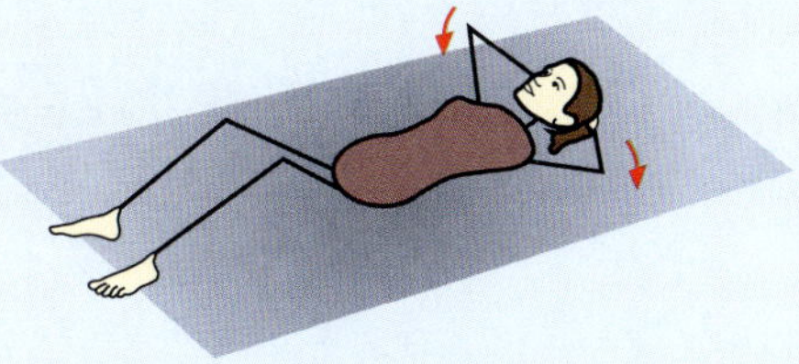

**8** Die Patientin lässt ihre Ellenbogen auf die Unterlage sinken.

**Abb. 10.12** Kleines Übungsprogramm nach Brustoperationen.

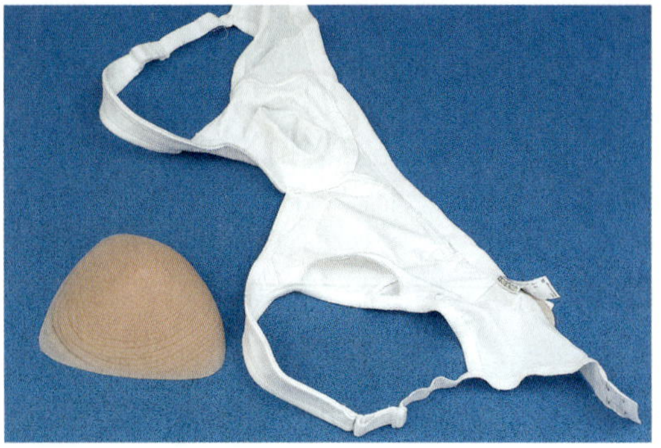

**Abb. 10.13** Brustprothese (von Anita).

### Gebrauchsfähigkeit des Arms erhalten/wieder herstellen

Assistives/aktives Bewegen, mit kurzem Hebel beginnen, Dehnlagerungen (nach der Proliferationsphase), Kontrakturbehandlung (**Abb. 10.14**).

### Fehl- und Schonhaltungen vermeiden

Üben mit Spiegelkontrolle, bilaterales Üben, Körperwahrnehmung schulen, Haltung korrigieren (s. **Abb. 10.12**).

### Elastizität und Verschieblichkeit der Narben fördern

Dehnlagerungen; Bindegewebsmassage an der Narbe nur, wenn keine begleitende Strahlenbehandlung erfolgt; Akupunktmassage nach Penzel (APM), Hautpflege (**Abb. 10.17**).

### Schmerzen lindern

Lagern, kühlende Umschläge (z. B. mit Quark), Elektrotherapie (TENS) bei Hyperästhesien, detonisierende Streichungen.

### Insuffiziente Muskelgruppen kräftigen

Funktionelles Aufbautraining, bei dem leichte Übungsgeräte eingesetzt werden (**Abb. 10.15**, **Abb. 10.16**). Kurze Übungsserien mit langen Pausen.

### Entspannungs- und Wahrnehmungsfähigkeit schulen

Körperwahrnehmungstherapien (z. B. Schaarschuch-Haase, Eutonie, Feldenkrais, Konzentrative Bewegungstherapie, progressive Relaxation nach Jacobson), Fantasiereise (z. B. auf eine Insel), Visualisierungshilfen nach dem Simonton-Programm. Die Visualisierungshilfen nach Simonton (Simonton et al. 2000) zielen darauf ab, durch eine positive Einstellung und eine bewusste Lenkung der Selbstheilungsmechanismen körperliche Prozesse bzw. therapeutische Effekte zu unterstützen. Die Patientinnen stellen sich während der Chemotherapie z. B. vor, wie die Medikamente die „hässlichen Metastasen kaputt machen“. Während der Strahlentherapie ist die Vorstellung günstig, „die Strahlen fließen wie Honig an mir ab.“

### Begleiten und Beraten

Kontaktadressen vermitteln, z. B. Selbsthilfegruppen.

### Behandlung im Wasser

Bei einer indifferenten (30-31 °C) Wassertemperatur können Frauen nach Brustoperationen einzeln oder in der Gruppe behandelt werden. Der hydrostatische Druck, die positive psychovegetative Wirkung des Wassers und der Auftrieb erweitern die Therapiemöglichkeiten. Durch den Einsatz von Auftriebskörpern und Wassersportgeräten gelingen spielerisch Fortschritte.

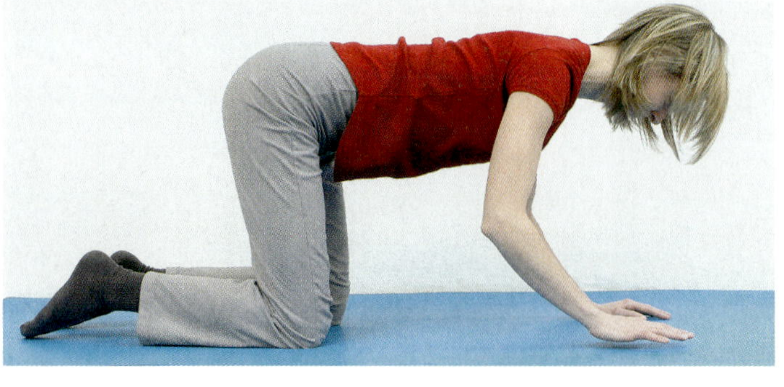

**Abb. 10.14** Mobilisierung des Schultergürtels vom proximalen Hebel im Vierfüßlerstand.

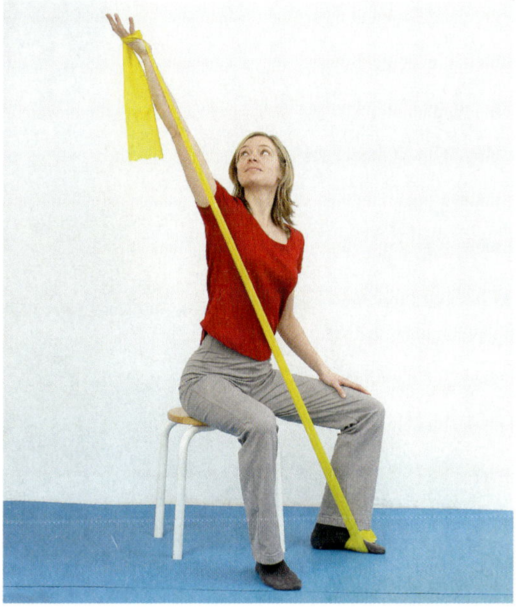

**Abb. 10.15** Der leichte Widerstand des gelben Therabandes kräftigt insuffiziente Muskulatur, verbessert eingeschränkte Beweglichkeit und verhilft zur aufrechten Körperhaltung.

## *Behandlung in der Gruppe*

Sie bietet den Teilnehmern zusätzlich zur Einzelbehandlung in Form von Gruppengesprächen und Partnerarbeit Möglichkeiten des Austauschs untereinander.

## *Unterstützende Maßnahmen*

Die Patientin wird darüber informiert, was sie nach Brustkrebstherapie (Operationen, Bestrahlung mit und ohne Armlymphödem) beachten soll. Die folgende Checkliste fasst die Empfehlungen und Hinweise zusammen.

Weitere Maßnahmen dienen dem Fördern der Selbstheilungskräfte, die den Körper stärken. Dazu gehören:

- Unterstützen der Körperabwehr und Stimulation der Immunabwehr,
- Befreien des Körpers von toxischen Substanzen,
- Direkten Angriff auf den Tumor,
- Linderung von Schmerzen und emotionalem Stress.

Hilfreich sind folgende Einstellungen und Verhaltensweisen:

- Wissen über die Erkrankung und Genesungsmöglichkeiten,

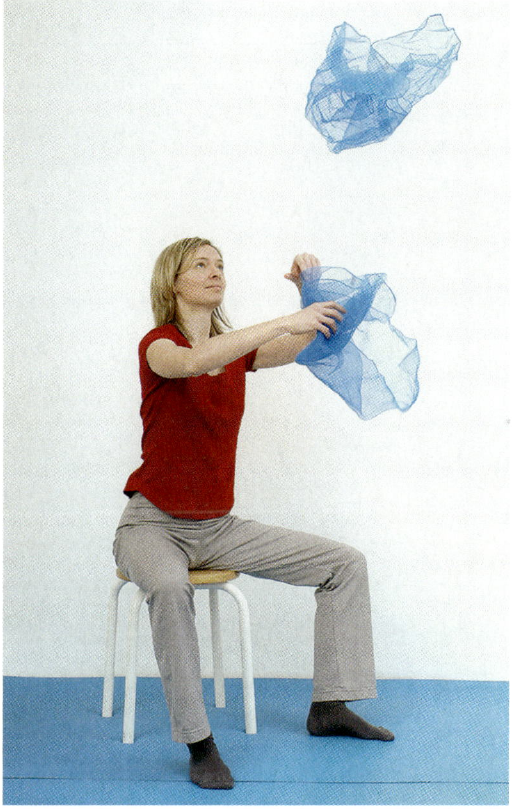

**Abb. 10.16** Die Patientin mobilisiert sich spielerisch.

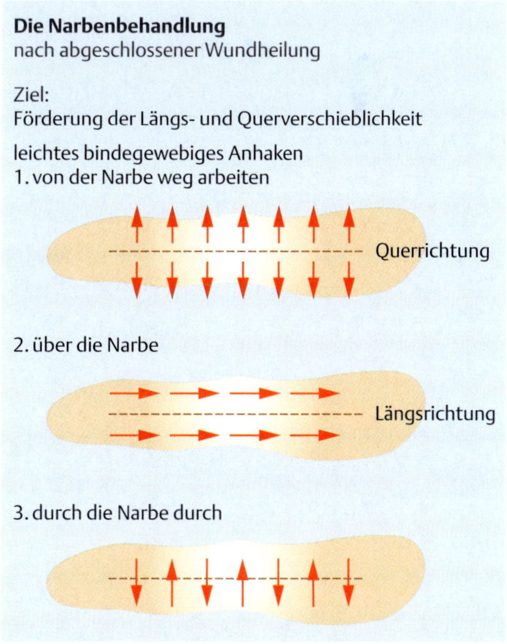


**Abb. 10.17** Narbenbehandlung nach abgeschlossener Wundheilung.

## Checkliste

| | |
|---|---|
| Im Beruf und Haushalt besteht die Gefahr, sich zu überanstrengen oder zu verletzen | Besondere Vorsicht bei<br>▪ Umgang mit Küchenmessern<br>▪ Nähen (Fingerhut benutzen)<br>▪ Heißem Wasser (z. B. Geschirr spülen)<br>▪ Heißem Backofen (Schutzhandschuhe tragen)<br>▪ Bügeln, Tragen schwerer Einkaufstaschen<br>▪ Armbändern und Armbanduhr<br>▪ Gartenarbeit (Schutzhandschuhe tragen)<br>▪ Tierhaltung (Bisse und Kratzer) |
| Kleidung | ▪ Träger des Büstenhalters dürfen nicht einschnüren<br>▪ Gewicht der Prothese darf nicht zu schwer sein |
| Ernährung | ▪ Sollgewicht halten<br>▪ Ausgewogene Ernährung<br>▪ Kochsalz einschränken |
| Schönheits- und Körperpflege | ▪ Nagelhaut nicht schneiden oder zurück schieben<br>▪ Vorsicht bei der Auswahl der Kosmetika<br>▪ Bei Stauungen nicht in die Sauna gehen<br>▪ Sonnenbaden vermeiden (Lymphödem)<br>▪ Vorsicht bei Knetmassagen<br>▪ Vorsicht beim Frisör (Reizstoffe, Hitze) |
| Sport | ▪ Vorsicht vor Überanstrengung<br>▪ Frostschäden vermeiden |
| Am Tag und in der Nacht | ▪ Verordneten Armstrumpf tagsüber tragen<br>▪ Gymnastik regelmäßig durchführen<br>▪ Bei Armödem in der Nacht hoch lagern |
| Urlaubsplanung | ▪ Insektenreiche Gebiete meiden |
| Arztbesuch | ▪ Blutdruckmessung und Injektionen nicht auf der operierten Seite<br>▪ Blutentnahme nicht auf der operierten Seite<br>▪ Akupunktur usw. nicht auf der operierten Seite<br>▪ Bei Entzündungszeichen (Hitze, Schwellung, Schmerz, Schüttelfrost) sofort den Arzt aufsuchen |

- Ein tragfähiges Netz von Beziehungen zu anderen Menschen,
- Die Möglichkeit und Fähigkeit, eigene Gefühle auszudrücken und mit anderen darüber zu sprechen,
- Die Krankheit in das eigene Leben zu integrieren,
- Gesunde Anteile seiner Persönlichkeit zu stärken und dadurch zu verhindern, dass die Krankheit zum Zentrum des eigenen Lebens wird,
- Nicht alles auf die Diagnose schieben, da viele Probleme schon vor der Krebsdiagnose vorhanden waren.

Während der Therapie und in der Nachsorge bieten Frauenselbsthilfegruppen (Frauenselbsthilfe nach Krebs) als Anlaufstelle Unterstützung. Psychoonkologische Interventionen wie Einzelgespräche, Kriseninterventionen, Patientenschulung und Gruppentherapie helfen Patientinnen, ihre unterschiedlichen Probleme zu bewältigen.

So genannte mentale Techniken können den Körper unterstützen, mit vielen Nebenwirkungen der medizinischen Therapien fertig zu werden, die Abwehrkräfte zu stärken und somit die Heilung zu fördern oder die Betroffene palliativ zu begleiten. In diesen Bereich gehören Meditationen, Visualisierung (Simonton-Technik), Gebete, Lachen, Entspannungstechniken, Kunsttherapie und Psychotherapie.

Von gezielter körperlicher Aktivität, noch während der Strahlen- und Chemotherapie, profitieren Betroffene enorm. Sie sind körperlich leistungsfähiger, leiden seltener unter Depressionen, Angst oder Müdigkeit und fühlen sich entspannter und ausgeglichener als Frauen, die kaum aktiv sind. Gleichzeitig dämpft Bewegung die Übelkeit nach einer Chemotherapie und reduziert die Nebenwirkungen im Verlauf einer Strahlentherapie (Pickett et al. 2002, Mock et al. 1997)). Besonders geeignet sind Ausdauersportarten, wie Fahrradfahren, Schwimmen, Walken. Allerdings hat nur moderates Training günstige Auswirkungen auf das Immunsystem, überzogene Anstrengungen schwächen es.

Als besonders angenehm und nützlich empfinden Frauen sanfte Bewegungsarten wie Feldenkrais, Yoga, Tai-Chi, Qigong.

Sport in der Krebsnachsorge (Hessische Krebsgesellschaft e. V.) verfolgt eine ganzheitliche Zielsetzung:

Betroffene Frauen können:

- aktiv zu ihrer Genesung beitragen,
- beeinträchtigte Muskeln trainieren, ohne sich zu überfordern,
- die Beweglichkeit im Schulter-Armbereich erweitern,
- den Körper neu wahrnehmen,
- die Balance von Körper, Geist und Seele erleben,
- Kontakte knüpfen und die Gemeinschaft in der Gruppe erleben,
- immer in Bewegung bleiben und Spaß und Lebensfreude empfinden.

Eine Ernährungsumstellung in Richtung vollwertig, fettarm, vitaminreich, fleischlos und alkoholarm scheint eine positive Wirkung auf die Prognose zu haben und hilft, die Nebenwirkungen von Chemotherapien besser zu ertragen. Zusätzlich können noch Vitamine, Enzyme und Mineralien in bestimmten Dosierungen eingenommen werden.

## 10.7 Physiotherapie nach Rekonstruktion der Brust

### 10.7.1 Physiotherapeutische Untersuchung

Untersucht wird wie bei einer brustentfernenden Operation (s. Kap. 10.3). Zusätzlich müssen noch die Ursprungsnarben des Schwenklappens und der eventuell erfolgten Reduktionsoperation der nicht betroffenen Seite beurteilt werden. Bei einem Tram-flap ist der M. rectus abdominis gleichseitig oder beidseitig nicht oder kaum noch vorhanden, sodass die Bauchmuskulatur stark geschwächt ist. Der Spannungszustand des Bauchgewebes ist meist so hoch, dass die Patientin anfangs nur mit erhöhtem Kopfteil und unter den Knien unterlagerten Beinen liegen kann. Die aufrechte Körperhaltung kann sie anfangs nicht einnehmen.

Bei der M-latissimus-dorsi-Plastik sind die Einschränkungen aufgrund des kleineren Gewebestücks und des kürzeren „Schwenkweges" etwas geringer. Der M. latissismus dorsi verliert bei der Operationstechnik seine Funktion.

### 10.7.2 Physiotherapeutische Behandlung nach Tram-Flap

Neben den operativen Prophylaxen ist das Erreichen der aufrechten Körperhaltung bei guter Beweglichkeit in allen Ausgangsstellungen das wichtigste Therapieziel. Die noch vorhandene Muskulatur muss den Verlust ausgleichen bzw. funktionsgleiche Muskulatur muss diese Arbeit übernehmen.

Gleichzeitig müssen die großen Narbengebiete intensiv behandelt werden, um Bewegungsdefizite nicht oder nur vorübergehend eintreten zu lassen.

**Fallbeispiel:** 2. postoperativer Tag nach Tram-flap-OP (ohne Reduktionsoperation der nicht betroffenen Brustseite)

Die Beine der Patientin werden postoperativ auf einen Lagerungsblock oder Pezziball in 90° Hüft- und Knieflexion (Stufenlagerung) bei möglichst horizontal eingestelltem Kopfteil gelagert. In der Frühphase darf der Oberkörper leicht erhöht sein.

Zur Thromboseprophylaxe kann die Patientin schnelle, kräftige Bewegungen mit den Fuß- und Handgelenken durchführen, wobei weiterlaufende Bewegungen nach kranial im schmerzfreien Raum erlaubt sind.

Zum lymphatischen Abtransport des Wundödems und damit zur besseren Wundheilung eignet sich die manuelle Lymphdrainage.

Die Kontaktatmung in kostoabdominaler Atemrichtung fördert die Elastizität des Bauchgewebes und ist gleichzeitig Pneumonieprophylaxe.

Als zweiter Schritt kann durch die Anleitung von minimalen Beckenbewegungen (z. B. über Lendenwirbelsäulenbewegungen) einschleichend die Bauchmuskulatur funktionsgerecht aktiviert werden.

Anschließend bietet sich der Lagewechsel über die nicht betroffene Seite in den Sitz mit Hilfe des Therapeuten an. Vorher wird das Lagerungsmaterial

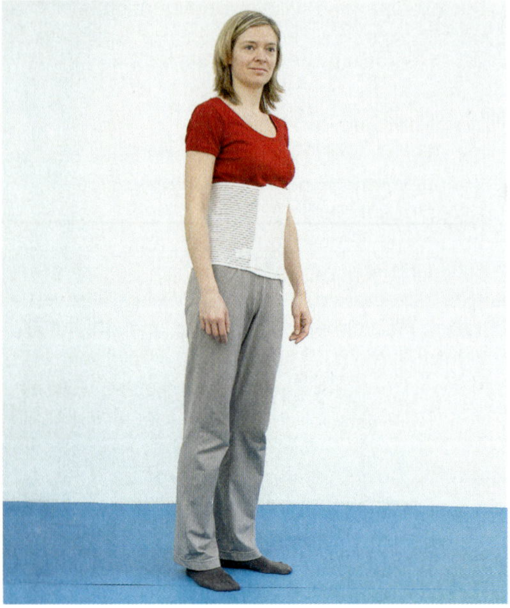

**Abb. 10.18** Bauchgurt (Anita) nach Ruppert.

entfernt und die Patientin fixiert ihre Bauchnarbe mit der Hand oder einer Bauchbandage (**Abb. 10.18**). Nach behutsamer Haltungskorrektur und bei guter Kreislaufsituation im (auch hohen) Sitz kann die Patientin mit Therapeutenhilfe aufstehen. Die gebeugte Körperhaltung wird in der Frühphase toleriert.

Im Stand und später bei einem kurzen Gang sollte die Patientin zur Thromboseprophylaxe die Abrollphase betonen. Danach wird sie wieder in die liegende Position begleitet und mit ihr eine schmerzfreie Lagemöglichkeit erarbeitet. Bei starken Verspannungen im Schultergürtel empfiehlt sich das schnelle Lagern nach Schaarschuch-Haase.

In der Entzündungsphase (0.-4.Tag p.Op) erzielt eine externe Kompression des Bauches durch eine Bandage eine positive Entlastung beim Aufstehen und Gehen auf das intramuskuläre Netzwerk. Zusätzlich wirkt der taktile Stimulus der Haut schmerzlindernd.

Es darf kein Druck der Bandage in der Magengegend entstehen, damit die Durchblutung des gestielten „Lappens“ nicht gefährdet wird.

## Allgemeine Hinweise (nach Hannelore Ruppert 2002):

- Dreiwöchiges Verbot von Autofahren, BH-Tragen und Brustmassage oder Abtasten der Brust,
- Vermeiden von abrupten Bewegungen für 8 Wochen,
- Sechs Wochen keine Gegenstände tragen, die schwerer als 2,5 kg sind,
- Rauchverbot für 8 Wochen,
- Sechs Wochen keine Sonnenbestrahlung,
- Nach vier Wochen ist normale Hausarbeit erlaubt,
- Schwimmen und normaler Sexualverkehr nach 4 Wochen erlaubt.

## Zusammenfassung

- Brustkrebs ist die häufigste Krebserkrankung der Frau in Deutschland. Die Sterblichkeit ist mit 65 % sehr hoch.
- Das Mammakarzinom entsteht vorwiegend im oberen äußeren Quadranten der Brust. Er enthält das meiste Drüsengewebe.
- Physiotherapie ist nach brusterhaltenden, brustentfernenden und brustrekonstruierenden Operationen indiziert.
- Strahlen- und Chemotherapie belasten den Organismus der Patientinnen sehr. Sie fühlen sich niedergeschlagen, müde, appetitlos.
- Hauptziele der Physiotherapie sind,
  - operationsbedingte Folgen zu minimieren und
  - durch physikalische Therapien, Bewegung und Sport zur physischen und psychischen Genese beizutragen.
- Therapieschwerpunkte sind
  - bei Lymphödemen entstauungsfördernde Maßnahmen, z. B. die manuelle Lymphdrainage, und
  - bei Einschränkungen der Beweglichkeit des Armes, das Mobilisieren des Schulter- und der Schultergürtelgelenke.
- Therapie in Gruppen bietet viele Chancen:
- Die Frauen erhalten ein Angebot auf allen Ebenen im Sinne eines biopsychosozialen Therapiemodells.
  - Sanfte Bewegungsarten wie Qigong oder Tai-Chi fördern Beweglichkeit, Körperwahrnehmung und Entspannung,
  - gleiche Ziele verfolgt der Sport in der Krebsnachsorge und
  - die Kontakte zu anderen Frauen lassen soziale Netzwerke entstehen, die helfen die Krankheit zu verarbeiten.

## Literatur

Box RC, Reul-Hirche HM, Bullock-Saxton JE, Furnival CM (2002): Shoulder movement after breast cancer sugery: results of a randomised controlled study of postoperative physiotherapy. Breast Cancer Res. Treatment. 75:35-50

De Jong N, Courtens Am, Abu-Saad HH, Schouten SC (2002): Fatigue in patients with breast cancer receiving adjuvant chemotherapy: a review in literature. Cancer Nurs.Aug;25(4):283-97

Deutsche Krebsgesellschaft (2003): vorläufige S3 Leitlinie zur Behandlung bei Mammakarzinom http://www.krebsgesellschaft.de

Deutsche Gesellschaft für Senologie (2000). Leitlinie „Brustkrebsfrüherkennung in Deutschland. http://www.senologie.org

Dawson, Stam L, Heslings J, Kalsbeek H (1989) Effect of shoulder immobilization on wound seroma and shoulder dysfunction following radical mastectomy: British Journal of Surgery 76(3):311-312

Engel K, Muller A, Anton W, Kaufmann M, von Fournier D, Schmid G (1987): Side effects and complications in breast-saving therapy of breast cancer; Geburtshilfe Frauenheilkunde. 1989/4:367-374

Galea MH, Blamley RW, Elston CW, Ellis IO (1992). The Nottinham prognostic index in primary breast cancer. Breast Cancer Res Treat 22: 207-219

Hessische Krebsgesellschaft e.V. Heinrich-Heine-Str. 44-46, 35039 Marburg

Kissin MW, Querci della Rovere G, Easton D, Westbury G (1986) Risk of lymphoedemia follwing the treatment of breast cancer.British Journal of surgery 73:580–584

Kübler-Ross E (1999): Interviews mit Sterbenden. Droemersche Verlagsanstalt Th. Knaur Nachf. München

Lotze M, Duncan M, Gerber L et al. (1981): Early versus delayed shoulder motion following axillary dissection. Annals of Surgery 193 (3):288-295

Mock V, Dow KH, Meares CJ, Grimm PM, Dienemann JA, Haisfield-Wolfe ME, Quitasol W, Mitchell S, Chakravarthy A, Gage I (1997). Effects of exercise on fatigue, physical functioning, and emotional distress during radiatio therapy for breast cancer. Oncol Nurs Forum Jul;24(6):991-1000

Mock V, Pickett M, Ropka ME, Muscari Lin E, Stewart KF, Rhodes-Mc Daniel R, Grimm PM, Krumm S, McCorkle R: Fatigue and quality of life outcomes of exercise during cancer treatment. Cancer Pract. May-June; 9(3): 119-27

Nikkanen TAV, Vanharanta H, Helenius-Reunanen H (1978) Swelling of the upper extremity, function and muscle strengthof the shoulder joint following mastectomy combined with radiotherapy.annals of clinical research 10:273-279

Pickett M, Mock V, Ropka ME, Cameron L, Colemann M, Podewils L (2002) Adherence to moderate-intensity exercise during brest cancer therapy. Cancer Pract. Nov-Dec;10(6):284-92

Piper BF, Dibble SL, Dodd MJ, Weiss MC, Slaughter RE, Paul SM. (1998) The revised Piper Fatigue Scale: psychometric evaluation in women with breast cancer. 1: Oncol Nurs Forum. 1998 May; 25(4): 677-84.

Piper BF (1990) Piper fatigue scale available for clinical testing. 1: Oncol Nurs Forum. 1990 Sep-Oct; 17(5): 661-2.

Rodier JF, Gadonneix P, Dauplat J, Issert B, Giraud B (1987).: Influence of the timing of physiotherapy upon the lymphatic complications of axillary dissection for breast cancer Int. Sug. 72/3:166-169

Ruppert H (2002) Informationsblatt und Übungsanleitungen für Patientinnnen nach Brustkrebsoperationen. Uni-Frauenklinik Köln

Schultz I, Barholm M, Grondal S (1997): Delayed shoulder exercises in reducing seroma frequency after modified radical mastectomy. Annals of Sugical Oncology 4 (4):293-7

Simonton O C, Matthews, Simonton S, Creighton J (2000): Wieder gesund werden. rororo Sachbuch Hamburg

Sobin LH and Wittekind CH (1997): UICC (International Unic against Cancer). 5th ed. New York: Wiley-Liss

Steindorf K, Schmidt M, Kropp S, Chang-Claude J (2003) Case-control study of physical activity and breast cancer risk among premenopausal women in Germany. Am J Epidemiol. Jan 15;157(2):121-30

Veronesi U, Banfi A, Salvadori B et al. (1990): Breast conservation is the treatment of choice in small breast cancer: long-term results of a randomize trial. Europ. J. Cancer 26:671-673

Wittekind Ch, Wagner G (1997): UICC-TNM-Klassifikation maligner Tumore: Springer, Berlin Heidelberg New York

Woo B, Dibble SL, Piper BF, Keating SB, Weiss MC (1998): Difference in fatigue by treatment methods in women with breast cancer. Oncol Nurs Forum Jun; 25(5):915-20

Zeissler RH, Rose GB, Nelson PA (1972)Postmastectomy lymphoedema:late resulats of treatment in 385 patients. Archieves of Physical medicine and Rehabilitation 53:159-166

## Weiterführenden Literatur

Ballard-Barbash R, Forman MR (1999) Dietary fat, serum estrogen levels and breast cancer risk: a multifaced story. J Natl. Cancer Insatitute, Mach 17,91(6):492

Bellon J et al (2001): Int. J Radiat. Oncol. Biol. Phys. 51, Sppl. 1,2-3

Beral V (2003) Breast cancer and hormon replacement therapy in the Million Women Study. Lancet. 362: 419-27

BIRADS (Breast Cancer Imaging Reporting and Data System). 3 rd ed. Reston, Va. American College of Radiology

Diab SG, Osborne CK, Ravsdin PM, Elledge RM (1997): Radiation Therapy improves survival by decreasing local failure in breast cancer patients with 10 or more positive axillary lymph nodes (ALN) treated with mastectomy. Proceedings ASCO 33 Annual Meeting; May 17-20, Denver, CO

Early Breast Cancer Trialist Collaborative Group (1992) Systemic treatment of early breast cancer by hormonal, cytoxic, or immuntherapy. 133 randomized trails involving 31000 recurrences and 24000 death among 75000 women. Lancet 339,1-5

Early Breast Cancer Trialist Collaborative Group (1998) Tamixifen for early breast cancer: An overview of randomized trials. Lancet 351,9114,1451-1467

Fisher B, Dignam J, Wolmark N, Wickerham DL, Fisher ER, Mamounas E, Smith R, Begovic M, Dimitrov NV, Margolese RG, Kardinal CG, Kavannah MT, Fehrenbacher L, Oishi RH (1999): Tamoxifen in treatment of intraductal breast cancer: National surgical adjuvant breast and bowel project B-24 randomised controlled trial Lancet; 353:1993-2000

Galea MH, Blamey RW, Elston CW, Ellis IO. The Nottingham prognostic index in primary breast cancer. Breast cancer Res Treat. 1992;22:207–219.

Howe GR, Hirohata T, Hishop TG et al. (1990): Dietary factors and risk of brest cancer: combined analysis of 12 case controlled studies. J. Natl. Cancer Institute 82:561

Ingram D, Sanders K, Kolybaba M, Lopez D (1997): Case-control study of phyto-oestrogens and breast cancer. The Lancet, Vol 350,990

Overgaard M, Hansen PS, Overgaard J, Rose C et al. (1997): Postoperative radiotherapy in high risk premonpausal women with breast cancer who receive adjuvantchemotherapy: New Eng. J. Med. 337:949–55

Van Dongen JA, Bartelink H, Fentimann IS et al. (1992): Factors influencing local relaps and survival and results of salvage treatment after breast conserving therapy in operable breast cancer:EORTC Trial 10801, breast conservation compared with mastectomy in TNM stage I and II breast cancer. Eur-J-Cancer; 28A-801

Wickerham DL, Constantino J, Fisher B, Kavannah M, Wolmark N: Average annual rates of invasive and noninvasive breast cancer by history of LCIS and atypical hyperplasia for participants in the BCPT. Proc ASCO 1999,327

Zhang S, Hunter DJ, Forman MR, et al. (1999) Dietary Cartinoids and Vitamins A,C and E and Risk of breast Cancer. Journ. Nat. Cancer Institute, Vol 91, No 6,547

# Sachverzeichnis

# W



# Y



# Z